不寻常的治疗

艾瑞克森心理治疗技术

〔美〕 Jay Haley
杰伊·海利 ——
著

王沉 ——
译

世界图书出版公司
北京·广州·上海·西安

图书在版编目（CIP）数据

不寻常的治疗：艾瑞克森心理治疗技术 /（美）杰伊·海利（Jay Haley）著；
王湲译. —北京：世界图书出版有限公司北京分公司，2022.9
ISBN 978-7-5192-9656-8

Ⅰ.①不… Ⅱ.①杰… ②王… Ⅲ.①催眠治疗 Ⅳ.①R749.057

中国版本图书馆CIP数据核字（2022）第121339号

Uncommon Therapy：The Psychiatric Techniques of Milton H. Erickson MD by
Jay Haley
Copyright © 1986,1973 by Jay Haley
Reissued in Norton paperback 1993
Simplified Chinese edition copyright:
2022 BEIJING WORLD PUBLISHING CORPORATION
All rights reserved.

书　　　名　不寻常的治疗：艾瑞克森心理治疗技术
　　　　　　BU XUNCHANG DE ZHILIAO

著　　　者　[美] 杰伊·海利（Jay Haley）
译　　　者　王　湲
责任编辑　王　洋
装帧设计　夏炎焱

出版发行　世界图书出版有限公司北京分公司
地　　　址　北京市东城区朝内大街137号
邮　　　编　100010
电　　　话　010-64038355（发行）　　64037380（客服）　　64033507（总编室）
网　　　址　http://www.wpcbj.com.cn
邮　　　箱　wpcbjst@vip.163.com
销　　　售　新华书店
印　　　刷　三河市国英印务有限公司
开　　　本　787mm × 1092mm　1/16
印　　　张　21.5
字　　　数　293千字
版　　　次　2022年9月第1版
印　　　次　2022年9月第1次印刷
版权登记　01-2014-4971
国际书号　ISBN 978-7-5192-9656-8
定　　　价　69.80元

谨献给伊丽莎白·艾瑞克森女士

前　言

本书首次出版时，我曾在后记中这样写道：

"米尔顿·艾瑞克森的生命已经奏响了人生终章。他疾病缠身，困于轮椅，只能偶尔进行个体治疗。在生命的最后这几年，他对患者心理问题的处理简洁而高效，让人想起许多艺术家的晚年作品——毕加索的画作形象更加原始质朴，博尔赫斯讲述故事的手法更加自然直接，艾瑞克森则对简单明了的治疗风格越来越精通，就像切刀滑过钻石一样干脆利索，或许这是他因为身体日渐虚弱而不得已做出的妥协。他会快速了解患者的基本状况，在接下来的治疗与干预中既直接又准确，一针见血。随着年龄增长，他的智慧也日益充盈，但他无法逃脱命运的捉弄——作为一位老人，他已经没有足够的精力将自己的智慧付诸实践了。"

1980年，艾瑞克森去世以后，他的策略心理疗法得到了广泛传播，各地都有人在学习与讲授。在心理治疗领域，他从充满争议变成了众人仰慕。几乎每个月都有关于他的书籍问世，以艾瑞克森疗法为主题的工作坊也越来越多。他成了一个被成千上万追随者疯狂崇拜的偶像。这些追随者在为纪念艾瑞克森而成立的基金会组织的各种活动中缅怀他。

　　我想，艾瑞克森会很高兴看到自己多年来努力创立的新方法能够影响他人，并为其带来诸多追随者。然而，他可能并不乐意像神一样被疯狂的信徒围绕，因为他其实是一个脚踏实地的人。不过话说回来，他也的确喜欢给自己的工作方式制造一种神秘氛围。我曾经就考虑过将这本书的名字定为《巫术与常识》，因为这两个不同的侧面其实都是他的人生写照。

　　1953年1月，我有幸能够进入格雷戈里·贝特森（Gregory Bateson）带领的人际沟通研究项目小组。约翰·维克兰德（John Weakland）当时也在那个小组中。贝特森给予我们充分的自由，让我们可以去研究我们感兴趣的与冲突有关的所有东西。第一年，米尔顿·艾瑞克森正好路过我们那儿，计划给我们开一期关于催眠的周末研讨课。我很想参加，贝特森答应帮忙安排。他在很多年前就认识艾瑞克森医生，当时他和玛格丽特·米德（Margaret Mead）一起向艾瑞克森请教过他们在巴厘岛拍摄的影片中关于土著居民出现恍惚状态的问题。

　　研讨课结束之后，我就在自己的项目里增加了对催眠关系沟通因素的研究。约翰·维克兰德也加入进来。我们俩定期前往凤凰城拜访艾瑞克森医生。他在那里有自己的私人诊所。我们花了大量时间和艾瑞克森医生讨论催眠的本质问题并观摩他与患者的工作。每个月，除了在全国各地讲课与做咨询之外，艾瑞克森在其私人诊所的工作也非常繁忙。尽管他两次罹患脊髓灰质炎，必须依靠拐杖才能蹒跚行走，但他仍然努力维持良好的健康状态，看上去充满活力。他的办公室就在自己家中，是餐厅隔壁一处小小的房间，而客厅就是患者的等待区。十九世纪五十年代，艾瑞克森的八个孩子中还有几个尚且年幼，经常和在家里等待的患者们待在一起。他的房子是一座不大起眼的砖房，坐落在一处僻静的街区，我经常想，那些来自全国各地的患者，一定都曾暗暗期待过这样顶级的精神科医师应该有间更豪华的办公室。

在跟随艾瑞克森医生学习了一段时间催眠以后，我们的兴趣逐渐转移到他的治疗风格上。二十世纪五十年代中期，我开始了个人执业生涯，以短期心理治疗为主，工作目标就是帮助患者解决问题，越快越好。我经常使用催眠，但很快发现仅仅依靠催眠并不能治愈患者，要想促成改变，我必须加入其他方法。我开始寻找短期治疗的督导，可是在那个长程治疗和顿悟疗法盛行的时代，我很难找到合适的人选。曾经在我们的研究项目中担任精神分裂症治疗督导的唐·D. 杰克逊倒是能够帮上一点儿忙，但他关于短期治疗的经验也非常有限。遍寻四处，我发现自己所认识的在短期治疗领域有着独特经验的唯一人选就是艾瑞克森医生。在跟他学习催眠的初期，我就知道他的治疗方式很是独到，并不局限于催眠。于是，我开始定期拜访他，与他讨论在治疗中遇到的问题。我很快就发现，艾瑞克森运用的治疗方法非常具有原创性，几乎在业界前所未有。我曾在一篇以短期治疗为主题的论文里介绍过他的治疗方法，后来这篇论文被收录在《心理治疗策略》（*Strategies of Psychotherapy*，1963）一书中。那些年，我一直想写本书来介绍艾瑞克森医生的这些方法，但又有些犹豫，因为工作量实在太大，并且我也没有找到合适的理论框架去梳理和呈现他的治疗方法。在那段时间，我们的项目小组去了很多诊所进行录音和拍摄取样，研究各种心理治疗方法，艾瑞克森医生的治疗风格独树一帜，而当时常见的精神病学和心理学理论都无法准确充分地对其进行描述。

就在那个阶段，随着家庭治疗取向的引入，心理治疗领域发生了一次革命性的改变，个体身上存在的症状与问题开始被视为人际关系的结果。在研究项目中，我们的探索逐渐进入家庭治疗这一新领域，同时，我在自己的诊所里开始进行夫妻治疗和家庭治疗。艾瑞克森医生的方法对我的工作极具启发性。我发现将他的治疗方法放在家庭治疗取向的框架之中进行研究也许是可行的——在他与患者的工作中其实就隐含着家庭治疗取向。通过与他进行讨论、观摩他处理案例的过程，一个新的观点在我眼前逐渐清晰起来：把家庭作为人类困境的核心。我开始思考心理问题也许正是家庭随着时代发展不可避免的产物，也意识到了艾瑞克森医生的疗法主要就是基于这个设想。就这样，我终于找到了能够去梳理和呈现艾瑞克森医生治疗方法的理论框架。

如果你不熟悉艾瑞克森医生，又想要更深入地了解他的话，可以阅读《催眠与治疗的进阶技术：米尔顿·艾瑞克森论文精选》（*Advanced Techniques of Hypnosis and Therapy: The Selected Papers of Milton H. Erickson*，1967）。这本书介绍了艾瑞克森医生的生平，其附录中还对艾瑞克森医生的论著略做讨论，书中还附有一份完整的著作名单，以供有兴趣的读者深入阅读。

不过，在这里，我要简要介绍一下艾瑞克森医生的职业背景，这也有助于读者对他的了解。艾瑞克森医生毕业于美国威斯康星大学，在科罗拉多总医院（今科罗拉多大学医院）获得了医学学位，同时拿到了心理学硕士学位。在科罗拉多精神病专科医院结束职业训练之后，他成为罗德岛医院的一名初级精神科医师。1930年，他加入了伍斯特州立医院，成为精神科主任医师。四年后，他去了密歇根州，成为当地韦恩郡总医院精神科研究与培训主任，韦恩州立大学医学院的精神病学副教授、研究生院教授。他曾任密歇根州立大学临床心理学的短期访问教授。1948年，主要出于健康因素，他定居于亚利桑那州的凤凰城，同时开始了私人执业生涯。艾瑞克森医生是美国精神病学会（American Psychiatirc Association）成员、美国心理学会（American Psychological Association）成员及美国精神病理学会（American Psychopathological Association）成员。他也是欧洲、拉美和亚洲地区数家医学催眠协会的荣誉会员。他是美国临床催眠学会（American Society for Clinical Hypnosis）的创始主席，也是这家学会学术刊物的主编。1950年以后，他除了忙于接待凤凰城私人诊所的患者，其他工作时间就主要奔波于美国和世界各地进行授课与演讲。

尽管本书所呈现的观点大多是合作的结晶，但这些观点不一定都来自艾瑞克森本人，有些是我从个人视角对其治疗方法所进行的阐述。在本书手稿完成以后，我就将它送给艾瑞克森医生进行审阅，并得到了他的认同。至于艾瑞克森医生对其疗法的个人观点，大家可以在他自己的论著中进行了解。本书所报告的案例都是以艾瑞克森医生的口吻来讲述的，其中很多案例选自他的论文，但我会根据自己所希望强调的观点进行编辑。艾瑞克森医生撰写过数百篇专业论文，和我的谈话录音有一百多个小时，所以本书选编的案例仅仅是他大量工作素材中的沧海一粟。由于篇幅有限，关于艾瑞克森医生的治疗技术，我只能在这本书中呈现一小部分，还有相当多的催眠技巧及其针对个体与家庭的各种治疗方法，是我无法在此进行深入探讨的。

本书没有涉及那些对艾瑞克森医生及其工作的批评性讨论，我也没有特别突显那些与他意见相左的地方，而是尽我所能去阐明他对心理治疗本应如何的各种观点。在我们有共识的地方，我会引用自己那些使用了艾瑞克森疗法的案例；而在我们有分歧的地方，我会用艾瑞克森自己的观点去进行陈述。

有的读者可能觉得这本书里呈现的几乎都是成功案例，因此略感犹疑。这并非因为艾瑞克森医生无所不能、从不失败。为了阐明某个观点，我也会提及一两个失败案例。但我写作本书主要是为了介绍能够成功解决心理问题的治疗方法，所以会着重引用那些证明艾瑞克森疗法行之有效的案例。我们已经有太多书籍介绍心理疗法，但其疗效不尽如人意，于是那些作者就对糟糕的治疗结果避而不谈，只去强调理论有多美妙。

在当下这个技术时代，要描述一位治疗师的工作状态，人们一般会通过治疗师和患者的录像，或者至少是录音来进行展示。这些材料记录着治疗过程中治疗师与患者之间那些复杂的卷入。这本书没有使用这些时髦的设备，它就是

不寻常的治疗

一本主要由治疗师来讲述其治疗过程的案例集。正因如此，它也存在着一点不足——对治疗过程中的叙述会偏于主观视角。毕竟，当一个治疗师去陈述自己的案例报告时，不免会带着个人固有的各种看法。但我认为，无论使用什么样的技术手段去展示治疗过程，人们总应该给治疗师本人留一个机会去解读他自己的治疗工作。我曾经用过很多方式去介绍治疗师们的工作，比如通过录音、录像、摄影等去实地记录，让治疗师本人对这些记录进行评述，或者和治疗师进行理论探讨等。在这些方式中，我发现让治疗师举例陈述其工作过程，比如在一个案例中他是如何发现问题、解决问题的，这对进一步理解他的治疗方法是非常有价值的。

你即将读到的这本案例集，简明扼要地介绍了大量解决各种问题与症状的治疗技术，对每个案例进行了简短讨论，以阐述其中的核心要点，但若将其中任何一个案例充分展开，都能够单独成书出版。鉴于这本书将治疗过程中那些复杂的思想交流高度简化，并概括化地呈现治疗中的那些关键冲突，所以它其实就是一本案例故事集。艾瑞克森医生对其治疗方法的描述是相当简洁的，但也时不时会来点儿戏剧性，这也是他对待世界的一贯方式。他常常喜欢先抛出一个看似完全无法解决的问题，然后再揭晓他的答案。一旦你领悟了他的治疗理念，就会发现，他在治疗中所做的一切都是那样合乎情理，可以说如果他不这么做，别人也会这么做。这些年来，很多人和我一样尝试使用他的方法，收效颇丰。我们还借助他的方法形成了自己的风格。艾瑞克森治疗的特色之一就是强烈地卷入与患者的关系。得到他充分关注的患者也因此体验到了艾瑞克森人格力量的强大冲击。但是其他气质类型不同、在关系中卷入较少的治疗师也可以使用他的很多技术。

为再版而重新审阅这本书时，我很高兴地发现，我对自己所表述的内容没有任何遗憾，也不想做什么修改。书中的观点与理论仍然是根基所在，案例也都依旧经典：艾瑞克森的治疗精髓凝结在他的每一个案例中。本书另一个让我满意的地方是，我用自己所创造的家庭生命周期理论来解读艾瑞克森的治疗工作。这个理论在今天已经被广泛应用，大家理所当然地认为家庭生命的各个阶段与治疗都密切相关，但当年我刚写这本书时，它还是个新观点。

二十世纪六十年代，当我开始撰写本书时，我非常幸运地可以拿出几乎一年的时间全职来做这件事。我本以为一年时间肯定绰绰有余，而事实上，到最终完稿，我用了整整五年时间。我要听完并记录下所有与艾瑞克森博士的对话录音，这些内容横跨七个年头，涉及的话题繁多，从治疗到催眠再到很多与人相关的治疗实验。我还得找出合适的理论框架去梳理艾瑞克森的治疗方法，尤其当那些传统治疗理论不适用的时候。描述另一个人的观点与创新总是很难的，你不确定你所表达的那些事实是否正确、你所表达的理论是否能够得到对方的认可，特别是当这些理论都是正处于形成阶段的含混的新观点时。但这本书所收到的反应中最令我感到高兴的是，艾瑞克森非常满意我对他治疗工作的描述。他买了好多本，欣然将之分赠给同事与学生。

关于艾瑞克森治疗工作的很多想法，我在约翰·维克兰德那里受惠良多。我们共事多年，在催眠和治疗领域志同道合。格雷戈里·贝特森除了为本书贡献其观点，还将我（对艾瑞克森治疗方法）的研究纳入其沟通项目，使这本书得以问世。在截稿之前，布劳略·蒙特福（Braulio Montalvo）帮我厘清了书中的诸多理论，对我极有助益。

杰伊·海利

目 录
CONTENTS

第一章
策略心理治疗

　　由治疗师来引导治疗过程，针对每个问题设计特有的解决方法，这种疗法就可以被称为策略心理治疗。通常，治疗师和患者在治疗中所发生的一切是由双方决定的，但是在策略心理治疗中，治疗师会掌握大部分主动权去引导治疗。治疗师要辨识待解决的问题、制定目标、设计干预方案、观察患者的反应并不断改进方法，最终还要检验治疗结果是否有效。治疗师必须对他的患者及其社会场域保持高度的敏感并予以回应，但接下来具体该如何处理则由治疗师自己决定。

　　在二十世纪上半叶，心理治疗师接受的训练是回避对治疗的引导和安排，要先等待患者的表达和行动，然后治疗师才能有所反馈。在精神分析、罗杰斯学派以及精神动力学等治疗方法的影响下，治疗师只能安安静静地坐在那里，偶尔对患者的言行给予解释或者回应，而那个一筹莫展、不知道自己要做什么而来寻求帮助的患者，倒变成了需要决定在治疗中做什么的人。无论遇到什么样的患者，无论患者带着什么样的问题，这样的治疗师总是用一种以不变应万变的方式来应对治疗。如果哪位治疗师在治疗中关注症状、主动设立目标、干预患者的生活、检验治疗结果，他就会被诟病为过于"操控"。这种消极治疗让整个心理治疗领域错失了众多具有良好效果的治疗方法，而这些方法早在二十世纪之前就出现了。

策略心理治疗并不是某个独有的方法或理论，它只是一个名称：治疗师直接影响患者的那些治疗方法都可以被称为策略心理治疗。二十世纪五十年代，各种策略心理疗法开始蓬勃发展，随着"治疗师应该负责安排治疗进程"观念的传播，各种类型的家庭疗法和行为疗法也逐步成长起来。关于治疗师是否应该在治疗中主动采取行动去引导改变的这一争论持续过一段时间。但到今天，显而易见的是，有效的治疗的确需要治疗师提供方法，而大家的分歧不过是如何去实施这些方法。

虽然治疗师的工作从被动逐渐变为主动，但对那些使用催眠技术的治疗师来说，他们的治疗过程始终保持着与既往一致的主动性。催眠师必须引导整个治疗过程，这是催眠的本质。其实催眠对各种治疗方法的影响并未得到充分重视，可以说，大部分治疗手段都能够追溯到催眠这门艺术：条件作用疗法无论说自己是源于桑代克还是斯金纳，从根源上来讲还是来自巴甫洛夫，而巴甫洛夫正是催眠理论的拥趸；交互抑制行为疗法的创立者约瑟夫·沃尔普（Joseph Wolpe），其作为催眠治疗师的经历也为他这一疗法的出现做出了贡献；动力学疗法，特别是其精神分析的形式，正是诞生于十九世纪末期催眠实验最鼎盛的阶段。弗洛伊德的方法原本就植根于催眠，尽管他将对催眠状态的直接引导变成了一种比较间接的方式，但是他的治疗依然是基于催眠取向的。在所有心理疗法中，没有受到催眠影响的例外也许就是某些家庭治疗方法。有些试图引导家庭成员发生改变的治疗师，确实从催眠技术中吸收了诸多理论，并将其引入家庭治疗领域，但对另一些聚焦家庭成员之间互动过程或结果的治疗师而言，催眠技术似乎对他们影响不大。然而，后者中的一个例外就是米尔顿·艾瑞克森，他所使用的改变家庭成员之间互动的治疗方法仍然脱胎于催眠理论。

艾瑞克森可被视为策略心理治疗大师，在医学催眠领域，他也早已广为人知。他毕生都致力于催眠疗法的实验，运用多种方式去实施催眠治疗。然而，由艾瑞克森医生所发展的针对个体、婚姻和家庭问题的策略心理治疗却没有太多人知道。这种疗法并没有使用催眠这种形式。多年来，艾瑞克森医生经营着一家繁忙的心理诊所，处理各种心理症状和各个阶段的家庭问题。这期间，即使在他没有使用催眠形式的治疗中，其治疗风格依然是基于催眠取向的，以至于无论他做什么，我们都能在催眠中追溯到源头。他在自己的治疗中引入了各种类型的催眠技术，也运用了更多观念去扩充催眠理论，使其从一种程序固定的仪式转变为一种形式特别的沟通活动。

将米尔顿·艾瑞克森疗法作为催眠技术逻辑上的一种延伸，这也是认识策略心理治疗的方式之一。治疗师从催眠训练中可以获得诸多技能：如何观察人们及其复杂的沟通方式，如何诱导人们去服从指令，如何用自己的话语、腔调以及肢体动作去影响他人。同时，通过催眠学习，治疗师能够认识到人是可被改变的，能够接受空间与时间对人的可塑性的影响，能够了解如何引导他人变得更具自主性。一名催眠治疗师不仅会思考如何缓解患者的严重症状或者缩短其病期，也会考虑如何将患者的人际问题转而为其所用。与大部分治疗师相比，经历过催眠技术训练的治疗师，会更容易理解关系的改变能够引发人们主观感受与认知的改变。合理使用催眠技术的核心就是在治疗中运用策略性的思考，而艾瑞克森将其用到了极致。他既是一位具有实验精神的催眠师，也是一位具有实验精神的心理治疗师，他出人意料地将催眠技术中最具价值的理念引入心理治疗。一旦接受了这些理念，每一位心理治疗师都会因此具有更清晰的治疗思路、更强大的治疗技术。

大部分人，包括许多接受过临床职业训练的心理治疗师，都把催眠当作一种不同寻常的特殊情境。因为没有接受过催眠技术训练，他们会把催眠当作一种程序化行为：催眠师说"放松"，患者就沉沉"睡去"，然后接受催眠师的各种暗示；或者催眠师要求患者盯着一盏灯或其他什么东西，告诉他会感觉到眼皮非常沉，马上就会睡着了。外行人会觉得必须要有这些固定程序，否则就不叫催眠。鉴于人们对催眠持有以上这些和"睡眠"相关的刻板印象，人们很难理解催眠还能和一种不用催眠话术甚至与一大家子进行访谈的心理疗法产生关联。

本书提及的"催眠"，指的并不是一套固定程序，而是存在于人与人之间的一种沟通模式。米尔顿·艾瑞克森就此进行了数不胜数的探索，以引导患者进入催眠的恍惚状态。对他和当代其他催眠师的工作方法进行研究之后，人们发现，在这些方法中，人们似乎很难清晰界定其中的哪些属于催眠治疗关系，哪些不属于。艾瑞克森会用一种程序化的方式去引导患者进入恍惚状态，但仅仅是对谈而已，甚至谈话中根本没有提及与"催眠"相关的词语。他可以在和一个人说话的同时把另一个人催眠了，也可以在演讲过程中通过强调某些特别的字将观众中的某个人催眠了，和他一起工作的人经常在事后才意识到自己刚才被他催眠了（如果确实有的话）。通过这类形式的探索，艾瑞克森重新定义了经过催眠而进入的恍惚阶段，他认为这并不是某个人的个体状态，而是两个人之间的一种特殊交流形态。一旦从这个角度去重新理解催眠，你就可能接受对于催眠更宽泛的概念界定，理解在多种情境中所呈现的催眠形式，尤其是治疗过程中治疗师与患者之间的强烈卷入状态。

临床心理治疗师对催眠的偏见会阻碍其对催眠技能的理解和使用。人们应该记住，催眠的"定义"可以随着时代思潮的变化而变化。在心理治疗被当作一种宗教体验的时代，催眠是一种神秘仪式。当心理动力学理论发展壮大时，催眠又被认为是一种移情现象（作为心理治疗界派别斗争的产物，催眠也被精神分析师们贬低为肤浅的同情式疗法，或者被曲解为精神分析的一种特殊变体——催眠分析）。当下，催眠正在经历着一个被科学过度检验的阶段，大量研究正在试图阐明催眠并不存在，更有甚者，有人认为催眠的恍惚状态与人们醒着的状态并无差别。在科学时代，催眠开始变得平平无奇。但是大部分这样的研究结论并非来自临床心理学家，因为研究状态下的催眠和治疗状态下的催眠是两种完全不同的现象结构。无论有多少长篇累牍的调查报告声称"催眠"并不存在，作为一种针对患者症状进行工作的治疗方法，催眠还是会被继续使用下去。既然催眠能够在宗教时代活下来，它就能够在科学时代继续活下去。如果条件作用疗法能够进一步发展并得以普及的话，说不定催眠就会被重新定义为一种条件反射现象，人们会用学习理论来解释催眠后的恍惚状态。

但是本书特别关注的是将催眠作为一种特殊的人际互动形式，而不是一次宗教体验、一种移情状态，或者一段条件反射过程。从这个角度来说，催眠是一个人与另一个人的沟通方式，是一种存在于人与人之间的互动过程。通过艾瑞克森疗法，我们完全可以在人际关系框架中去理解催眠这一神秘现象。

通过对催眠师与治疗师各自除技术以外的共同之处加以概括，我们可以很好地阐释催眠与治疗的关联性。有效的催眠手段是具有策略性的，而这些策略与其他各种治疗方法中所呈现的策略是非常相似的，比如关于目标设置、步骤实施以及处理阻抗的具体技巧等。

目标

催眠师的最根本目标是改变一个人的行为、感受性反应以及意识，次要目标是去扩展患者的经验范围——为他提供新的思考模式、感受模式以及行为模式。催眠师和治疗师都是在通过利用与患者之间的关系，为其带来变化，拓展其能力范围。

步骤

从催眠的各个步骤以及艾瑞克森的各种诱导方法来看，我们会发现，无论形式有何不同，其实施对象和步骤都是一致的。催眠师"指导"患者"自发地"改变行为，然而如果患者的行为是服从指令，那他就不可能"自发地"给出反馈，这是催眠疗法的一个悖论所在。在这套机制里，催眠师所释放的信息同时包含两层意思，一层是"照我说的做"，另一层是在无声地说："不要听我的，做你自己的。"患者要在其中经历一种改变，呈现出恍惚状态，来适应这样一套矛盾的指令。

这套自相矛盾的程序，其步骤可以分解为以下两步：（1）催眠师指导患者做一些能"有意识"进行的行为，比如盯着一处、关注自己的一只手、以一种特定的姿势坐着、想象一幅画面等；（2）催眠师指导患者，使其产生"被动"反应（或"潜意识"反应），比如要求患者感受到自己的手在动（虽然患者并没有想要它动）、感到眼皮很沉、感到肌肉放松、看到根本不存在的东西、体验某些身体通道的开启或关闭，或者感受一些其他非自主意识控制的反应。在一些非催眠形式的情境中，这些指令也常常被使用：治疗师先是要求患者放松，然后让他思考一个观点，注意一种新感受，浮现一个新想法，或者体验另外一些不知不觉产生的东西。比如，当一个医生告诉患者"这个药一天吃三次，你就会感觉好一些"时，这个医生就是在通过要求患者做一些有意识的事情（吃药），去获得一些非自主意识所控制的改变（感觉好一些）。同样，对于催眠师来说，他要的不只是一个有意识的回应，因为他并不想让患者仅仅像个机器人那样去执行命令，他既想让患者执行指令，还想让其完全潜意识地、自发地参与其中。

其他心理治疗方法也会使用上述步骤。治疗师指导患者去做那些有意识的主动行为，然后对其提出要求或与之沟通，帮助患者去呈现一个潜意识的自发性改变。不同流派的治疗方法在这一过程中会强调不同的方面，一些流派会弱化指令，强调患者的自发性；还有一些流派则强调引导，弱化自发性。

举例而言，在精神分析中，分析师会指导患者有意识地完成一些设置，比如按时出现、付费治疗、躺在沙发上。然后分析师会通过要求患者进行自由联想、提供可被分析的潜意识梦境，来帮助他获得潜意识的自发改变。分析师并不想让患者只是服从指令，而是想让患者通过自发而独立的反应去参与治疗。因此，精神分析疗法所关注的重点就是患者潜意识的自发性，而分析师的指令是被弱化的，是隐藏于治疗框架之中的。

在行为治疗中也存在相似步骤。治疗师先引导患者有意识地主动做某事，比如列出一个焦虑事件清单并将这些事件排序，再比如保持某个特定坐姿。接下来，治疗师会指导患者如何去"放松"，如何"不再焦虑"。尽管这些状态不会主动出现，但它们一定会发生。治疗师还会让患者在某些特定情境中"坚持"自己，他不想让患者只是服从指令，而是想让患者自发地改变，从而可以不再焦虑，轻松地坚持自己。

正向与负向强化的条件作用疗法也会使用这些步骤。治疗师对患者的某种恰当行为给予强化，会促使患者自发地将这种行为应用到其他同类情境中去。在治疗中，治疗师想要的是患者当下的反应，而不是已经习惯化了的机械反应，这样一来，患者以后依然在其他场合中可以独立地做出正确反应。在这一疗法中，治疗师强调其治疗过程的指令性，而弱化对自发性改变的关注。有时，应用这一疗法的治疗师会将这些自发性改变视为"学习"的结果。

阻抗

催眠和治疗更相似的地方在于，二者的工作都是在自愿关系的基础上展开的。患者并不是勉为其难地接受上述指令和步骤，他们都是有求而来的。但是，患者也经常会抗拒治疗师给予他们的指令，尽管主动来接受催眠或者寻求治疗的也是他们。因此，催眠和治疗的重要任务之一，就是需要去激发患者充分配合、服从指令的意愿，处理他们的阻抗。

　　虽然催眠和治疗的工作关系都是自愿形成的，但是在开始阶段，催眠师和治疗师都需要对患者进行一些引导，甚至要用一点儿"推销"手段。有时，催眠师或者治疗师会向患者强调，如果他能够配合，他的症状就可以得到改善，否则他将一无所获，以此作为刺激，使其保持合作。但是有时，即使催眠师或治疗师百般鼓励，患者仍然会抗拒他们所提供的各种好处。

　　在催眠中，有两种类型的阻抗比较常见：不够配合和过于配合。当一个患者没有像他应该呈现的那样做出反应，而是很抗拒时，催眠师通常会有一套常规的方法来处理这种情况。与其他催眠师不同，米尔顿·艾瑞克森会改变他的治疗手法来处理患者的阻抗，以实现催眠目标。在对催眠中存在的阻抗进行探索的同时，米尔顿·艾瑞克森也在研究如何在治疗中处理患者的症状。他对患者的症状所采取的非催眠形式的治疗手段，与其处理催眠中的阻抗的方法是一样的。一旦理解了其中的相似性，你就自然而然地掌握了艾瑞克森的很多治疗技术。

　　当一个人出现某种症状时，这意味着他已经难以控制自己的问题行为了，而那些问题行为往往是非自愿行为。那些患有恐怖症、强迫症的患者，以及那些酗酒的人，他们一直以来的痛苦就是一边抗拒自己的问题行为，一边又无法控制它们。主动来接受催眠的人也常常会不遵循指令，他不一定是在拒绝催眠，可能只是在用行动表示他做不到。或者，有时他们会做与催眠指令相反的事，但又表现出自己并不是故意要这么做的。例如，催眠师要求一个患者把手放在椅子扶手上，然后告诉他，手会越来越轻，他的手臂会慢慢抬起来，而他可能不会抬起手臂，他会说"手越来越重了"。催眠的艺术就在于要处理这类阻抗，然后使患者获得改变，心理治疗同样如此。

鼓励阻抗

当患者被告知他的手会越来越轻，但是他却说"手越来越重了"时，催眠师不会说"那砍掉它吧"，他会接受患者的这个反应，甚至鼓励这个反应，他会说："好的，你的手还会越来越重。"这种接受的方式是非常典型的催眠技术，也是艾瑞克森进行心理治疗时经常使用的基本治疗手段。当治疗师或者催眠师接受甚至鼓励患者表达阻抗的时候，让我们看看会发生什么：患者试图抗拒的行为竟然变成了对催眠师或者治疗师的配合。患者发现自己无论做什么都是对催眠师指令的服从，因为他所做的一切都被看成合作。而一旦他开始合作，治疗师就可以帮助他开启另一种新的行为模式。艾瑞克森将这个过程比喻为改变河道——如果靠堵塞去阻断河道，那么河水只会围着阻塞处打转，但如果他"接受"了河水的力量，将它引入一个新的流向，这股力量就会开辟出一条新河道。举例来说，如果一个人因为莫名的头痛前来寻求帮助，艾瑞克森会在患者表达阻抗的时候"接受"他的头痛，关注患者头痛存在的必要性，而不是头痛的持续时间、频率或者程度（这些因素对于让头痛消失来说都是因人而异的）。

在艾瑞克森关于夫妻治疗与家庭治疗的大量案例中，我们都能够将他的各种治疗性干预追溯到催眠这个源头，尤其是他对患者在治疗中出现的阻抗的处理方式。在进行夫妻治疗或者家庭治疗时，艾瑞克森通常会让患者刻意做一些生活中已有的日常互动，然后使用一系列手段去促使患者产生自发性的改变，或者通过鼓励患者的这些行为来促使改变发生。他很少告诉一对夫妻不要做什么，如果一对夫妻争吵不休，对合理建议置之不理，艾瑞克森就会运用"接受"的方法去指导他们吵架，但是他会改变吵架的地点、时间或一些其他因素。在患者对此的反应中就蕴含着自发性的行为改变。

更坏的选项

治疗师希望患者可以自己开启一种新的行为模式、选择自己的人生方向，但与此同时，他不希望患者脱离其有效的治疗框架。治疗师和催眠师所面对的共同问题就是如何保证患者既能够服从指令，又可以获得一种自发性，能够独立地做出选择，开启新路径。

针对这个问题，艾瑞克森有一种非常典型的处理方式，那就是给患者提出一个指令，这个指令往往会激发患者做出另一个选择。如果艾瑞克森想让患者以某种方式做出反应，他会先给出一个患者并不喜欢的指令，患者在抗拒之下往往会转向另一个他更能充分参与的选项。例如，艾瑞克森希望患者遗忘一些事情，他会先要求患者去忘记一些其原本更想记住的东西。这是患者不愿意做的选择。于是，与之相对，患者会彻底忘记另一些"他自己"选择忘记的东西，而这恰恰是艾瑞克森希望他做的。

艾瑞克森是这样解释此类方法的："治疗师通过提出这类要求，为患者将要做的事情分了一个组，比如'锻炼'组，然后从这一组中选出一个患者不太愿意去做的事情，诱导患者在潜意识中'自发地'从该组其他事情里选出一个自己想做的。这种方法能够激发患者去自主发现那些对其深有裨益、又使其乐在其中并能取得成功的事情。"

尽管治疗师和催眠师在一般情况下都是以和蔼可亲的鼓励为主的，但如果患者不配合，他们也并不总是和风细雨的。有时候，他们会策略性地给患者提供一个他并不喜欢的选项，从而诱导其选择另一个；有时候，他们则需要运用威胁或者一种特殊手段去促使患者发生改变，避免其陷入更糟糕的境地。举例来说，催眠师可能会这样问："你是希望现在进入催眠，还是稍后再说？"这种方式可以让催眠师避开患者是否想进入催眠状态这个议题，而是给患者提供了一个更容易的解决之道：他可以选择"稍后"进入，以避开即刻就要被催眠的状态。同样，催眠师还可以问："你想进入深度催眠，还是浅度催眠？"患者如果对催眠有阻抗，这个时候他就可以选择浅度催眠，但如果没有深度催眠这个更可怕的选项作比较，他很可能连浅度催眠也不会选。

艾瑞克森有各种各样的方法，能让患者发现与放弃症状相比，保持症状更难。有些方法堪称"仁心辣手"，比如在患者症状严重程度超过预期的日子里，让其凌晨两点起床锻炼。在另外一些案例中，艾瑞克森会结合使用"分心"技术，这也是一种典型的催眠手段，通过使患者在症状出现时伴随产生另一些痛苦体验，来消除症状。

通过隐喻沟通促成改变

当患者对指令有阻抗时，催眠师可使用的另一种处理方式就是借助类比或者隐喻进行沟通。例如，如果患者对A有阻抗，催眠师可以谈论与A有隐喻性相关的B，患者就会在A和B之间产生一个"潜意识"的联系，从而做出合理反应。在复杂的催眠诱导方式中，催眠师可以用言语的方式，也可以用非言语的方式表达这种隐喻。比如，当患者被暗示手越来越轻、会渐渐抬起来的时候，催眠师自己通常会抬起头，提高声调，以某种隐秘的类比向患者暗示手的移动。如此，患者就会对催眠师的动作和声音变化产生反应。如果患者曾经接受过催眠，那么催眠师想要使其自发地进入催眠状态，就会和患者讨论当下这个房间或者这个情境与患者之前进入催眠时的状态有多么相似。患者对这种类比产生反应后，就会在当下这个房间或情境中产生一种与之前相似的行为。同样，如果在一个患者被催眠的过程中有其他人在场，催眠师会和旁观者进行与患者具有隐喻性相关的交谈，让患者在看起来丝毫没有被关注的情况下进入催眠状态。这种类比、隐喻式的催眠手段对具有阻抗的患者特别有效，因为他们很难抗拒一个自己根本没有意识到的指令。

米尔顿·艾瑞克森是一位隐喻大师，他通过对患者的倾听、观察以及回应，去处理彼此之间持续交流过程中蕴含的多重隐喻信息。他使用隐喻就像大部分人进行有意识、有逻辑的交流那么得心应手。他对患者的指令通常并不是简单直接的，而是包含着与患者症状相关联的各种隐喻。在常规催眠不适用的情境中，他会使用隐喻技术。很显然，这与其在多年的催眠生涯中尝试对患者进行意识以外的隐喻性暗示有关。

下面就是一个比较典型的案例：当艾瑞克森与一对性生活有障碍却又不愿正面讨论的夫妻进行工作时，他会使用隐喻来解决问题。他在这对夫妻的生活中选出一些与性关系类似的事件，像改变性行为那样去改变这些事件。比如，他可能会和这对夫妇聊聊关于共进晚餐这件事，根据他们各自的喜好循循善诱。他们会一起讨论妻子有多么喜欢那些正餐前的开胃菜，而丈夫更喜欢立即享用主菜中的肉和土豆；妻子更愿意享受安静闲适的晚餐，丈夫则希望可以速战速决，填饱肚子就行。如果这对夫妇意识到他们所谈论的上述内容和性行为有关联，艾瑞克森就会迅速转移到其他话题上，过会儿再回到这个隐秘的类比上。当讨论结束时，他会指导这对夫妇在某个特别的晚上安排一次愉快的晚餐，要让彼此都能够得到满足。如果这次晚餐圆满成功，夫妻俩就会从这顿令人愉悦的晚餐中获得一些方法，转而去建设一段令彼此愉悦的性关系。而在此期间，他们可能丝毫没有意识到治疗师其实是刻意谋之。

对于使用隐喻进行工作的治疗技术，艾瑞克森不仅将其应用在与患者的语言交流中，甚至扩展至患者的生活中。精神分裂症患者的生活方式就是一个典型的例子。艾瑞克森认为精神分裂症患者本身所携带的重要信息就是隐喻。当艾瑞克森还在伍斯特州立医院工作的时候，有一个年轻的患者，称自己是耶稣。他整天裹着一层床单，像救世主那样到处巡视，宣扬教义。在医院的广场上，艾瑞克森慢慢靠近他，问道："我想你以前做过木匠？"[1] 这个患者只好回答是的。于是艾瑞克森让这个年轻人参加了一个制作书架的特别项目，将他变成了一个能干的工人。

艾瑞克森在这家医院处理的另一个案例是关于一位有才干的企业家的，他因为破产而陷入抑郁。他在医院里哭个不停，双手在胸前反复地前后晃动。艾瑞克森告诉他："你是一个经历过跌宕起伏的男人。"艾瑞克森还让他把双手从前后晃动改成上下晃动，然后带他去见职业治疗师。艾瑞克森指着这个男人晃动的手，说："在他手里各放一张砂纸，在两张砂纸之间竖着固定一块粗糙的板子，这样他就可以打磨木板了。"这个男人开始有了些事情做，慢慢停止了哭泣。接下来，他不停地打磨木板，还把它们雕刻成象棋进行售卖。后来，他的状况有了很大改善，尝试出院回家。出院后的第一年，他就在房地产领域赚了一万美金。

尽管艾瑞克森会使用隐喻和患者进行沟通，但他和其他治疗师之间仍存在显著的不同，他不愿向患者去"解释"那些隐喻的含义，也不会把"潜意识"的沟通内容翻译成意识层面的语言传递给患者。无论这个患者以隐喻的方式说了什么，艾瑞克森都以同样的方式进行回应。他将隐喻融入寓言、人际互动、指令等，以不同的形式促成了患者的改变。艾瑞克森似乎觉得在与患者的交流中，对那些沟通内容的翻译，会阻碍其改变的深度与速度。

他不仅避免去解释患者表述的内容，也不对其肢体活动进行解读。艾瑞克森以对非言语行为的敏锐观察而闻名，但他对所接收到的信息仍保持着非言语

---

① 《圣经》中提及耶稣曾经是木匠。——译者注

的状态。例如，一位女患者曾经告诉她的治疗师说："我喜欢我的丈夫。"她边说边用手挡住了自己的嘴巴。这位治疗师对她解释说，遮挡嘴巴这个行为表示她对自己所说的话是有所保留的。治疗师用这种解读来帮助女患者去认识自己那个"潜意识"的手势。艾瑞克森就从来不会做此评论，他会接纳女患者的这个手势，并将其作为一种完全合理的交流方式。艾瑞克森认为将女患者的这个非言语信息转化为另一种不同的语言形式，对治疗是一种破坏，对患者也是一种冒犯，是对原本非常复杂的表述内容过度的简单化，这尤其糟糕。对潜意识的沟通内容进行顿悟式的解读，就像把莎士比亚戏剧高度浓缩成一句话一样，是非常荒谬的简化。

艾瑞克森不仅会在其治疗操作中使用隐喻技术，还会在收集信息的时候使用隐喻。有一次，当艾瑞克森和一名因为幻肢痛而来求助的患者交谈时，有位访客也在场。患者是一位七十一岁的老人，从屋顶上掉下来摔坏了胳膊，不幸截肢。数月来，他感到那条已经不存在的胳膊疼痛难忍，无论采用任何治疗都无法缓解，最后他来到凤凰城找艾瑞克森。在谈话中，患者和艾瑞克森讨论了自己的恢复情况，还提到了自己的两位兄弟。事后，艾瑞克森在与访客讨论案例的时候，表示他只知道患者的一个兄弟，可能患者还有另外没提及的亲人。艾瑞克森还注意到患者非常含糊地表示过他好像有不止一段婚姻。访客询问艾瑞克森为什么不向患者问清楚他的其他亲人。艾瑞克森这样回答道：

> "这个患者从事铺地板的工作已经二十七年了。大部分人做这一行可能都坚持不了十五年，但他干了几乎两倍于此的时间。如果我确实想多了解一些他的家庭背景，我会和他从驱车行驶在荒漠里开始聊起。我开车沿着公路疾驰，途经荒漠中的一处高地，绕着那处高地转。突然，我看到一棵非常寂寞的铁木树仁立在那里，它的一根枝干断了，也许是高地周围肆

虐的狂风造成的。"

"我会用'铁木树'这个意象，是因为患者之前的工作经历。一棵被折断了枝干的铁木树，可能是被高地周围的大风摧折的。接下来，我可能会和他聊聊铁木树周围的那些灌木丛，因为一棵树不会孤零零地站在那里。由此，我就能了解他的家人。'如果我能够是那棵树上的最后一片叶子。'[①]"

访客对这种收集信息的方法感到困惑，询问艾瑞克森为什么不直截了当地去了解患者的家人。艾瑞克森回答说："因为当我问到你的父母兄弟姐妹时，你会把他们放进一个与你的教育背景相称的社会框架中去介绍。而当我用一种隐晦的方式去询问时，得到的信息就会迥然不同。那棵孤独的铁木树上有被折断的枝干。"艾瑞克森似乎很喜欢这个意象，联想到他与病魔斗争的艰辛，或许是因为其实他自己更像一棵荒漠中的铁木树。他继续说道："当我提到看看四周那些低矮的蒿属灌木丛、高些的豆科灌木时，这位患者就会开始谈论自己的孙辈和其他家人了。"

鼓励旧症复发

有时候，当患者的症状有所改善，特别是改善过快时，艾瑞克森会要求其重返过去的状态。绝大部分治疗技术似乎都不会采用这种非常规手段，但如果仔细研究在催眠中出现的阻抗，我们就会从逻辑上理解这个方法。

---

① "如果我能够是那棵树上的最后一片叶子"出自美国十九世纪诗人老奥利弗·温德尔·霍姆斯的诗《最后一片叶子》。诗中，作者以一位年轻人"我"的视角观察一位重返故乡的老人。叶落归根，巷道依旧，却亲朋尽逝，物是人非。"我"感慨自己最终也会成为这位像"最后一片叶子"的老人。——译者注

不寻常的治疗

催眠中的典型问题之一就是患者过于配合。有的患者会特别急切地听从催眠师的所有要求，甚至常常提前预测这些要求。这导致我们没办法判断究竟是谁在掌控治疗过程。但这类患者往往也会在某个时候忽然停止配合，表示："我根本不相信这会管用。"催眠技术对这种"过于配合"的阻抗给出的处理方法就是——"挑战"他。催眠师通过挑战患者，激发其对催眠师的抗拒，也就是说，让患者极力不配合，从而无法执行催眠师的指令。比如，催眠师会说："我想让你试着睁开眼睛，然后发现你做不到。"以一种或微妙或直接的方式对其进行挑战，迫使患者产生抗拒，继而承认自己做不到。

对于过于配合、恢复过快的患者，动力学取向的心理治疗师可能会把这种现象解读为阻抗，或者是患者在假装痊愈。他们持此观点是因为其治疗理论认为患者不可能恢复得这么快，所以他们会错把进展神速解释为过度配合。但从另一种角度来说，这种解释也像是对患者的一种挑战。

艾瑞克森经常用挑战的方式来处理这种情况，但他会对患者提出要求而不是对其行为进行解读。如果一个患者过于配合，好像其症状改善得特别快，他就极有可能对治疗表示失望，然后旧症复发。为了避免这种情况，艾瑞克森会接受患者的症状改善，但要求患者来一次旧症复发。患者对此表示抗拒的唯一办法就是拒绝退回到从前的症状中，从而继续保持进步。在使用这种方法时，艾瑞克森会通过各种说辞来让患者觉得旧症复发是合理的。对此，他最精彩的说法之一就是告诉患者："我想让你退回到过去，就像你第一次来见我时那么糟糕，因为我想让你看看是否从那时起，你就有什么是想要弥补和挽回的。"如果这个手段奏效，成功地激发了患者的阻抗，那么这种让其退回到从前的指令，就能够阻止其退回到从前，就像挑战会促成一个催眠反应的产生一样。

用抑制来刺激反应

处理阻抗和激发患者反应从而使其产生"自发性"行为的另一项技术，就是用抑制来刺激反应——这也是艾瑞克森在催眠治疗及家庭治疗中使用的典型技术。当一个患者对催眠师的指令没有给予足够充分的回应时，艾瑞克森会建议催眠师在这个时候抑制其反应。也就是说，催眠师本来要求患者以某种特定形式进行反应，当患者开始对此有所反应时，催眠师要叫停这个反应并且迅速发出其他指令，如此重复数次。等过后催眠师再次提出之前那个要求时，患者就会给出更积极的反应，因为此时他已经积累了相当充分的心理准备，而之前却遭到了阻挠。

艾瑞克森会将这个方法应用于家庭治疗。在有些案例中，在他与一家人进行面询时，某个家庭成员会缄默不语，无论如何鼓励也不回应，这和患者越被激发越不反应是同一种状况。在家庭治疗中处理这类问题时，艾瑞克森会先禁止这名家庭成员发言。

在另一个案例中，艾瑞克森就使用这种方法让一位原本不太配合的丈夫后来"自发"决定和妻子一起来进行治疗。艾瑞克森是这样处理的：当丈夫拒绝参与治疗时，艾瑞克森就单独会见妻子。在每次会谈中，艾瑞克森都会故意提到一些事情，他知道这些事情都是丈夫不同意的，但他会对这位妻子说"我猜你丈夫一定同意这个"或者"我不确定你丈夫是如何理解这个事情的"。丈夫从妻子那里听到了治疗师对自己的这些误解，立刻坚持要妻子为自己预约去见治疗师，想当面跟艾瑞克森澄清那些误解，而治疗也得以展开。

空间与位置的运用

催眠中需要考虑的另一个因素就是对空间定向的利用。患者对空间和时间会产生错位感，这让催眠师意识到空间与时间其实都是人们的一种主观体验。患者可以坐在这个房间中，却相信自己是在另一个房间中；他也可以坐在房间某处，却看到自己在房间的对面；他可以觉得此时是彼时、催眠师是另外一个人。催眠师从患者的这些体验中认识到他们是依据视觉和听觉线索来确认自己的位置的，如果这些线索发生改变，患者的态度也会随之发生转变。

显然，就是上述背景让艾瑞克森意识到，在进行家庭会谈的时候，如果家庭成员的空间定向发生转移，家庭成员之间的行为就可以发生变化。和大部分家庭治疗师相比，艾瑞克森更乐意在办公室中调换家庭成员的位置、形成不同组合。如他所说："和一家人进行工作时，我将他们视为一个整体，但我也会自由决定是让他们继续留在办公室还是暂时出去。当他们进入办公室时，我喜欢随机招呼父亲坐这张椅子，母亲坐那张椅子，姐姐坐这边，弟弟坐那边，这样先定下一个基调。用不同的方式安排好位置，我就对他们每个人有了一个空间上的定位，这样，在会谈中，所有人都有他们自己的位置。与他们交谈时，我会对着某个特定的位置讲话，让其他人也可以听到。当某个人与我交谈时，其他人也可以旁听。空间的划分可以防止交谈被其他人打断，也可以使其他人保持更加冷静客观的态度。"

"如果我请某些家庭成员，比如母亲，先离开办公室，我会郑重地让父亲坐到母亲的椅子上；或者请孩子先离开办公室，我就让母亲坐在孩子的椅子上，至少坐一会儿。'坐在妻子的椅子上，也许你会感受到一些她对我的看法。'我会这样说，'坐在儿子的椅子上，你可能会对他有更清楚的认识。'通过与整个家庭进行一系列会谈，我不断地将他们打乱重组，原本是母亲的位置现在可能是父亲在坐着，家庭分组仍然保留，但会被重新排列。这就是在改变一个家庭的时候你要寻找的东西。"

这种空间定向不仅是看上去会让人联想起常规催眠，实际上，它与艾瑞克森的催眠步骤更是高度相关的。艾瑞克森将自己的家庭治疗步骤归纳为这样几步：首先界定每个家庭成员的位置，然后改变其位置，从而让这名成员发生改变。同样，在处理患者的阻抗时，他也会使用不同方式，通过确认患者的位置来接受并标示这些阻抗。例如，他会说："你发现自己坐在那把椅子上的时候就变得非常抗拒。"然后他让这个人移到另一把椅子上，把抵触留在之前的位置上——那里是阻抗形成的地方。

强调积极力量

十九世纪末期，关于"潜意识"的概念，开始出现两个完全不同的分支流派。西蒙·弗洛伊德强调潜意识是一股邪恶力量，它试图冲破障碍进入意识层面。他的治疗方法建立在对意识和理性认知之外的那些概念持怀疑态度的基础之上。"潜意识"概念的另一个分支流派则是由大部分催眠师组成的，他们强调潜意识是一种积极力量，会让人们去做对自己最有利的事。因此，催眠师们往往会建议人们在生活中要允许自己潜意识的自由表达。艾瑞克森倾向后者的观点，在其催眠和家庭治疗中，他更强调患者行为中的积极力量，这是因为他认为患者具有与生俱来的成长需求；同时，如果强调其积极的一面，患者就会对治疗给予更多配合。在这方面，他和精神动力学取向的治疗师迥然不同，后者的解读往往呈现的是患者的负面感受和对抗行为。艾瑞克森会把患者的行为重新贴上一个积极的标签，去鼓励其变化。他不会轻视困难，但他会在困难中发现可以被用来改善个人或者家庭功能的积极因素。他认定患者身上具有正面力量，这些力量需要被释放出来效力于人们的长远发展。他并不认同人们一定会在潜意识中释放敌意。进行夫妻或者家庭治疗时，他不会关注夫妻之间或者家庭成员之间不成功的相处方式，而是去发掘他们关系中有价值并且能够被发扬光大的那些地方。这种对积极因素的强调显然正是来自他的催眠经验。

播种观念

艾瑞克森喜欢在催眠引导中"播种观念"，就是先帮助患者确立起某些观念，然后在此基础上进行工作。他会在沟通的初始阶段就特别强调某些观念，为以后让患者呈现某些回应做好准备。同样，在家庭治疗过程中，艾瑞克森会在信息收集阶段就向患者介绍某些观念。之后，如果情况合适，他就可以在这些观念的基础上进行工作。如此一来，艾瑞克森的催眠和治疗便有了连续性，虽然他在这个过程中会引入新的观念，但这一方法使得他的治疗始终保持在之前就已经确立的工作框架中。

放大改变

艾瑞克森催眠技术的重要特征是，他会在催眠中先去尝试获得一个小反应，然后以此为基础，不断放大这个反应，直到最终实现目标。他经常警告催眠师要避免那种冒进似的快速推进，应该接受患者当下的每一个微小反应，然后努力放大它。这也是艾瑞克森家庭治疗的典型特征，他会先寻找一个小变化，然后在此基础上不断扩展。在关键区域，一个看上去很微小的变化也会使整个系统发生转变。他有时会这样比喻：这就像堤坝上的一个洞，即使是一个小洞，也会影响整个堤坝的结构。

在家庭治疗领域，人们越来越意识到家庭治疗师关注的是改变一种家庭系统。在这个系统中，各种互动模式被不断地重复运行从而趋于稳定。通常，家庭治疗师会酌情使用两种方法来改变这个系统：（1）利用这个家庭系统引发一次危机，迫使整个家庭必须对其内部的互动模式做出改变；（2）从这个系统中选出某个互动模式，促使其发生改变，并通过强化和鼓励促使这种变化不断地发生，从而让整个系统失去稳定性，重新形成一系列新的互动模式。艾瑞克森可以通过引发一场危机去促成改变，但他更愿意对一个小变化不断施加影响，并以此为基础，促成更大的改变。这种治疗方法呈现了艾瑞克森在催眠中学到的放大患者反应的技术特征。

遗忘与信息控制

不同的家庭治疗流派有不同的理论前提，这些前提解释了患者在治疗中发生改变的原因，也是治疗师进行治疗工作的依据。例如，治疗师普遍认为表达感受、获得顿悟能够带来改变。所以这类治疗师往往会鼓励家庭成员互相表达情感，并帮助家庭成员去理解彼此的既往经历对其当下行为的影响。同时，治疗师常常会努力支持家庭成员之间保持开放的、流动的沟通，从而让每个人都可以和其他人畅所欲言。但艾瑞克森的家庭治疗不是这样的，虽然在某些特殊个案中，他也会强调表达感受或者相互理解的重要性，鼓励开放的交流，可在一般情况下，他不会这么做。他通常的做法是单独会见每个家庭成员，如果对整个家庭进行会谈，他会负责组织谈话内容、谈话方式，从而让家庭成员在其指导之下去实现治疗目标。有时，他会先与妻子会谈，向她提出某些要求，然后与丈夫会面，给他提一些不同的要求。他不鼓励、有时甚至会禁止他们讨论发生了什么。他一般会先进行单独指导，正是这些指导让夫妻接下来能够进行开放的交流。艾瑞克森通常在家庭治疗中依据的基本准则是：要对家庭成员一视同仁，不要只支持某个人或某一方而抵触其他人。无论如何，一旦他进入这个家庭系统，他就会投入系统的各个环节，注意控制治疗过程中不断涌现的新信息对家庭成员的影响。

艾瑞克森的这种治疗方法与其他大部分家庭治疗师的方法截然不同，人们好奇其根源在哪里，我认为它脱胎于催眠技术。艾瑞克森作为催眠师的职业经历，让他在治疗过程中倾向于去负责、指导、掌控所发生的一切。而且就像很多催眠师一样，他也是一个控制患者意识与认知的高手。艾瑞克森对于个体的概念化分为两个部分，潜意识层面和意识层面，而他的工作就是指挥潜意识想法流向有意识的认知。一个最显而易见的例子就是将既往潜意识的创伤性体验带到意识层面，这是他早期催眠工作的方法之一。他训练患者进入已经被遗忘的事件，然后对创伤唤醒过程进行系统性干预。通常情况下，患者的既往经历在这个过程中会被唤醒或激活，但当他清醒过来时，这些回忆就会被遗忘，接下来，艾瑞克森会慢慢推进，或者使用某些特殊方式，将信息逐渐从患者的潜意识层面转向其有意识的认知。有时，这个过程中也会包含对（创伤）情境的顿悟，但患者清醒之后不会记得这种顿悟。这种顿悟只有在之后患者需要的时候才会被再次提取出来。在我看来，这个过程与艾瑞克森对家庭成员之间的信息所进行的操纵过程非常相似，他允许其中一部分信息在家庭中继续流动，直到他所追求的目标得以实现。

唤醒和脱离

艾瑞克森和其他家庭治疗师一样，在强调家庭和谐的同时，也非常关注家庭成员的自主性。如果症状的表现者是儿童，他倾向于从与孩子过于亲密的父母那里寻找症结，然后进行干预，以提供更多的空间实现分离。如果问题是青春期分裂症，他会直接帮助年轻人从对家庭病理性的紧密纠缠中脱离出来，开启属于自己的生活。当家庭中两个人彼此的联结太过紧密，以至于他们与其他人完全隔绝时，这种强烈纠缠的二元关系会受到催眠师的关注。在我看来，这是很自然的。因为催眠师会专注于他的患者，争取使其对自己的指令做出充分反应，尽量不受其他刺激的干扰。当催眠师对整个家庭成员之间的互动进行观察时，他会对彼此强烈卷入的两个人迅速做出判断并进行干预。同时，我认为，对催眠师唤醒患者的过程的认知，与将人们的关系从过度卷入状态转移到比较随意状态的治疗性干预高度相关。我们常常认为，从一种催眠状态中被唤醒很简单，就是对一个信号进行回应，比如"醒过来"或者数"一二三"。但是当一个人真正观察催眠师和他的患者时，会发现这个过程非常复杂。催眠师不仅要给出一个信号，还要用身体语言进行提醒。他的肢体动作会变化、音调会变化，他还常常会顾左右而言他。患者也会从恍惚状态逐渐变为更具社交性的交流状态。当患者不愿意醒来时，他会继续停留在恍惚状态中。这时，催眠师常常会夸大自己非催眠性的社交行为，从而要求患者以一种更放松的社交方式对他做出反应。在我看来，艾瑞克森利用了他在唤醒患者方面的丰富经验，并将其运用到干预方法中，以改变家庭成员中存在的过度紧密的二元关系。

回避自我探索

和执着于帮助人们搞清楚他们的交往模式出了什么问题相比，艾瑞克森更愿意给他们布置一项任务来改善他们的关系。对导致问题行为的可能性原因不做过多解释，这是艾瑞克森治疗方法的激进之处。尽管从未公开表达，但艾瑞克森在工作中确实认为，如果治疗师总是极力帮助人们去理解其行为的"原因", 那么他其实是在阻碍真正的治疗与改变。

精神动力学关于变化成因的最基本观点就是, 如果一个人了解自己和自己的动机, 他就会从痛苦的症状中恢复过来。这个观念似乎是从十九世纪"理性人"理论中延续下来的。弗洛伊德认为, 人是不够理性的, 但是如果了解了自己潜意识中的力量, 人们就会变得理性。在弗洛伊德理论中, 压抑被认为是精神病理学的基本成因, 通过意识层面的顿悟解除压抑是治疗工作的基本关注点。这一治疗技术的核心就是对患者的言行进行解释, 让他意识到自己由移情引发的对现实的扭曲理解。

随着精神病理学变得越来越"人际化", 心理治疗的焦点也发生了轻微转变。沙利文强调治疗师要帮助人们意识到他们的人际交往障碍, 如果患者能够"明白"他在做什么, 特别是能够将其当下与过去"联系"起来, 他就会获得改变并逐渐康复。

随后, 当治疗师开始与整个家庭展开工作, 而不再只局限于个人时, 大部分治疗师都毫不犹豫地接受了这个工作理念, 即有意识的觉察能够带来改变, 而体验或情绪意识只是治疗主题的偶然变量, 只要家庭成员能够理解他们的相处模式及其形成原因, 那么整个家庭系统就会发生变化。有些时候, 治疗师使用心理动力学的解释来帮助家庭成员发现他们内摄的既往意象, 有时候他们用更"沙利文派"的解释方式去引导家庭成员探索他们的交往障碍和对彼此的激惹模式, 某个家庭成员对治疗师的挑衅与移情也常常被治疗师拿来进行解读。

在过去的数十年中, 行为治疗师提出了关于改变的另一种理论。他们不认同一个人对自己行为原因的认知能够带来改变。在这些治疗师的工作中, 交互抑制的治疗步骤和精心设计的行为强化, 都是基于治疗师这样的认知: 只有改变问题行为的强化模式, 才能真正改变这个行为。其他家庭治疗流派也有着相同的看法, 即治疗师对家庭系统的干预方式会带来变化, 与参与者的认知无关。因此，如果患者在对其行为的意义或功能一无所知的情况下，就能够产生治疗性改变，这就更值得尊敬了。这种改变，相比帮助患者去了解他们行为原因之后产生的变化会持续更长时间。

然而，当今受过良好训练的普通临床心理治疗师仍然倾向于向患者做出解释，这几乎是一种条件反射。他可能会讨论人际行为、系统理论、行为强化或经验性事件，但他的治疗技术还是主要依赖于描述患者的行为，并帮助他们理解其行为的原因。大部分临床治疗师如果没有关注患者对其行为的"理解"，就会在治疗中觉得束手无策，其治疗手段也仅局限于一些冷僻的行为调节与矫正步骤。而艾瑞克森做了另一种选择，也就是本书所呈现的他的一般性治疗方法。

米尔顿·艾瑞克森作为一名受过多年正规训练的精神科医生，却另辟蹊径，走上了一条独创的道路。在他接受训练的时期，弗洛伊德对催眠的反对限制了几代年轻的精神病学家去使用这门治疗艺术。然而艾瑞克森学习了催眠，并将其广泛应用于自己的治疗工作中。但那时，使用催眠技术的临床工作者很大程度上也是在弗洛伊德的理论框架内工作，他们通过催眠分析，把过去的创伤和潜意识的想法带进患者有意识的觉察中。艾瑞克森尝试过这种方法，但最终放弃了，转而发展出一套基于催眠技术的不同疗法，从帮助人们认识自己转向思考如何为他们带来治疗上的改变。随着这种转换，艾瑞克森离开了传统的心理治疗道路。他并不任性妄为，而是仔细检验自己的治疗结果，不断修正治疗步骤，以改善最终的治疗效果。他现在的治疗方法呈现的就是其数十年来使用各种方式收获治疗性改善的临床试验结果。

如果不看具体案例，那么我们更容易捕捉到艾瑞克森在治疗中经常回避的工作内容，比如他的治疗风格并没有基于对潜意识过程的洞察与理解，不涉及帮助人们理解其人际障碍，不诠释移情，不探索患者的动机，也不做表面修复。他关于改变的治疗理论更为复杂，看上去是基于治疗师在患者意识之外的人际影响的，包括提供指导去促成患者的行为改变、强调利用隐喻进行交流等。

家庭生命周期

如果不考虑治疗目标，艾瑞克森为缓解患者症状而设计的策略并不完善。和其他治疗师相比，他更关注人们那些"正常"或常规的人生进程。他对待婚龄二十年的夫妇与新婚夫妇的方式会有所不同，对待有青少年孩子的家庭和有年幼儿童的家庭也不相同。他的案例报告，到了收尾阶段往往看起来轻而易举，因为他的目标通常就很简单。在求爱阶段，收获婚姻就是目标；在婚姻早期阶段，孕育孩子就是目标。无论在家庭生活的哪个阶段，向下一个阶段的过渡就是个体及其家庭发展的关键一步。家庭生命周期概括来说就是从求爱到老死的整个过程，艾瑞克森对这个过程中每个阶段出现问题的解决策略在下面的案例中均有所介绍。人们在家庭生命周期中的过渡阶段容易出现危机，如果从这个角度去考虑，艾瑞克森的疗法是非常容易被理解的。

第二章
家庭生命周期

　　尽管人类释放激情的竞技场其实就是普通的家庭生活，但直到最近，这种看法才开始真正进入人们的视野，并得到重视。越来越多的证据表明，随着时间的推移，家庭也在经历着一个发展过程，当这一过程被中断时，家庭成员就会出现痛苦和精神症状。然而，我们很难让临床或社会科学领域的专业人士郑重其事地致力于研究那些生活琐事。在精神病学和心理学中，那些身份认同、妄想形成、潜意识动力或者认知规律等研究内容，似乎比男女结合和养育孩子时出现的困境要更为深刻。现在，我们开始认识到社会环境中的亲密关系对个体自然本性的巨大影响，接着我们就会发现，当社会关系随着时间的推移而发生变化时，我们对这一变化过程的了解其实非常有限。

　　如果说家庭治疗应该使用一种策略性疗法，这实际上也就指出了人们使用策略的目的。在过去的二十年里，我们对心理问题与症状所具有的功能有了更广泛的认识。症状曾被视为个体独立于其社会环境的一种表达，焦虑或抑郁发作都是一个人对自己状态的表达。后来，人们又认为症状是人与人之间关系的表现，它服务于亲密关系中某种策略性目的，例如，焦虑发作在婚姻、家庭、工作或治疗关系中都具有一定的功能。但现在，我们对此有了更广泛的认识，这隐含在米尔顿·艾瑞克森的治疗中：当一个家庭或其他因血缘关系而聚集在一起的群体的生命周期发生混乱或中断时，就会有个体出现症状。这种症状是一个信号，表明一个家庭在通过当下的发展阶段时遇到了困难。例如，母亲在生孩子时焦虑发作，是这个家庭在抚养孩子的发展阶段遇到困难的表现。艾瑞克森的治疗策略虽然非常注重症状，但其更大的目标是解决家庭问题，让生命周期回到它原有的轨迹。在对艾瑞克森精湛的技术表示钦佩的同时，我们也不要忽略指导其策略疗法的这个基本假设，即家庭生命周期。

如果我们认同这一点——随着时间的推移，一个家庭的内部发展过程是非常重要的，我们就会发现，目前，我们关于家庭生命周期的信息少之又少。基于家庭观察的纵向研究尚未完成；基于自我报告的家庭调查（如针对一些家庭成员的生活状况的调查）已被证明其结论并不可靠。我们所掌握的另一部分信息源于那些因陷入困境来接受治疗的家庭，因此我们只能观察到出现问题的那段家庭周期进程，但我们并不知道这个家庭之前发生了什么或之后会发生什么。治疗师希望了解家庭的自然发展过程，以指导其治疗策略，但发现自己对此基本上一无所知，并且还被各种家庭"应该如何"而不是"实际如何"的错误看法所困扰。

另一个问题是，随着文化更迭和新的家庭生活形式的出现，我们对家庭发展的理解也需要与时俱进。由父母和子女组成的核心家庭离开他们的大家族独立居住，这是一个比较新的变化；当我们开始去认识核心家庭时，我们又发现了群婚家庭之类的新模式。一个与年轻人打交道的治疗师可能会发现自己正在使用的家庭概念模型已经过时了。治疗师必须既能够包容各种各样的生活方式，又要理解家庭的发展过程，以此作为识别其危机阶段的指南。

本书对美国中产阶级家庭危机阶段的简要描述，尽管还远不够全面，且忽略了阶级和文化的差异，但仍可以为艾瑞克森的策略心理疗法提供一个理解背景。对一个家庭来说，任何一个特定时期都是非常复杂的，更不用说一个完整的家庭生命周期了，所以我们也不可能在这里尝试进行更多的讨论。本章内容是对接下来几章内容的概述，介绍了艾瑞克森在家庭生命周期的不同阶段解决问题的方法。

在尝试描述家庭生命周期之前，我们需要先来了解一下对这种治疗观点可能存在的反对意见。比如，如果说治疗的目标是帮助人们度过危机、进入家庭生命周期的下一个阶段，那么一些治疗师会认为这种治疗就是一种"调整"手段，用来"调整"人们去适应家庭，适应社会的塑造。这种认知是稍显轻率的，因为它忽略了一个事实——个人的自由与成长，恰恰取决于他与自己的血亲群体及其发展的相融程度。你当然可以认为社交隔绝比建立亲密关系或者投入工作更自由，但是如果考虑一下社交隔绝带来的那些桎梏，你就不会再持这种观点了。

倒是有两种方法能够"调整"个体，使之与他的环境相适应，但它们不能带来任何成长性的改变。一种方法是通过药物来稳定症状。如果一个年轻人已经成长到了家长应该放手的年纪，但这个家庭迟迟不能放手，那么这个年轻人就会出现症状。在此，药物治疗会控制症状，但也会阻碍变化，导致年轻人和家庭的问题情境长期存在。另一种调整方法是对个体进行长程治疗，其重点是帮助患者理解他的童年发展，纠正一些错误认知，而不会过多涉及他目前的生活状态。例如，许多妻子对枯燥的郊区生活感到不满，她们通过多年的密集的个人分析使病情逐渐稳定下来，但这种治疗并不是鼓励她们采取行动，去过上更丰富多彩的生活，而是告诉她们，问题来自她们的心境，而不是环境，从而阻止她们对自己的生活进行改变。

如果人们认为治疗是为了给个体的生活带来更多更丰富的选择，那么治疗的目标就应该是将患者从社交困境的限制与藩篱中解脱出来，使之获得自由。通常，当人们处于难以忍受的境况并竭力想摆脱它的时候，症状就会出现。曾经有观点认为，聚焦于症状"仅仅"是为了缓解症状，使患者变得"适应"。

持这种观点的是那些不了解如何治愈症状的临床医生，因此他们也意识不到，除非发生极特殊的情况，否则，当限制一个人自由发展的社交情境没有发生根本变化时，个体的症状就不可能被治愈。例如，焦虑魔咒，就是受制于人际关系情境的产物，除非治疗师帮助患者在生活中找到更多可能性，否则患者的焦虑症状就无法缓解。

求偶期

我们对人类家庭的系统研究并没有太长的历史，这些研究和对其他动物社会系统的研究阶段基本一致。自二十世纪五十年代，研究者们就开始对人类、野兽和飞鸟在其各自的生态场域中进行观察。人类和其他动物之间的相似之处与关键差异都有助于我们厘清人类困境的本质。人类和其他生物一样，都有求偶、交配、筑巢、抚养后代以及将其逐出家庭独立生活的发展进程，但由于人类的社会组织更复杂，其家庭生命周期中出现的问题就更为独特。

所有学习型的动物在适当的年龄都会经历求偶与交配，而且有着千奇百怪的求偶规则。有些物种的交配是随机的，它们会在适当的季节与碰巧路过的异性同类进行交配；而伴侣比较固定的物种，会在每年的交配季节与配偶见面，但在其他时间绝不交往；另外，许多物种会选择终身伴侣，与之定期生育后代并相互陪伴到老。例如，灰雁一旦交配便相伴终生，如果配偶死亡，生者会悲伤不已，可能永远不会再与其他灰雁交配。

人类凭借其复杂的能力，可以具有其他物种的任何交配习性。一个男人可以随便和身边的女人交媾，越随机就越刺激；他也可以偷偷摸摸搞些绯闻，和情人相处只为求欢，其他时间绝不见面；有些人还尝试了为一些物种所特有的多妻多夫制度。但最常见的还是一个人一生只选择一个伴侣并与之终生相伴，至少一夫一妻制是这样的形式，这也是我们所讨论的重点。

人类是唯一拥有姻亲的物种，这是人类和其他物种的一个重要区别。大家庭中的亲戚关系存在于人类家庭生活的每一个阶段，但在其他物种中，代与代之间是不连续的：父母抚养他们的孩子，然后孩子离开父母去选择自己的配偶，不会再接受长辈的帮助。熊妈妈不会去告诉她的女儿应该嫁给谁，也不会指导她如何抚养幼崽，但是人类父母会为他们的孩子挑选未来的伴侣，并帮助他们抚养下一代。因此，婚姻不仅是两个人的结合，也是两个家庭的结合，双方家庭用各自的影响，创造了一个复杂的子系统网络。

在区分人类和其他动物时，是否有对生拇指、是否能持续使用工具或有更大的脑容量，都不如与大家庭之间的联系更重要。事实上，人类更大的脑容量可能就是为了应对更复杂的社会关系网络而发展起来的。当然，也可能因为这样几代人紧密的共处，在人类身上产生了其他动物没有的心理问题。（动物的神经官能症或精神病似乎只有在人类干预的情况下才会发生，并不会自然产生。）

人类生活中很多重大困境都出现在年轻人从青少年向成年人转变的时期，该阶段发生的事件会对个人在社会等级中的地位产生终身影响。这是人生需要专业帮助的主要时期之一，在这个时期进行干预，其效果比任何其他时期都要持久。

当人类或任何其他物种的动物进入青春期晚期时，就开始逐渐失去曾经拥有的成年个体对青少年个体的那种容忍，因为他们正在融入成年个体的群体。幸运的是，对于人类物种来说，这是一个持续时间相对较长的特定阶段，足够让他们在人际关系与配偶选择中确立起自己的位置。在大多数物种中，若青少年个体未能在这个关键时期建立起自己版图的那一小部分，它们将在群体中处于劣势，无法获得交配的机会。它们会变得不重要，徘徊于其他个体领地的边缘，如果它们试图通过战斗来获得地盘和身份，又会遭遇领地的控制者在自己地盘上几乎战无不胜的丛林法则。这些被遗弃者会发现，雌性不愿意与没有地位的雄性交配，而没有被选为配偶的雌性反过来也会成为边缘动物，被雄性忽视，并会被那些获得配偶从而具有了地位的雌性刁难、欺负。大多数物种的边缘群体都是缺少保护、缺乏关爱的。它们是大自然的弃儿，更容易成为捕猎者的目标，这也间接地保护了自己的族群。它们的寿命相对较短，根本没有机会繁殖自己的后代。

而在人类这一物种中，处于边缘地位的被遗弃者通常都被扔给了救助行业：慈善、社工、心理学和精神病学的相关机构就是为他们服务的。从本质上来说，这些救助行业既是仁慈的帮助者，也是社会控制系统的代理人。他们竭力帮助社会脱轨者去获得一份工作、寻求一位伴侣，恢复其在社会群体中的功能，这是他们仁慈的一面；而作为控制者，他们试图将离经叛道者都驱赶进一个职业机构，这样就不会给那些拥有地盘并获得地位的人带来麻烦。有时候，这种控制还会被认为是对当事人的一种救助。

在求爱行为方面，虽然我们对人类青少年个体的了解要少于我们对其他物种的了解（人们对灰雁的求偶行为的研究已经开始了半个世纪），但我们确实明白这里面存在着时间因素和风险因素。在这样一个年龄阶段，年轻人都在学习追求异性并投身于其中。越晚进入这个进程，青少年就越可能被其社交圈子边缘化。二十多岁还没有恋爱经历的年轻人，在和同龄人打交道时很可能会被视为异类，因为其他伙伴在恋爱问题上可能已经"身经百战"。没有这方面经验的年轻人不仅没有学到如何与异性相处，没有机会触发适当的身体反应，其社交行为也会不合时宜。他选择的那些求爱对象都已经开始进行后面的求婚过程了，而他还处在这个过程的早期阶段。

如果求爱是一个理性的过程，问题就不会那么复杂了，但这一过程显然不理性。年轻人迈入婚姻会有各种原因：为了逃离家庭，为了拯救对方，因为彼此相爱，因为想要孩子，或者因为其他什么理由。但一见钟情之后的结局却难以预料。人类在青少年阶段的一个特殊困扰，就是在这段时期里既要与家人和睦相处，又要开始与同龄人展开交往，而他为适应家庭采用的行为方式会阻碍他与同龄人发展正常的社交。本质上这是个断奶问题，这个过程要持续到年轻人走出家门、在家庭之外建立了亲密关系才算结束。人类发展所需要的漫长抚养期可以诱使年轻人一直待在家里，而不是为他今后的独立生活做准备。母熊会把幼崽送到树上，转身离开。人类的父母可以让他们的孩子脱离来自家庭的束缚，但也可以让孩子永久地陷于家庭关系的纠缠之中。

许多成为社会边缘人的青少年一直没有彻底脱离他们的原生家庭，这使得他们无法进入选择配偶、建立自己小家庭的必要阶段。在某些社会文化中，为孩子选择配偶是父母天经地义的权利，即使在对婚姻有更浪漫看法的文化中，子女也不能完全自由地选择异性伴侣。一旦一个男孩儿勇敢地离开自己的原生家庭，与一个姑娘认真交往，双方父母就共同参与了这段关系的决策过程。即使这个男孩儿的选择是反抗父母的阻挠，他也仍然受到父母潜在参与的影响，因为他的选择正是在受到家庭干扰的状态中产生的。曾经被认为是"神经症性的择偶"[①]行为，显然就和患者背后的家庭脱不了干系。

对许多青少年来说，一位专业治疗师的帮助就是一种启蒙仪式，因为它提供了一段与局外人的关系，而这个局外人的目标是帮助他实现成熟与独立。这种方式帮助年轻人脱离与他过分紧密的家庭组织，从而进入他自己的婚姻与家庭。

---

① 精神动力学理论中对择偶行为的一种解释，即丈夫选择了一位与自己母亲相像的妻子（也有可能是其背后的家庭，尤其是其母亲，选择了这位妻子）。——译者注

当治疗成功时，年轻人就可以最大限度地发挥其潜在能力去开展他自己的生活；若治疗失败，他就会沦为一个社会边缘人，而治疗对这一结果也难辞其咎。治疗师的干预越激烈，例如强制其住院或坚持治疗多年，"与别人不一样"的病耻感在这个年轻人身上附着的时间就越持久。这时，治疗关系本身就在阻碍而不是促进这个年轻人的恢复。长程治疗会给年轻人生活的许多方面带来脱离常规的偏差：父母不得不持续地对子女进行经济投入，让年轻人产生一种对付费关系的依赖；这种关系取代了其他更多正常的社会交往，并让他们格外关注自己所作所为的动机与原因。而且，治疗对其所采用的解释方式也非常有限。

随着治疗师水平的提高，治疗目标慢慢变得更加精确，治疗技术也开始更加有效。人们逐渐认识到：单一的治疗方法不可能适用于所有青少年的问题；每个人的背景都独一无二，治疗必须足够灵活，以适应特定情境的需要。大多数青少年前来治疗，是因为这些年轻人感到他们不能像自己希望的那样去爱、去生活、去工作，所以他们会自己设定一些要治疗师帮助他们实现的目标。治疗师和患者往往会各自制定一个目标，但在治疗过程中会出现第三种目标，就是治疗双方都没有预料到的目标。当一个专业治疗师对患者的生活进行干预时，其结果绝对难以预料。

对一个与年轻人打交道的治疗师来说，困扰之一就是他必须要有足够的智慧来做一个引领者，但又不能过于刻板地"调整"年轻人去适应治疗师自己的观点——那些关于年轻人应该如何生活的观点。举例来说，年轻人结婚生子是很平常的事，然而许多不选择这种生活方式的人也可以过上相当满意的生活。如果一个年轻人来寻求治疗，是因为他想结婚或希望事业有成，却求而不得，治疗师要知道如何帮助其实现目标；然而，如果一个年轻人并不想选择这种生活方式，治疗师仅仅因为这种生活是"被接受"的生活方式而将之强加于他，这也是不切实际的，也会让治疗效果大打折扣。幸运的是，目前文化的多元性尚能够允许人们以各种方式生活，未必都要符合住在郊区的中产核心家庭的"完美模式"。

如果治疗师相信治疗的目标之一是给患者的生活带来更多可能性，那么他就会专注于鼓励患者去尝试不同的生活方式，而不是遵从某一种被社会接受的模式。问题是治疗师要先认识到，许多年轻人的生活领域之所以比较狭窄，往往是因为他们没能成功摆脱原生家庭的束缚。例如，一些年轻人过着离经叛道的生活，是因为他们在寻求不同的生活方式，而另一些年轻人偏离了社会轨道则是因为他们在原生家庭中的功能完全失败。如果后者最终选择了一种更加传统的路径，那并不是因为同龄人的影响，而是对其家庭的回应。因此，即使他们看上去做出了选择，其选择也只是也对其家庭过度纠缠所给予的无助反应。与这样的患者去谈论选择不同的生活方式，无异于和一个囚犯谈论应该如何利用他的自由。临床医生的困难在于要明确究竟是哪些限制在阻碍年轻人获得更丰富、更有趣的生活。如果没有和整个家庭进行会谈，临床医生往往不可能了解到这些内容。

正如年轻人可能因为家庭原因而逃避婚姻一样，他们也可能为了摆脱不幸的家庭关系而过早地步入婚姻殿堂。临床医生的任务之一通常就是在年轻人认识到生活方式的多样性之前，阻止他们过快地进入家庭生命周期的下一阶段。（艾瑞克森医生关于求爱期问题的解决方法，详见第三章。）

婚姻及其影响

越来越多的年轻人放弃举办婚礼，这却使得结婚仪式变得越来越重要，不仅对年轻夫妇而言如此，对整个家庭而言也是如此。在年轻人眼里似乎有些多余的结婚典礼，是划分他们生命阶段的重要标志，可以帮助身处其中的每个人转向新的关系模式。在大多数文化中，关于出生、性成熟、婚姻和死亡的仪式都被郑重以待，这是生命得以永恒的关键因素。

无论一对情侣在婚前的关系如何，仪式都将改变这种关系的性质。至于变成什么样，我们难以预测。对许多夫妇来说，蜜月期和有孩子之前的二人世界是最愉快的；可是对另一些夫妇来说，显然不是这样：琴瑟和鸣还没开始，令人困扰的压力就不请自来，于是婚姻关系受损，个体出现症状。

一些年轻人刚走进婚姻就陷入困境，究其原因是他们结婚的目的出现了问题。例如，那些结婚主要是为了逃离原生家庭的年轻人会发现，一旦他们进入婚姻，支撑他们结婚的动机就消失了。他们摆脱了家庭，却进入了一段再没有其他共同目标的婚姻，如果要让婚姻继续下去，就必须找到一些别的动力。幻想通过婚姻去实现什么，真相往往会令人大失所望。

虽然婚姻对每个人来说都有不同的象征意义，但它首先是两个年轻人对彼此承诺终生的一份契约。在这个离婚变得容易的时代，人们可以有所保留地迈入婚姻，把它当作一种考验。然而，这毕竟是一份承诺。年轻人会发现，他们不得不用全新的方式开始与对方相处。在这份关系中，有时他们会感到被束缚，开始变得抗拒，会为谁说了算而争吵；有时他们会无所顾忌地"做自己"，行为及处事方式让配偶大跌眼镜。结婚之后，夫妻双方对彼此完全敞开心扉，不再有所隐瞒，这种毫无保留的亲密可能是令人愉快的，但也可能会让人害怕。许多保守的年轻人仍然会等到婚后才开始性生活，而对这一冒险行为的不同观念，以及之前过高的期望值，都会导致婚后的失望和困惑。

一旦进入婚姻，他们就必须达成一些共识，这些共识对于在亲密关系中一起生活的夫妻非常必要，比如，如何对待他们的原生家庭、他们的朋友，如何面对朝夕相处过程中的各种现实问题，以及彼此之间那些或细微或显著的差异。这些问题不管是隐秘的还是显而易见的，都是摆在他们面前、需要他们共同解决的，其中一些是他们在婚前根本无法预见的。比如，谁来决定他们的小家要安置在哪里，妻子会对丈夫的职业有多大影响，他们是否能对彼此的朋友品头论足，妻子应该出去工作还是留在家里，数以百计的问题等在后面——哪怕是微不足道的小事，比如谁来整理刚洗完的衣服。他们关于婚姻的信息和他们的实际体验出自两种完全不同的认知体系。

当一对年轻夫妇开始努力经营一段新关系时，他们就需要想办法处理彼此之间的分歧。刚步入婚姻的小夫妻通常会回避过于直接的争论或者指责，毕竟新婚宴尔，谁都不想伤害彼此的感情。但是随着时间的推移，他们发现自己要忍耐的东西越来越多，双方总是处于吵架的边缘，可能莫名其妙就惹恼了对方，他们的婚姻开始有了不能讨论的禁区。在这个阶段，比较常见的情况是，一方略有微词，另一方立即针锋相对，于是争吵升级，他们原本忍下的那些积怨也藏不住了。这样的争吵往往会激起无法预料的强烈情绪，让人害怕，于是这对夫妇会很快和好，彼此发誓今后再也不吵架了。但渐渐地，他们不能触碰的问题越积越多，直到发生下一场争吵或斗争。在这个过程中，他们也会慢慢找出解决分歧和问题的办法。然而，有时这些办法本身并不令人满意，反而会导致越来越多的不满，这种不满之后会在婚姻中随时出现。例如，这对夫妇可能会发现，只有当一方对另一方给予超出其底线的妥协时，冲突才能得到解决。在婚姻早期，年轻夫妇们还学会了利用无助和病痛去操纵对方，这和使用暴力进行控制是一样的。

新婚夫妇做出的大多数决定不仅受到他们在各自原生家庭中习得的经验的影响，还与他们的父母在当下的卷入程度有关。这在婚姻中是不可避免的。就个体而言，年轻人必须从对父母的依赖中脱离出来，成为独立的成年人，用成熟的方式去对待父母。

但新婚夫妇所做的决定很难摆脱父母的影响。例如，妻子是否工作或年轻夫妇将住在哪里，都会受到父母观念的影响。年轻人要建立一个不太受父母影响的领地，而父母也必须在子女结婚后改变对待他们的方式。过多善意的支持对年轻夫妇来说，跟毫无帮助的斥责一样都是伤害。当父母继续提供经济支援时，他们就有意无意地认为自己有权去干涉这对年轻夫妇的生活方式。经济支持对年轻人的生活可能是有帮助的，但也具有潜在的危害，还会伴随一系列的问题：是给现金，还是送礼物？是给自己的孩子，还是给其配偶，或者送给小夫妻？它是不求回报的赠予，还是在暗示对他们的生活状态不满？由于父母的介入，一段刚刚开始的婚姻可能会产生罅隙，而身处其中的年轻夫妇却往往意识不到究竟是什么导致彼此产生不快的感受。当他们的婚姻陷入与大家庭的冲突时，症状就会出现。例如，如果丈夫不能阻止他的母亲干扰其婚姻，那么妻子应对这种情况的方式，可能就是出现症状。

一些夫妇试图通过切断与大家庭的联系来使他们自己的领地完全独立，但这种方式往往都以失败告终，而且会慢慢损害婚姻。婚姻的艺术就包括在获得独立性的同时仍能够与亲人保持着情感联系。（关于婚姻早期问题解决方案的案例，详见第四章。）

生育与抚养

婚姻是一种冒险，一部分指的是上个阶段的旧麻烦刚刚得到解决，下个阶段的新问题就已经来了。一对年轻夫妇在新婚阶段的磨合中刚刚努力建立起一种友好的相处方式，接着孩子就降临了。这不仅带来了新问题，也让老问题蠢蠢欲动。对很多夫妇来说，这是一段愉快的时光，他们共同期待和欢迎孩子的到来。但对另一些夫妇来说，这是一段体验个中凄楚滋味的时期，妻子在怀孕期间和怀孕前后可能会格外心烦意乱，先是各种莫名其妙的生理问题让她难以受孕，在孩子出生后，她又会立刻变得古怪不安；丈夫或大家庭中的其他成员也可能在孩子降临时感觉到压力重重。

在此期间出现的问题，我们很难轻易澄清其"原因"，因为家庭系统中太多既定的互动模式会随着孩子的到来而发生改变。此时，把婚姻当作一种考验的夫妻，似乎更不容易分手；而那些把婚姻视为一种承诺的夫妻，随着孩子的到来，会发现自己被套牢了，并第一次意识到原来自己当初的海誓山盟是那么脆弱。

在孩子出生前，婚姻是二人世界的亲密游戏。他们学习如何与对方相处，寻找方法去解决问题。随着孩子的出生，家庭关系自动变成三角形，这与外人或者大家庭中的成员无关；当配偶一方觉得另一方对孩子比对他或她更依恋时，嫉妒就会油然而生。这对夫妇开始通过孩子来解决彼此面临的许多问题，于是孩子成了家庭新旧问题的替罪羊。那些处于分居边缘的夫妻会毫不犹豫地同意他们是为了孩子才必须在一起的，尽管他们本来也不会真正分开。积怨已久的妻子会把自己的不满归咎于孩子的出现，而不是和丈夫之间的那些陈年旧疾。例如，有一位十八岁出现精神症状的女儿，其母亲曾经抗议说，她的女儿总是夹在她和丈夫之间。在女儿几个月大时，这位母亲就写了一封控诉信，指责丈夫和女儿总是联合起来对付她。如果一个婴儿以这种方式成为核心家庭三角形中的一角，当她成长到可以离家时，这个家庭就会陷入危机，因为这对夫妇失去了孩子这个挡箭牌，而不得不直面二人之间的问题。这些问题在孩子出生之前就已经存在了，当孩子离开的时候，它们会被重新激活。

也有很多年轻夫妇是奉子成婚，他们从未体验过婚姻中的二人世界，就直接进入了三角形的家庭模式，一直持续到孩子离开家。通常，以这种方式被动进入婚姻的夫妻，其家庭也不一定会出现问题。但在有些个案中，孩子成为婚姻存续的理由，夫妻双方以及各自大家庭中的所有烦扰都会被归咎于这个孩子。

孩子的诞生意味着两个家庭将走得更近，会出现祖父母、姑姨、叔舅等新的身份。当孩子出生时，矛盾与冲突也会随之来临，探访时间可能会被改来改去，孩子要起什么名字、如何抚养和教育孩子、哪一方的家庭会影响孩子今后的发展等问题，都会成为两个家庭争吵的原因。双方家庭经常会等到孩子来临的那一刻，才意识到这对夫妇的婚姻是真的要继续走下去了。如果孩子可能有缺陷，或者确实有缺陷，那么这将引发家庭中所有成员潜在的猜忌，还会被用作家庭斗争的武器。

孩子的到来进一步拉大了这对年轻夫妇与其他家人的距离，但也加深了他们在家庭系统中的纠缠。作为父母，他们现在更像独立的成年人。他们不再把自己当成孩子，但是随着旧关系的改变、新关系的形成，孩子还是将他们一步步带入了被亲戚们包围的社交网络。

在此期间，当事人的痛苦往往表现为出现症状或者功能障碍。然而，看上去痛苦的人不一定就是治疗所关注的对象。一个妻子的心烦意乱，可能是因为其丈夫感觉自己要被即将出生的孩子套牢了，或者是因为妻子受困于其大家庭中的某场危机。

当一对年轻夫妇好不容易度过了怀孕与分娩阶段，接下来，他们就要在一段时间内全力以赴地照顾孩子。每一个新生儿，都会改变家庭局面的性质，引发新老问题。父母不断被迫卷入复杂问题之中，抚养孩子的乐趣往往会被这些问题带来的压力所抵消。他们必须学会主要依靠自己来处理这些问题，因为在这个飞速变化的时代，他们已经不太愿意使用自己父母抚养孩子的那些方法了。

正是在这个阶段，照顾幼儿的妻子容易出现问题。从某种程度上来说，拥有孩子是女性期待自我实现的一种形式，但照顾婴儿可能会让她们感到挫败。她们从小接受教育，为长大成人做好了一切准备，当她们终于可以在这个世界上大展拳脚时，却发现自己从成年人的世界再次被赶回孩子的世界。与此相反，丈夫却往往能够在成年人的世界中继续自己的事业，并享受着孩子作为他生活中新生事物所带来的快乐。妻子的日常交往大部分被局限于家庭的围墙之内，这让她感觉到自己身上的角色只剩下了"家庭主妇"和"母亲"。在这种情况下，妻子渴望回到成年人的世界，并对丈夫的社会活动感到不满甚至嫉妒。当妻子要求丈夫更多地参与到养育孩子的过程中来，并且希望自己可以拥有更多成人世界的生活的时候，丈夫就会开始感觉到来自妻子和孩子的压力，以及这些压力对自己工作的干扰，于是，婚姻关系开始慢慢被侵蚀。有时，妻子会试图通过助长孩子的情绪问题来夸大养育孩子的重要性，然后她就可以将全副身心投入到孩子身上。治疗师的任务是通过帮助妻子在养育孩子的过程中放松下来并找到属于她自己的更充实的生活，来解决孩子的问题。

　　尽管夫妻在抚育幼儿阶段会遇到困难，但婚姻最常出现危机的时期出现在孩子开始上学的时候。在过去，当一个孩子出现行为问题或者不愿上学时，人们通常的处理方式是让他留在家里进行个体治疗，直到他康复并最终愿意上学，但是这样一来，他的学业就会大大落后于同龄人。在以家庭为导向的治疗中，越来越普遍的方式是让孩子继续去上学，针对他的整体环境进行治疗，去了解问题可能出现在家里还是学校，或者二者兼有。学龄期孩子经常会出现问题的部分原因出自复杂的家庭系统，但也会受到他在家庭之外的越来越多的社交活动的影响。当孩子开始与外界互动时，父母之间关于教养孩子的冲突变得最为明显。孩子上学对父母来说也意味着他们将第一次面对孩子最终会离开这个家、他们只能彼此相伴这个事实。

　　正是在这个阶段，那些接待儿童患者的治疗师会尤其关注患者的家庭结构。这些家庭的沟通模式已成为其习惯，但其中某些模式无法让孩子适应家庭之外的社会交往。几种常见的失败的家庭结构，都与家庭内部的代际冲突有关。最常见的一个问题是，父母中的一方（通常是母亲），总是站在孩子一边反对另一方（通常是父亲），抗议他对孩子太严厉，而父亲则抗议母亲对孩子太迁就。在这个三角关系中，父母试图把孩子从对方手中拯救出来，从而给了孩子一个机会，联合父母中的一方与另一方展开对抗。人们可以用很多方式描述这个三角关系，其中一种比较有建设性的是认为父母中的一方与孩子的关系"过度卷入"。通常，母亲对孩子的照顾无微不至，但也很容易被孩子惹得怒不可遏。在对付孩子的过程里，母亲会频频受挫。相比之下，父亲更边缘化一些，如果他想干预一下，比如帮助母亲，母亲反而会转头攻击他，父亲只好退缩，留下母亲继续束手无策。这种模式无休止地重复着，阻碍了孩子的成长，也阻止了母亲脱离养育者的角色、追求属于自己的更有价值的生活。随着这种模式的继续，孩子会成为父母的工具，被用来表达他们之间不愿直接沟通的那些问题。例如，如果母亲在婚姻中觉得父亲不够有男子气概，又不能直接表达，可能就会转而质疑自己的儿子是否太女性化，而父亲会坚持认为自己的儿子足够男性化。孩子通过表现得足够女性化来给母亲提供证据，或者表现得足够男性化来支持父亲。这个孩子看起来似乎不太清楚自己究竟是哪种性别，因为他在这个三角形中表现得就像一个隐藏的象征物。当孩子开始与家庭以外的世界打交道时，这种已经建立起来的关系模式便会动摇。此时，孩子出现的症状就成了一个信号，暗示着这个家庭在度过当下这个阶段时出现了困难。

即使父母离婚，这种三角形模式也会出现，因为离婚不一定会改变这类问题。如果一位独自抚养孩子的母亲把孩子当成一个麻烦，一个警觉的治疗师会去寻求仍然参与抚养义务的丈夫来介入治疗。治疗师的目标是帮助某个家庭成员真正摆脱束缚，从而让这个家庭顺利度过这一阶段。

在单亲家庭中，这个阶段另一个典型的结构性问题是外婆总会站在孩子的一边反对母亲。如果这个母亲还比较年轻，外婆就会经常把自己的女儿与自己的孙辈当成兄弟姐妹看待，于是孩子就陷入了母亲和外婆的代际斗争中，这在生活比较贫困的家庭中尤为典型。[①]在中产阶级家庭中，当母亲与父亲为孩子而发生冲突后，他们常常会选择分开，祖母会代替母亲与父亲继续斗争。

只有当孩子的年龄到了要开始参与家庭以外的社会交往的时候，家庭内部的这些代际斗争才会变得明显。在这个阶段，之前尚可忍受的家庭模式彻底崩溃，治疗师被要求介入，帮助家庭进入下一个阶段。（艾瑞克森对这类问题的处理方式，详见第五、七章。）

中年婚姻困境

在大多数动物种群中，由父母和子女组成的家庭单位是短暂的。通常来说，父母每年都会生育后代，幼仔来到这个世界上，很快就会长大离家，繁衍它们的后代，而父母会开始哺育新的子女。但是人类父母要在一段漫长的岁月里承担着抚养孩子的职责，期间还要经历对孩子从幼儿到成年的态度转变。最终，随着父母渐渐变老，孩子们转而开始照顾他们。这种属于人类独一无二的安排，需要家庭成员适应多年来彼此关系的巨大变化。而随着家庭内部关系的改变，婚姻关系也在经历着持续的调整。

谈及某个问题属于"婚姻问题"，意味着把婚姻视为一个独立存在的事物，而忽略了婚姻这个围城以外能够影响它的所有因素。我们对已婚夫妇、核心家庭以及双方各自家族系统的界定，从讨论的角度来说其实是比较随意的。

---

① 萨尔瓦多·米纽庆等，《贫民窟中的家庭》（*Families of the Slums*）。

看看福利金对一个贫困家庭的影响，以及身处中产阶级的企业高管的私人生活是如何被公司随意干涉的，我们就会发现，那些我们听到的已婚夫妇所描述的问题，显然只是聚焦于夫妻二人本身的那一部分，却忽略了他们婚姻以外的影响因素。如果丈夫失业，妻子正在接受福利救助，那么他们的"婚姻问题"就还要包括政府的干预方式。同样，婚姻问题的主要来源还可以是婆婆的侵扰、孩子们的问题行为以及其他各种因素。关键是我们要谨记，家庭是一个会因外界影响而持续变化的群体，成员之间有着习惯的行为模式，在一起经历着过去和未来，以及期间的各个发展阶段。

在我们今天所了解的家庭中，结婚十年到十五年的夫妇所面临的问题，可能涉及个人、双方，或者整个家庭。此时，丈夫和妻子都刚刚步入中年，通常这是人生中比较好的时期之一，丈夫可以享受事业的成功，妻子能分享他们共同努力的成果。在这个阶段，妻子也更加自由，因为孩子们的需要变少，她开始有时间能够施展才华，在自己的事业方面有所提升。这对夫妇早期经历的一些困难随着时间推移也逐渐得到解决，他们的生活方式也变得成熟了。这是婚姻关系得以深入与扩展的时期，也是夫妻二人与大家庭和朋友圈建立稳定关系的时期。抚养幼儿的艰辛已经过去，取而代之的是一种共同的快乐——孩子的成长与变化的过程令他们惊喜交加。

但临床医生在这个阶段看到的并不是那些生活顺遂的夫妻，而是陷入困境的家庭。对这些家庭来说，这是一段艰难的时光。丈夫可能在职业生涯中进入了瓶颈期，他已经清楚地意识到自己再也无法实现年轻时的抱负，这种失望会影响到整个家庭，尤其是他和妻子的关系。或者相反，丈夫可能比他预期的更成功，可是，尽管他在家庭以外功成名就，但是妻子仍把他当作过去那个一文不名的人来对待，于是在他们之间，怨恨与冲突持续不断。人类不可避免的窘境之一就是，当一个男人步入中年时，由于其获得了更高的身份与地位，其对年轻女性就有了更大的吸引力，与此同时，妻子却感到自己的身体和外表对于男性的吸引力在降低。

当孩子们都进入学校后，妻子觉得她必须改变自己的生活。例如，由于闲暇时间增多，她开始考虑自己早年的理想与抱负，但又对自己的能力不太有把握。当社会文化认为女性只承担家庭主妇和母亲的角色是不够的，而孩子对母亲的需要又越来越少时，妻子愈发感到自己出了问题。有时，她会觉得自己的人生被这种守在家里的主妇生活浪费了，她的地位一日不如一日，就像她的丈夫觉得他自己越来越重要一样。

人到中年，已婚夫妇已经历了诸多冲突，并形成了非常僵化和固定的相处方式。他们利用一些复杂的沟通模式去解决问题或者回避问题，以此来维持家庭的稳定。随着孩子的成长和家庭的变化，以前的模式不再有效，危机就可能出现。有时候是某一方的问题行为越来越多，超过了对方的容忍底线，比如酗酒或者家暴。夫妻中的一方或双方可能会觉得，若想让人生不这么悲惨，那就在变老之前果断分手吧。

这些中年婚姻的困境，可以迫使一对夫妇决定是继续维系婚姻还是分道扬镳。在这个阶段，孩子们可能会经常不在家，这也迫使父母意识到，孩子们最终都会离开，这个家中将只剩他们两个面对彼此。在许多情况下，他们是为了孩子才同意保持婚姻的，然而，当孩子们彻底离开这个家的时间越来越近时，他们的婚姻也陷入越来越混乱的境地。

即使他们在年轻的时候好不容易才渡过了重重难关，也不能阻止他们在中年阶段陷入严重的婚姻危机，甚至可能发展到离婚的地步。在家庭生命周期中，其他使家庭成员备感压力的阶段，往往发生在有成员进入或者离开的时候。而对于中年夫妻来说，家庭成员的阵容并没有发生改变，但从另一个角度来说，这是孩子们从童年向青年转变的时期。所谓的青春期骚动，也可以被看作家庭系统内部为了维持之前的等级设置而进行的斗争。例如，一个母亲已经与自己的女儿形成了一种母女之间的相处模式，同时，这位母亲与其他具有竞争性的成年女性有另一套相处模式，然而当她的女儿长大成为有竞争性的女性时，这位母亲就很难始终如一地用同一种方式对待女儿了。夹在她们中间的父亲会对这种状况困惑不已。类似的转变也会发生在儿子成长为小伙子时，父亲既要像对待孩子一样对待儿子，也要像对待一个成年男性一样对待儿子。作为稳定家庭系统的一种方式，孩子或者父母都有可能出现症状，但婚姻痛苦是这个阶段比其他阶段更容易出现的问题。

中年夫妇去解决婚姻问题，通常比年轻夫妇更困难，因为对于后者来说，一切尚不稳定，他们尚在摸索和建立新的相处模式，而处于中年阶段的夫妻，他们的互动模式早就确立下来，并且彼此已经习惯了。他们会经常使用各种方法来调和分歧，然后还是回到旧的解决模式，痛苦依旧。中年夫妇用来稳定婚姻的一个典型模式就是通过孩子来进行沟通。一旦孩子离开家，夫妻二人只能再次面对彼此，遭遇危机。

给家长"断奶"

当孩子长大成人要离开家的时候，似乎每个家庭都会进入危机状态，但结果各异。最常见的就是父母的婚姻先陷入混乱。随着孩子的离开，父母建立起一种新的互动模式，混乱逐渐平息。父母成功地解决了他们的冲突，并设法帮助孩子们拥有伴侣和职业，于是他们顺利度过这一阶段，成为祖父母。在单亲家庭中，孩子的离开对于单亲家长来说就像是孤独晚年的开始，但他或她必须接受这种失去，并找到新的人生乐趣。家长能否顺利度过这个人生阶段、将其视为一个正常过程，取决于孩子的离去对他们影响的严重程度，以及他们身边是否有人可以在关键时刻提供帮助及其所提供帮助的有效程度。

在许多文化中，人们会通过举行仪式来帮助孩子与父母摆脱对彼此的依赖。这让孩子正式成为一个成年人，具有一个新的身份。父母从这一刻起要用不同的方式来对待孩子。在美国中产阶级的文化中，没有这样的仪式去明确划定一个界限，没有人当众宣布这个孩子从此刻起就是一个独立的成年人了。学校的毕业仪式倒是可以部分满足人们的这个需要，但是孩子们往往在高中毕业后就进入了大学，还是需要家长的支持。即使孩子结婚了，如果父母继续援助这对小夫妻，那么对孩子而言，也不存在明确的独立，对双方来说，他们依然没有脱离对彼此的依赖。

在有些家庭中，当最大的孩子离开家时，父母之间就会出现矛盾；而在另一些家庭中，随着孩子一个一个地离开，父母之间的矛盾会逐渐升级；还有一些家庭，在这些家庭中，当最小的孩子离开时，父母之间的矛盾才会变得严重。在很多个案中，父母看着孩子一个接一个地离开，这一过程非常顺利，唯独当某个孩子要离开时，父母会突然出现问题。这种情况中的孩子往往在父母的婚姻中扮演着非常重要的角色，他可能承担着在父母之间进行沟通的任务，或者他是最让父母觉得有负担的孩子，父母必须联起手来关心和照顾他。

到了这个时候，常见的一个婚姻困境是父母发现他们彼此无话可说，也没什么可分享的。这么多年来，除了孩子们的事情，他们没有其他的交流欲望。有时候，这对夫妇会"翻旧账"，为孩子出生前两人之间的那些矛盾开始争吵。那些问题一直没有得到解决，只是因为孩子的到来而被搁置，现在它们又冒出来了。这个阶段的冲突常会导致分居或离婚。在旁人看来，这是一件可悲的事情，毕竟他们在婚姻里已经一起走过了这么多年。如果冲突特别严重，婚姻中也会出现某一方威胁杀人或者企图自杀的情形。

人们最常在十八九岁和二十出头时发疯——变成精神分裂症——这似乎不

是偶然事件。这个年龄的孩子，正是要离开家的时候，而家里往往一团乱麻。青少年精神分裂症和其他严重的精神障碍，可以被看作孩子在青春期阶段为解决家庭问题而使用的一种极端方式。当孩子和父母不能容忍即将到来的分离时，如果孩子恰好在这个时候出了问题，他们就可以避免分开。孩子由于出现问题而无法正常步入社会，这样，这个孩子就可以继续留在家中，父母就可以继续把孩子作为共同关心的对象，当作彼此之间分歧的原因，这样他们就可以不直面对方。孩子也可以继续与父母进行三角斗争，同时把他的"精神疾病"作为自己和父母所有困境的借口。

当父母将孩子作为家庭关系中的问题带到治疗师面前时，治疗师通常会关注这个孩子，对他进行个体治疗或留院诊治。如果治疗师这样做了，父母就会表现得更加正常并且忧心忡忡，孩子则会表现得更加极端。这位治疗师所做的就是通过给孩子贴上一个"患者"的标签来明确这个家庭仍处于当下这个发展阶段，父母不必解决彼此之间的冲突，进入下一个阶段，孩子也不必走到家庭之外去寻找亲密关系。一旦家庭做出这种安排，他们的情况就会变得比较稳定，直到孩子的症状有所改善。孩子如果变得正常了一些，坚持要结婚或决定独立生活，这个家庭将会再次进入孩子要离家的阶段，冲突和纠纷会再次出现。父母对这次新危机的反应是让孩子停止治疗，或者以旧病复发为由将他重新送入医院。随后，这个家庭再次稳定下来。随着这个过程的循环往复，孩子就变得"难以治愈"。治疗师也常常会把问题看作孩子与父母所进行的对抗，而站在作为受害者的孩子一边，结果，这往往给家庭带来更多困扰。住院医生也持有相似观点，他们有时会建议年轻人离开家人，永远不要再见他们。这种方法常以失败告终：孩子彻底崩溃，陷于漫长的"无法治愈"的人生。

虽然我们并不非常了解一个孩子是如何脱离父母并最终离开家庭的，但是无论是与家庭决裂，还是一直依赖父母，当一个孩子走了两个极端中的任何一个时，其结局都可能是失败的。如果一个孩子彻底脱离其家庭，发誓永不再见父母，他的人生往往不会很好；而在当下这种文化中，孩子如果与父母待在一起，被他们主宰自己的生活，那也很糟糕。他必须脱离与家人之间的纠缠，同时仍要与他们保持联系。这二者之间的平衡是大多数家庭勉力想要达到的，也是当代家庭治疗师孜孜以求的目标。

当一位家庭治疗师面对一个青少年治疗个案时，他可能并不会简单地将这个孩子视为问题所在，而是会着眼于如何处理整个家庭的状况。那么他的目标就不是简单地让孩子与其他家庭成员之间彼此理解，一团和气，而是希望通过治疗，使这个家庭完成一个"成年仪式"——孩子能够进入成人世界，父母可以学会以不同的方式对待孩子和自己的配偶。如果治疗师让孩子慢慢地脱离家庭，并解决了围绕分离产生的冲突，孩子的症状就会消失，继而能够以自己的方式开始成长。

随着年轻人离开其原生家庭，开始成立自己的小家，他的父母会经历生命中的一些重大变化，比如成为祖父母。有时，如果孩子们没有举行一些符合习俗的婚礼仪式，父母就可能很少或者根本没有心理准备来体验人生的这个阶段。父母必须学会如何成为好的祖父母，清楚介入孩子们生活的那些规则，并努力经营好同一屋檐下只剩下夫妻彼此的人生。在这个时期，他们往往还得面对自己的父母过世以及随之而来的悲痛。

关于家庭，我们要了解的另一个方面是，这些随着家庭发展出来的困难也会有一个自然的补救过程，比如孙辈的到来。一位母亲曾经开玩笑说，她坚持孩子越多越好，这样她就不会宠坏最小的孩子。在通常情况下，母亲会过度关注家中最小的孩子，当他需要独立生活的时候，母亲就很难和他分开。在这个时候，如果家中较大的孩子生了一个孙子，新孩子的到来就可以把母亲的关注从她最小的孩子身上解放出来，让她进入成为祖母的人生新阶段。如果一个人以这样的方式来思考人类的自然进程，他就会意识到各代人之间保持联系的重要性。如果年轻人与父母断绝关系，他们就剥夺了自己孩子拥有祖父母的权利，也使自己的父母更难度过他们的这个人生阶段。每一代人都以复杂的方式与另一代人相互依赖着。看到家庭在发展变化的时代中被频频扰动的时候，我们开始更加理解这一点了。（艾瑞克森非常强调家庭生命的连续性，这一概念在他解决年轻人与父母分离和重新联结的问题上表现得最为明显，详见第八章。）

退休和晚年

当一对夫妇顺利地送走了所有的孩子，他们就不用那么关注孩子们了，然后夫妇俩在丈夫退休之前似乎会有一个相对和谐的阶段。有些时候，退休会让他们之间的关系变得复杂化，因为两个人不得不一天二十四小时面对彼此。妻子在丈夫退休后出现一些功能丧失的症状并不罕见，此时，治疗师应将治疗重点放在让这对夫妇重新恢复更友善的关系上，而不是把这个状况视为只是妻子的问题。

尽管老年人出现个人情绪问题可能有多种原因，但最主要的原因就是为了保护他人。例如，妻子出现无法睁开眼睛的症状，被诊断为癔症。这个时候，治疗师要重点考虑她以及她所处的人生阶段。从家庭的角度来看，她的障碍可以被视为支持丈夫渡过危机的一种方式。妻子的症状正好出现在丈夫退休的时候。退休让丈夫从一个积极的、对他人有益的人，变成了在他看来被束之高阁的、毫无用处的人。但是，当妻子出现问题时，他就有重要的事情可做了——帮助他的妻子康复。他带着妻子寻访医生，安排他们的生活，让妻子即使看不见了也能正常活动。他变得非常有保护性。但是，妻子病情一旦好转，他就开始抑郁，当妻子症状复发时，他又立刻振作起来。显然，他成了妻子这个症状的"合谋者"。在家庭生命周期的各个阶段，症状的帮助功能是显而易见的，哪怕当一对夫妇进入晚年，只有彼此时，这一点也同样重要。

当然，总有那么一天，夫妻中的一位会逝去，留下另一位老人独自生活，此时，他或她需要找到一种方式参与到其他家人的生活当中。这位老人或许还老当益壮，又或许，随着时间流逝，他越来越跟不上年轻人的步伐，慢慢变得多余。到了这个时候，其子女的小家庭不得不面临一个棘手的问题：是亲自照顾老人，还是把老人送进养老机构让别人去照顾？这也是一个很难处理的危机爆发点。然而，年轻人照顾老年人的方式也会成为他们年老时被照顾的模板，因为家庭循环持续不断。

第三章
求爱期：改变年轻人

当年轻人从少年期进入成年期时，他们就迈入了一个更加复杂的、千变万化的社交网络。在这个阶段，年轻人的主要任务就是求爱。这一冒险过程能否顺利完成，取决于许多因素：这个年轻人要先克服其个人缺点，能够与同龄人正常交往，要在社交圈里拥有适当的地位，与自己的原生家庭不能太过纠缠，然后还需要有一个足够稳定的社交环境来完成求爱的步骤。在该人生阶段，年轻人可能会遇到很多妨碍其求爱的问题，而治疗可以解决其中一部分。

求爱障碍会以多种形式出现，比如个体对身体缺陷过度忧虑、社交行为不得体、心理过程失灵、过度恐惧以致干扰其行动能力、畏惧异性，等等。这些症状具有不同的作用。如果一个年轻人的原生家庭对他（她）非常依赖，那么这个年轻人可能会出现一些症状，这些症状迫使他（她）在工作与爱情上遭遇双重失败，只能崩溃回家。我们将在第八章详细讨论这方面的问题。在另外一些案例中，困难不是来自原生家庭的，而是来自同龄人的。不管患者症状的作用是什么，治疗师的治疗目标都是帮助年轻人度过这个恋爱阶段进入婚姻。这并不是说每个人都应该结婚，或者不结婚是不正常的，但是许多在这个时候来寻求治疗的年轻人，他们的心里确实就有这个目标——结婚。

本书会提供一系列米尔顿·艾瑞克森的案例，以此来阐明帮助年轻人解决这个阶段的问题的方法。一般来说，在这个阶段的年轻人当中，有两种情况比较难处理：一种情况是这些年轻人刚开始脱离正常生活方式，另一种情况是这些年轻人已经沦落到社会边缘，成为离经叛道的人。对于这两种情况，艾瑞克森的治疗重点是帮这些年轻人努力在工作和爱情中取得成功。他通常不会和年轻人一起回顾过去，也不会帮他们去了解为什么会出现问题，而是接受他们的行为方式，同时引入能够促进他们发生改变的想法与行为。针对不同的患者，艾瑞克森会采用不同的治疗方式，因此他对每个来就诊的年轻人，都会以开放的心态去实施各种可能的干预措施。对有些个案，他会使用催眠手段，煞费苦心地改变患者的想法；对另一些个案，他会把问题简化为一种无稽之谈；还有一些个案，他可能会对他们提出相当具体的行动要求。例如，一个患有哮喘的年轻人找到艾瑞克森进行治疗，这个年轻人非常依赖自己的母亲。"他是妈妈的娇弱小男孩儿，"艾瑞克森说，"而她也是个体贴入微的妈妈，为他倒水，给他拿三明治、递餐巾纸。我说服了那个年轻人去银行工作——他对银行业完全不感兴趣。然后我们先是一周见一次，再是两周见一次，后来三周见一次。每次我都问他一个关于银行业务的细节问题，他都能答得出来。他也很乐意告诉我他工作的情况，每次他提到在工作中犯了错误，我都表现出极大的兴趣，询问他纠正错误的过程：他是如何纠正的？谁在这个过程中施以援手？这个人的态度如何？但我从来没有问过他犯错误的细节。后来，他变得非常热情，对这份在银行的临时工作，他做得相当开心，并计划攒钱去读大学。在这之前，他可没有这个打算。现在，他觉得自己哮喘发作是件令人讨厌的事情，但他的全部心思都在热切期盼着去读大学了。"

艾瑞克森在与年轻人工作的过程中，通常不会指出或解释他们对这个或者那个存在恐惧，他强调的是给年轻人带来改变，扩展他们的世界，而不是指出他们有什么不足。艾瑞克森的方法主要是采取行动并引发改变。

年轻人在求爱或工作中取得成功的一个基本条件是能够自由活动。如果一个人不能四处走动或者不愿踏足某个地方，那么他在这个最有行动性的年纪里，就会存在社交能力不足的情况。将公共空间视为禁区，这种现象似乎只有在人类物种中才会出现。有时，我们把人们对某些领域的害怕称为恐惧症，但艾瑞克森不愿意这样描述问题。他曾谈起这样一个案例：一个年轻人，从事着一份与其能力并不相称的可有可无的工作，他每天只能走那些背街小巷，不敢踏进很多公共建筑。艾瑞克森说："为什么一定要把这视为他害怕大马路和建筑物？这个案例其实非常特殊，这个年轻人处心积虑地刻意避开女人——考虑到与他同住的母亲的所作所为，他完全有理由对女性感到厌倦。我从没有和他谈论过对女人的恐惧，而只是表现出对他的体格很有兴趣，和他一起讨论一个有肌肉、有力量、有智慧的男人应该拥有一处什么样的房子。后来他离开母亲搬进了自己的公寓。我们讨论他的肱二头肌和股四头肌，让他认识到拥有这些肌肉值得骄傲，拥有这样的体格同样值得骄傲。随着形体意象的改善，他也改变了自己的行为。我为什么要告诉他曾经他害怕女人？他不再害怕了，他现在已经结婚了。"

　　下面是关于行动问题的另一个案例：一个年轻人不能走某些街道，而且进入某些建筑物就会晕倒。艾瑞克森运用自己的干预方式使其症状得到了改善。在这个年轻人害怕进入的建筑物当中，有一家餐馆，我们姑且称它为"雄鸡"餐厅。当然，他还有其他形式的逃避行为，比如对女性的躲避。对于这个案例，艾瑞克森的报告如下：

　　　　我决定先帮助这个年轻人克服障碍，能够进入那家"雄鸡"餐厅，这样我就可以帮他战胜其他恐惧，尤其是对女人的恐惧。我问他去"雄鸡"餐厅吃饭怎么样。他说自己肯定会晕过去。接着我又向他描述了几种不同类型的女人，包括天真的年轻姑娘、离异女性、寡妇和老太太。她们可能魅力十足，也可能毫无吸引力。我问他在这些不同类型的女性中，他最不能接受哪种。他说，他害怕女性，这是毫无疑问的，但和一个有魅力的离异女性交往，这应该是他能想到的最无法接受的事情。

我告诉他，他要带我和我妻子去"雄鸡"餐厅吃饭，会有其他人和我们同往，这个人可能是个年轻女孩儿，也可能是位离异女士，还可能是寡妇、老太太。他要在周二晚上七点到我这里，由我开车载大家出发前去就餐，因为我不想在他可能晕倒的时候，我正坐在他驾驶的车里。周二七点，他准时到了我的诊所。他在客厅里紧张不安地等着另一个陪我们一起去就餐的人。当然，我已经事先安排了一位相当有魅力的离异女性在七点二十分来到我家。她很迷人，非常有亲和力。当她走进来时，我请那位年轻人向这位女士做自我介绍，他勉强为之。然后我告诉这位女士，将由这位年轻人带我们去"雄鸡"餐厅吃饭。

我开车带着大家来到餐厅，把车停在停车场。下车时，我对年轻人说："这个停车场都是碎石地，那边倒有块不错的平地，你可以在那里摔倒，然后晕过去。你是想去那个地方，还是能找到更好的地方来晕倒？"他说："恐怕等我到了门口就会晕倒了。"于是我们走向餐厅门口，我又说："那条人行道蛮好的，但如果摔倒了你可能会头部重重着地，不如就在这里晕倒怎么样？"我就这样始终让他忙于不断地拒绝我所提供的晕倒场地，而没办法找到一个他自己选择的地方，于是他一直没有晕倒。进入餐厅后，他说："我们能不能在靠门边的地方找张桌子？"我回答他："我们就坐我选的桌子。"大家径直走到餐厅远处角落的一处高台区域。离异女士坐在我旁边。等待点餐的时候，离异女士、我妻子和我讨论着那位年轻人听不明白的一些事情，还聊了很多私人话题，谈笑风生。离异女士硕士毕业，和我们夫妻俩谈论了一些专业见闻、离奇八卦，而这些对年轻人来说都是陌生话题。

　　我们三个人聊得很开心，年轻人却很不在状态，感觉越来越痛苦。当女服务员来到桌前点餐时，我故意挑事儿和她吵了一架。我们争执得很激烈，场面很不愉快。我要求见经理，又和经理吵了起来。年轻人坐在那里异常尴尬，而这场战斗随着我要求去查看后厨达到了高潮。我到了后厨，告诉经理和女服务员我正在戏弄我那位年轻朋友，他们答应配合。女服务员送餐时开始气呼呼地把盘子重重地扔在桌子上。年轻人吃饭的时候，我不停地催促他吃干净自己盘子里的东西，那位离异女士也加入了我的阵营，推波助澜地教导年轻人说："多吃点儿肥肉，对你有好处啊！"

　　最终他还是挺了过来，带我们回到家。我之前给过离异女士暗示，于是她对年轻人说："嗨，我今晚很想跳舞。"年轻人不大会跳舞，他在高中时期几乎没学过，于是又被离异女士带着跳了几支舞。

　　第二天晚上，年轻人驱车接上一个朋友，请他去了雄鸡餐厅。在经历了昨晚那些事情之后，他没有什么可害怕的了。最坏的情况已经发生过了，对于其他任何事情，他都能欣然接受。从那时起，他就能够踏入其他之前不敢去的地方了，这也为他克服对某些街道的恐惧做好了准备。

　　这个案例展示了艾瑞克森与恐惧症患者工作时所采用的治疗方式。他将患者带入其所害怕的地点，阻断患者由于恐惧而引发的相关行为。在这种情况下，艾瑞克森会亲自参与并进行干预，将治疗从办公室带到恐惧发生的地方。在他的帮助下，这个年轻人在自己认为不可能坚持下来的情境中坚持了下来。

　　对另一个有出行恐惧症的年轻人，艾瑞克森使用了完全不同的解决办法。这个年轻人坚持认为他只有这一个问题需要解决：他只能在某些街道上开车，不能开出市区。如果开到市郊，他就会觉得恶心，会呕吐并且会晕倒。朋友帮忙开车也不行。如果让他一直开下去，他也会恢复过来，但是会再度晕过去。艾瑞克森对他提出了要求，让他穿上自己最好的衣服，第二天凌晨三点开车去市郊。这是一条人烟稀少的高速公路，有着宽宽的路肩，两侧则是沙沟。当这个年轻人到达市郊时，他要把车停在路边，跳下车，冲到路边的沙沟里，并且要在那里躺至少十五分钟。然后回到车里，开出一两个车身的距离，再跳下车，冲到沙沟里再躺十五分钟。他一遍又一遍地重复着这套程序，直到他可以驾车从一根电线杆开到下一根电线杆。一出现任何晕倒的苗头，他就必须立刻停车，重复躺在沙沟里十五分钟的步骤。这位年轻人满心抗拒地做完了艾瑞克森的全部要求。他后来说："我觉得你让我做的事特别蠢，我越做越生气，最后我决定不做了，就好好开车。"十三年过去了，他开车时再未出现任何问题。

无论艾瑞克森是否使用催眠术，他指导人们的方式一般都很特别。许多治疗师在治疗中不太愿意告诉人们要做什么，这部分是因为他们担心这个人不会这样做，但艾瑞克森设计了很多种方法来说服人们照他的要求去做。在一次访谈中，艾瑞克森对此发表评论：

　　患者通常会照我说的去做，很大程度上是因为我希望他们这样做。一个患者曾告诉我："你从来没有在要我做的那些事情上大做文章，你只是很简单地表示希望我去做那些事，当我犹豫不决并试图回避它时，我就希望你能强迫我一下，而你总是戛然而止，于是我就更加努力地让想让你强迫我去做。"这样，这个患者就离我希望他能实现的目标越来越近了。

　　但是，你看，人类就是这样。当你开始剥夺某个人的什么东西时，他们就会坚持让你还给他们。在我指导一个患者做某事时，那个患者会觉得我在命令他。他们并不想被我命令，而想让我失败，于是，我就得持续不断地命令他们。当我在适当时候停止命令时，他们就会代替我去命令他们自己，但是他们没有意识到自己是我的替代者。

艾瑞克森考虑到了对患者进行指导会使其依赖治疗师，但对此他并没有过分担心。当患者将关注点转移到与其他人的交往上后，他就会停止对治疗师的依赖。下面的个案就说明了艾瑞克森如何在短期内通过指令，帮助一个女孩儿解决了一个极其困难的问题。

　　一个二十一岁的女孩儿找到艾瑞克森，说她需要帮助。她想找个丈夫，有个家，生个孩子，但是她从来没有交过男朋友。她觉得自己没救了，这辈子注定只能是个老处女。她说："我觉得太自卑了，快活不下去了。我也没有朋友，一个人住。我太丑了，没人愿意娶我。我想在自杀前来看看心理医生，如果在你这里尝试三个月，还是毫无改善，那一切都结束了。"

　　这个女孩儿在一家建筑公司当秘书，她没有社交生活，也从未约会过。她经常在办公室饮水机旁遇到一个小伙子，但即使她发现他很有魅力，对方也主动示好，她也从来没有和他说过话。她独居，父母双亡。

　　这个女孩儿五官很漂亮，但她总是把自己搞得很难看，头发乱糟糟的，衬衫和裙子也不搭配，裙子还破了个洞。她的鞋子磨损了，也从来没有擦过。据她说，她的主要身体缺陷是门牙之间有条缝，她说话时用手盖住了门牙。那个缝隙其实只有大约三毫米宽，而且并不难看。总的来说，这个姑娘正处于人生低谷，有自杀倾向，脆弱无助又无能为力，拒绝任何有助于自己结婚生子的积极建议。

　　艾瑞克森主要通过两个干预措施来解决这个问题。他向那个女孩儿建议，既然无论如何都是在走下坡路，那她不如最后放纵一下——把银行里自己的钱都取出来，全部花在自己身上。她要去一家指定的商店，在那里，会有一位女士帮她选一套有品位的衣服。她还要去一家指定的美容院，在那里把头发收拾好。女孩儿愿意接受这个想法，因为这并不是在改善自己，而是在彻底毁灭自己之前做最后一次放纵。

然后艾瑞克森给了她一个任务：回家之后，她要在自己的浴室里练习用门牙间的缝隙向外喷水，直到她能够准确地喷到距离她两米远的某个地方。女孩儿认为这很傻、很荒谬，但也正因如此，她觉得有趣，回家后认认真真的开始练习喷水。

当女孩儿穿着得体，充满魅力，能够熟练地从牙缝向外喷水时，艾瑞克森向她提出了一个新建议。他提议她下周一去上班时，搞一个恶作剧：当她在饮水机旁边再次遇到那个年轻人时，她要含住一口水喷向他，然后转身就跑，但不是简单地跑开，而是先向那个年轻人跑两步，再转身飞快地跑出走廊。

女孩儿先是拒绝了这个想法，认为自己根本不可能这么做。后来她觉得这个提议也有点儿意思，但感觉有点儿粗鲁，不过她还是决定试试——无论如何，她想最后放纵一次。

星期一，她穿着新衣服去上班，头发也已经被修剪一新。在饮水机旁，当那个年轻人走近时，她喝了满满一口水，一下子喷到他身上。小伙子说了句："你这个该死的小坏蛋。"她边跑边笑，年轻人从后面追上来，抓住了她。令她惊愕的是，他抓住她，然后吻了她。

第二天，这个女孩儿战战兢兢地走近饮水机，那个年轻人忽然从旁边的电话间后面跳出来，掏出一把水枪向她喷水。当天他们就一起共进晚餐了。

她回到艾瑞克森的办公室，报告了所发生的事情。她说她正在改变对自己的看法，希望得到艾瑞克森的评价。艾瑞克森指出她配合得很好，以前她穿得很糟糕，但现在她的衣服都很有品位，以前她还认为自己的牙齿有缺陷，事实上这对她来说颇有价值。没过几个月，她就给艾瑞克森寄来一份剪报，上面有她与那个小伙子的结婚消息。一年后，她给艾瑞克森发了一张她宝宝的照片。

这个案例中所演示的方法似乎并不属于主流疗法。它不属于任何一种典型的治疗方法，包括催眠疗法，但它是典型的艾瑞克森疗法。我认为这种方法源自他的催眠取向。正如催眠师通常会接受甚至鼓励患者阻抗，艾瑞克森也接受并鼓励这个女孩儿用抗拒的方式和他打交道——但也正因如此，改变才可能发生。这个女孩儿认为自己每况愈下，就要走到生命的尽头。艾瑞克森接受了她对自己的判断，并支持她的判断，只是补充说她应该有最后一次放纵。这个女孩儿对男人也有抵触，不愿主动对男人示好。艾瑞克森也接受了她的抗拒，安排她冲那个男人吐口水。然而对她来说，结果是完全出乎意料的。他激励这个女孩儿的方式和处理其阻抗的方式，都是典型的催眠技术。但是，他充分发挥了患者社交环境的作用。他不是刻意地让她服从指令，继而产生一个自发反应，而是让她跟随指令，因为别人的反应而产生自发的回应。

当然，这个案例也展现了艾瑞克森疗法的其他独到之处。他能够将患者的症状转化为资源，这是其治疗过程的典型特征。他主动干预，引导改变，然后慢慢抽身，让患者可以独立发展其自主性。作为治疗师，他只是随时察验以确保改善得以持续。此外，他会充分利用患者社交环境中所有可用的资源，以促进患者的变化。在上述个案中，艾瑞克森不仅利用了女孩儿生活中的一名服装顾问和一名美发师，还把这个女孩儿中意的那个小伙子也纳入了她的未来。

另外一个案例介绍了艾瑞克森如何引导一位年轻女性顺利度过求爱期进入婚姻，从而帮助她脱离了对原生家庭以及治疗师的依赖。

邻市的一位医生转介给我一位年轻的女性患者，暗示我也许要把她送进精神病院。她有各种各样的恐惧，异常拘谨。四年前，当她和一个在空军服役的男性订婚后，她的这种恐惧变得愈加强烈。她每年都会推迟婚期，答应六月份结婚，然后推迟到十二月，到了十二月，她又推迟到第二年六月。这些年，她的恐惧症几乎让她丧失了所有的能力，她不敢乘坐公共汽车、火车或飞机。事实上，她甚至不能路过火车站，因为那里有火车，她也不能靠近机场。她不喜欢独自乘车，只有在母亲和姑姑的帮助下，她才能坐车来这里找我。

这个女孩儿来自一个非常正统的西班牙家庭。她告诉我她爱那个男孩儿，他现在已经从空军退役，住在北达科他州。她想嫁给他，还给我看了他写的信。但是她害怕，特别害怕。我让那个男孩儿给我写一封信，让他谈谈他对婚姻的看法。他明确告诉我他要娶她。

我认为，如果能够改善这个女孩儿严重的恐惧心理，她应该会有所好转，但我知道这需要一些时间。我做的第一件事就是让她从父母家搬到了她自己的公寓，只有周末才可以回父母那里。她的奶奶命令她不许搬家，但我的要求在先，无论如何，她最终还是依照我的指令搬了出去。

然后我开始着重解决她的出行问题。我告诉她去坐趟公交车，要闭着眼睛背过身子倒着上车。她做到了。一个漂亮的西班牙姑娘闭着眼睛背对着大家踏上了一辆公交车，我不知道其他乘客看到这一幕会有何想法。她对大家看着自己倒着上车非常紧张，以至于似乎没有意识到这辆公交车就是来凤凰城找我的交通工具之一。

后来，我让她倒着上了火车。列车长不太愿意，但他的意见干扰不到她，因为上车这件事已经太可怕、太让她紧张了。我让她练习在乘公交车和火车的时候，坐在后排看向窗外。

当讨论到性的问题时，这个害羞、拘谨的女孩儿变得听力不佳起来。她显得很木讷，似乎什么也看不见、听不见。但是，她还是想结婚。

我告诉她，下次她来治疗时，我想让她在手提包里带一条她能想到的最短的超短裤，并且要把它拿出来给我看。她照做了。然后我又让她继续选择：下一次到我这里，她要么穿着这条短裤来，要么在我的办公室里换上。她说愿意穿着短裤来。等她穿着超短裤再次出现在我办公室里时，我计划和她讨论性的问题，这是作为她进入婚姻的心理准备。我对她说："当我讨论性的时候，你要认真听，否则我会让你脱下短裤，在我面前再穿上。"她认真听完了我对性的所有谈论，再没有装聋作哑。

现在她能够乘车出行了，也敢穿超短裤，还可以谈论性的话题，我告诉她，既然想结婚，那就不要再推迟了。我说："今天是七月一日。你要在本月十七日前嫁给那个人，坐火车去北达科他州看望他和他的家人。如果婚礼要在十七号之前举行，你没有多少时间了。"

她去了北达科他州，之后他们结婚了。她现在有两个孩子。

艾瑞克森有时会非常直接地处理一个人的恐惧，他会指导这个患者如何应对恐惧；而在某些时候，他对患者又会非常小心翼翼，以极具保护性的方式来促成改变。下面这个例子是艾瑞克森多年前处理的个案——一位年轻女性因为恐惧而无法恋爱，艾瑞克森使用了一个非常巧妙的方法帮助患者走出了困境。

在艾瑞克森的案例报告中，这是一个能干的二十三岁女性。她在工作中感到压力重重，无法胜任。她越来越孤僻，总是躲在自己房间里。她大部分时间都在独自抽泣，并向别人吐露自己想死，只有在室友的恳求下，她才会吃一点儿东西。被问及怎么了时，她一言不发，压抑消沉。她找过几个不同的心理医生，也接受过一些治疗，但没有丝毫改善。她还是无法与人讨论自己的问题，家人考虑送她住院。艾瑞克森决定对她使用催眠术，但要在她毫无察觉的情况下进行，因为事实证明她对其他几位心理医生有很强的阻抗。

从家人和朋友那里，艾瑞克森了解到这个女性的家庭氛围非常严厉，家人喜欢对她进行说教。她的母亲在她十三岁时去世了。她有一个非常要好的闺密，但是两人爱上了同一个男人，后来她的闺密嫁给了那个男人。不久，闺密死于肺炎，那个男人也搬走了。一年后，他回来了，并且和她偶然相遇。之后两个人开始约会。据她的室友说，她那些日子"沉醉于爱情，每天如漫步云端"。一天晚上，她在和那个男人约会回来后呕吐不止，裙子都被弄脏了。她说自己没资格活着，当被问及那个男人是不是对她做了什么时，她就开始呕吐、哭泣。那个男人想去探望她，她知道后又开始呕吐，并且拒绝和他见面。

那个年轻男性向心理医生报告说，约会那晚，他们停下车去看日落。渐渐地，两人的话题变得严肃起来，他向她表达了爱意，表示想要娶她。之前，因为这个女孩儿和他逝去妻子的友谊，他一直犹豫着要不要说这句话。她似乎对他的感情也有所回应，但是当他俯身吻她时，她却推开了他，变得歇斯底里，并开始呕吐。她呜咽着说了一些诸如"下流""肮脏""有辱人格"之类的话，并拒绝他送她回家，还告诉他再也不要见面了，就急急地跑开了。

艾瑞克森是这样处理这个案例的：他联系患者的室友，让她向患者透露自己正在进行催眠治疗，希望她可以作为女伴陪自己一同前往。患者同意了，但看上去毫无兴趣、无精打采。艾瑞克森让两个女孩儿相邻而坐，先对着患者的室友说了一大段冗长、乏味而烦琐的催眠暗示，这个室友很快就进入一种标准的催眠状态，为患者呈现了一个有效的示范。艾瑞克森报告：

在催眠过程中，当我对患者室友进行暗示时，患者也不知不觉地将这些暗示应用到了自己身上。我暗示室友进行更长的深呼吸，使其调整呼吸频率并使之与患者的呼吸同步起来。通过多次小心地重复这个过程，我最终看到，我给室友的关于呼吸的暗示，同时被患者自动执行了。同样，当看到患者把手放在大腿上时，我就向室友暗示，让她把手放在大腿上，感觉到手在那里。这种策略潜移默化地增加了患者对室友更紧密的认同感，因此我的暗示同样适用于患者。渐渐地，我在向室友提出暗示的同时直视着患者，从而让患者自己产生一种想回应我的冲动。这就像有人在对另一个人提问或说什么话的时候却盯着你的感觉，你会感到想要回应对方。

一个半小时后，患者进入深度恍惚状态。我又做了几件事来确保她的配合，并确认将来可以继续有机会与她使用催眠疗法。我温柔地告诉她，她处于催眠状态，我保证不会做任何她不愿意我做的事，因此，以后她不需要找人陪伴她来治疗，如果我冒犯了她，她可以中断催眠。然后我告诉她，她可以继续沉睡下去，只去倾听和服从那些合理的指令。于是，她有了一种安心但虚幻的感觉，她似乎可以自由选择。我特别注意让她对我有种友善的感觉，并且为了以后的治疗需要，我让她承诺，可以随时为了正当原因而进入催眠状态。这些准备工作很费时，但对于保障和促进之后要做的事情至关重要。

接着我明确地指示她："把很多事情都彻彻底底地忘记吧！"但我刻意没有告诉她究竟要忘记什么。允许患者压抑那些比较痛苦的东西，对即将到来的探索过程是有帮助的，因为它会自动在那些最麻烦的事情中呈现出来。

随后，我慢慢地引导她渐渐模糊时间和地点，让她依稀回到十岁到十三岁的童年阶段。选择这个阶段是因为这刚好在她母亲去世之前，也是她月经初潮来临的时间，是她的情感生活和性心理发展的关键节点。

我没有要求她说出或者确定自己要被催眠进入哪个年龄阶段。避开这些具体的细节，能够让她去做一些更重要的事，也就是说，让她用一种笼统的感觉去谈论那些年对她的意义。

此刻，患者的姿势、神态和对一些玩笑话的回应，开始慢慢变得孩子气起来。她已经退行到了一个儿童的行为水平。我加重语气对她说："现在你会想起很多事情，无论你多大年纪都永远不会忘记的事情。那么当我告诉你'你要说一些什么'的时候，你就给我讲讲那些事情。"我一遍又一遍地重复这些指示，叮嘱她要好好理解、遵守它们，并准备好执行。就这样一直持续到她所有的行为看上去都在说："可以了，还在等什么？我准备好了。"

我让她讲一讲在这段由催眠引入但并没有限定具体时间的童年阶段里，她所知道的关于性的一切，尤其是关于月经的一切。刚开始，患者有些害怕，然后她带着紧张和腼腆，乖乖地用断断续续的短句、词语或者单个的字讲了起来。她的话主要围绕着性活动，尽管我的指令主要强调的并不是性，而是月经。

"我妈妈告诉了我那一切。很恶心。女生千万不能让男生对她们那样。千万不要。太恶心了。好女孩儿从来不会。只有坏女孩儿。这会让妈妈难过。坏女孩儿真恶心。我不会那么做的。你不能让他们碰你。你会感到恶心的。你也不能碰自己。真下流。妈妈告诉我绝对不要，永远不要。我也不会。一定要小心。一定要好好的。如果你不小心，就会发生可怕的事情。那你什么都完了。后悔莫及。我要照妈妈说的去做。如果我不这样做，她就不会爱我。"

在她讲话时，我没有提出任何问题，等她停下来后，我问："你妈妈为什么告诉你这么多事情？"

"因为这样我才会永远是一个好女孩儿。"她回答得简单、真诚、天真。

我的策略是尽可能和母亲保持大体一致的立场。我得先完全同意这位母亲的观点，只有在最后，我才能稍带暗示性地对某个具体细节提出一点儿温和的质疑。因此，我一开始就对患者坚定而明确地保证："你当然会永远是个好女孩儿。"然后，我用一种和她母亲严厉的刻板说教相似的严肃态度（从患者的态度和话语来判断）、用同样的措辞仔细评论了母亲的每一个观点，并真诚地表示同意。我劝她要为此高兴，因为她母亲已经告诉了她这么多重要的事情，这是每个母亲都应该告诉女儿的。最后，我要求她"记住今天告诉我的所有事，因为改天我会让你再跟我聊聊它们"。

接着，我按部就班地将她重新带回当前的年龄与生活状态中，使她恢复到催眠恍惚状态的最初阶段。然而，早些时候那些关于要"忘记很多事情"的要求仍然有效，她会完全忘掉那些由催眠诱导进入的退行状态中呈现的所有事情。

醒来时，她并没有意识到自己刚刚处于催眠状态，只是抱怨有点儿累，并主动评论说催眠也许会对她有帮助，因为看上去它已经帮了她的室友。我故意对此不予回应，而是突然问道："你可否告诉我，在你还是个小女孩儿的时候，你母亲关于性问题有给过你什么特别的指导吗？"

踌躇良久，患者开始用低沉的声音和僵硬呆板的语气，基本重复了一遍她在之前退行状态里讲过的故事，差别就是这次她所使用的词汇与句式都很生硬且成人化，并且多次提到她的母亲。她说："我开始来月经的时候，妈妈给我了很多细心的指导。我妈妈多次向我强调每个好女孩儿保护自己的重要性，她强调不要受那些不良关系与事物的影响。我妈妈让我意识到性是那么恶心、肮脏和不堪入目。我妈妈让我认识到沉溺于性爱是人性的堕落。我很感谢小时候妈妈对我的悉心教导。"

她看上去并不愿过多谈论这些，显而易见，她急于结束这个话题。等她说完，我逐条向她重复了一遍妈妈的这些教导，但没有表达任何意见或批评，而是非常真诚地表示认同。我告诉她，她应该非常感激她的母亲，因为她利用一切机会告诉她的小女儿这些信息，这是每个孩子在童年都应该知道并开始理解的事情。在预约了下周的访谈时间之后，我就让她离开了。

在第二次访谈时，患者非常顺利地进入了深度恍惚状态，我再次把她的注意力转移到她母亲曾经对她的教导上。我问："妈妈去世的时候你几岁？"她回答："我十三岁。"我不动声色地强调："如果你妈妈活得久一点儿，她会和你聊得更多，给你更多建议。但是因为她在你只有十三岁的时候就去世了，她无法完成那个任务，你得在没有妈妈帮助的情况下自己完成那个任务。"

我没有给她任何机会来接受或拒绝这个意见，甚至没容她有任何反应，就很快转而要求她讲讲从第一次恍惚状态中醒来后发生的事情。等她说完，我又继续提醒她回忆母亲曾反复对她的教导，并措辞谨慎地对她母亲未完成的任务进行了一番与之前相同的评论。然后我把她重新引入那个童年阶段，明确地向她强调这些来自母亲的教导发生在她的童年阶段，而随着年龄的增长，她妈妈一定还会有更多东西要教她。母亲已经开启了这堂性教育课，但因为去世而无法完成它，我暗示她可以开始为自己继续这堂课程。她最好开始认真的想一想，当她从童年迈入青春期、从青春期迈向成年时，当她成为成熟女性的时候，母亲还会给她什么样的指导。在她接受了这个暗示后，我补充说她可以从理性与情感的所有方面去考虑这些指导。讲完这些指令，我立刻告诉她，醒来后，她要重复一遍在这个催眠阶段中她谈论的所有事情。

患者清醒后的复述非常简短。她缓慢地把刚刚所说的内容简明扼要地表达了一遍。值得注意的是，她用了过去式来讲述这个故事："我母亲曾经想让我对性有一些认识。她努力地用小孩能够理解的方式讲给我听。她让我觉得性是非常严肃的事，我最好不要和它有什么瓜葛，这很重要。她在我小时候就把这些跟我讲得很清楚。"

当她讲述这些时，她的每句话之间都有长时间的停顿，仿佛在深深地思考。她有几次打断自己的话，转而讲起母亲因为过世而没能完成对她的指导。她说如果她母亲活着，一定会告诉她更多的事情。她一遍又一遍地重复着，好像是在自言自语："我想知道妈妈会如何告诉我，那些我现在应该知道的事情。"我用最后这句话结束了这次访谈，让她离开了办公室。

很快到了第三次治疗的时间。在她进入催眠状态之后，我要求她快速且安静地回顾一下前两次治疗中发生的所有事情，回忆在此期间她得到的所有指导和暗示，以及她做出的反应。她的描述非常充分，她说："你说我妈妈试着给我了讲那些我需要知道的事情，本来她还可以告诉我要如何快乐地照顾自己，如何自信地期待自己去做那些适合我年龄的事情——有一个丈夫，有一个家，做一个成熟的女人。"

我告诉她，当她醒来时，她会完全忘记这三次治疗中所有的事情，甚至包括她曾被催眠的事实，以及她获得的那些令人满意的新的感悟，留在记忆中的只有在第一次治疗时她醒来后的那些生硬拘谨的复述。我还告诉她，等她醒了，我会对之前她讲过的自己曾经接受的那些性教育进行梳理和回顾，但是因为她已经完全忘记了催眠中发生的事情，所以在她看来，我的回顾似乎更像是对她第一次催眠醒来后那些复述内容的一个可能性解释。她要带着强烈的兴趣听，并且更深入地去领会，无论我回顾什么。她会在其中发现那些只有她自己才能理解的真相、意义和用途。随着她的理解越来越深入，她会更有能力去解释、运用和认识那些体会，就像她本来就拥有这种能力一样，而且是远远超出我预期的能力。

我在治疗的最后阶段，暗示患者会遗忘催眠过程中的所有顿悟。乍看上去，将抑制患者的洞察力作为治疗过程的结束步骤之一似乎很奇怪，其实我采用这一步骤有三个原因：第一，这意味着患者的大部分情感顿悟无论是被继续保持，还是再次回到潜意识，都不会因此而降低治疗的价值；第二，如果患者得知其他人已经洞悉她的一些隐私，她会感到不安，而这个措施能够让她免受这类干扰，因此，她一定比我更加理解这个措施的价值；第三，我会对患者所提供的那些素材进行回顾，作为一种纯粹假设性的解释，让患者在对这个假设性解释的审视中，能够以一种缓慢渐进的方式逐渐恢复其洞察力。

我唤醒了她，提出要思考一下她所接受的性教育的本质及其变化，再为她概括性地回顾一下她提供的所有信息，以便她能够自由地将它们应用到自己的经历当中。用这种方式，我就可以给患者大致讲述一下关于第一性征和第二性征的发育问题，比如月经初潮、阴毛和腋毛的出现、乳房的发育、乳头的生长等，我还会提到她可能会经历第一次戴胸罩，男孩儿开始注意到她发育中的身材，一些男孩儿可能还恶作剧地拍过她的身体等。我陆续讲完了每一个性征的名称，但并没有停下来特别强调其中某一个。接着我开始讨论矜持、性意识的第一次萌发、自慰的感觉、发育期和青春期的爱情，以及婴儿从哪里来等。就这样，我并没有讲解什么具体知识，只是通过名称给她介绍了一系列关于性的概念与典型体验。之后，对于她脑海中不时浮现的疑惑，我又大致解释了一下。我的这些话都说得很慢，措辞尽量含糊而笼统，这样她就可以把这些话完整而宽泛地运用到自己身上。

这个过程开始后不久，患者就很有兴趣，并充分表现出其洞察力和理解力。在结束时，她简短地宣布："嗯，我明白我的问题是什么了，但我现在赶时间，明天我会告诉你。"这是她第一次承认自己有问题。

我没有放她匆忙离开，而是迅速地将其再次催眠，并向她强调要恢复在恍惚状态中的全部记忆，这对以后很有价值，很有帮助。我引导她相信这些记忆可能都很有用处。这转移了她的注意力，让她不再对那些记忆有任何矛盾性的感受，并帮助她能够不受限制地完全恢复这些记忆。我告诉她，她要自由地去获取意见、建议和任何她想要的指导。在她记住了这个指令后，我立刻叫醒了她。

这次醒来之后，她没有那么着急离开，她说走之前想问几个问题。我答应了。她说想听听我个人对"亲吻、抚摸和拥吻"这几种行为的看法。我非常谨慎地用她的措辞方式，表达了对这三种行为的赞同，唯一的保留意见是我认为每个行为都应该依照当事人意愿进行，爱欲行为只有符合个人品格的基本标准，才能够使个人沉醉其中。患者若有所思地接受了我的观点，接着她又问感受到性欲是否正确。我小心翼翼地回答说，性欲对每一个生物来说都是一种正常且重要的感觉，在适当的情境下有性欲是对的。我又补充了一句，如果她自己的母亲还活着，毫无疑问也会说同样的话。她思忖片刻，就匆忙告别了。

第二天，患者来到办公室宣布，前一天晚上，她和那个向她求婚的人在一起。她羞红了脸，补充道："接吻太美妙了。"然后就飞快地离开了。

几天后，我约见她。她伸出左手先向我展示订婚戒指，然后向我解释说，上次治疗期间与我的交谈让她对许多事情有了全新的理解。她开始能够接受爱情，想去体验性的欲望与感觉，所以她现在完全长大成人了，已经做好准备去体验成熟女性的生活了。她似乎不好意思再深入谈论这件事，只问是否可以在不久之后与我再约面谈。她解释说，到时候她想接受关于性交的指导，因为她预计很快就会结婚。她略带尴尬地补充道："医生，那次我想匆忙离开时，你拉住了我，救了我的贞洁。我当时就想直接去找他，把自己献给他。"

过了一段时间，我应她的要求见了她，对她的问题只给了很少一点儿信息。我发现她对整件事没有特别的担心或忧虑，只是坦率地、真诚地想得到一些指导。没过多久，她就来到办公室说，她马上就要结婚了，正幸福地憧憬着蜜月。大约一年后，她回来报告说，她的婚姻生活正如她所愿，她非常开心地在等待着成为母亲。两年后，我又见到了她，发现她和丈夫以及小女儿在一起很幸福。

很明显，艾瑞克森运用了各种可行的方式让一个年轻人迈进了成人的世界，去参与那些在年少时被禁止的、被认为是不当的活动，并真正地成熟起来。他通过各种各样微妙的暗示，主动地、直接或间接地完成了对年轻人成熟态度的启蒙。艾瑞克森努力用年轻人最容易理解的表达方式实现了这个目标。

这个案例从很多方面阐述了艾瑞克森的治疗方法，其中最重要的就是他对这位年轻女士的精心保护。艾瑞克森让她从容自然地进入治疗情境，温和地引导她进入催眠状态，并小心翼翼地避免任何可能令她心烦意乱的想法。当她听完艾瑞克森对性问题的一些描述，兴奋地想立刻结束访谈冲去找男朋友时，艾瑞克森制止了她，以免她过分冲动。艾瑞克森不仅展示了他在操控一些想法进入患者意识层面的丰富经验，还表现出对年轻人实际社交状况的敏锐觉察。

正如年轻女性肯定能够建立亲密关系一样，年轻男性同样可以在这方面取得成功。一个小伙子寻找伴侣，会涉及许多因素，但首要条件就是要有正常的性反应。

到青春期后期，男性慢慢察觉自己被女性激发的情感反应，并开始意识到要与女性建立关系，为今后更长久地结合做准备。这个时期，通常是一个性行为的试错阶段，那些由于不能在性关系中完全投入而不断经历失败的年轻人，会在择偶过程中频频受阻。在最常见的那些问题中，除了根本无法与女性正常共处之外，就是早泄和阳痿。这二者无论是哪一个，都会使性关系无法继续，会让当事人深感挫败，无法在更微妙的亲密关系中丰富自己的体验，更得不到成长。

艾瑞克森就曾经接待过这样一个年轻人。他请求艾瑞克森用催眠治疗自己的早泄。艾瑞克森的报告如下：

来找我的这个小伙子，三十岁，未婚。他在二十岁第一次尝试性关系时发生了早泄。对于那次经历，他感觉非常痛苦，认为那（早泄）是对他不道德行为的惩罚。他既感到自己受到了伤害，又觉得自己非常无能。从那以后，他就无法摆脱这个困扰，他阅读了所有能找到的关于性的文章，后来也交往过各种社会地位、种族、身材的女性，但都无济于事。他只能向自己承认他的确患有早泄。

我请他完整地描述一下他自己在性行为中的表现，他说无论他的性伴侣是年纪大的女性、喝醉的性工作者，还是魅力四射并受过良好教育的女孩儿，他的表现都一样。他没有任何勃起障碍，即使在射精后，他依然可以毫不费力地保持勃起状态。可一旦尝试插入阴道，他就会早早射精。很多次，他无视自己的早泄，疯狂做爱，但这既没给他带来快乐，也无法让他感到满足。他觉得自己拼命想要在性交中获得成功，但为此做出的这些努力使他感觉很沮丧。通常情况下，他会在第一次体外射精之后，进入伴侣阴道内一直抽插，直到打算第二次射精，才很不情愿地强迫自己抽出来，在体外完成第二次射精，然后才能够继续插入。因此，他找到了我，把我当作最后的救命稻草。

我用了六次治疗的时间听他哀叹自己的困境，但他的确也进入了催眠的恍惚状态，有相当多的催眠后遗忘。当他处于恍惚状态时，我详细地询问了他目前的性关系。我得知他正在热烈地追求一名性工作者。她住在一幢公寓楼入口上方的二楼套房里。要想进入她的房间，他必须先走上楼梯，再穿过阳台。我建议他再去探访她时，可以让自己一进入公寓大楼就勃起，并且一直保持着，直到他离开大楼。他在勃起上从来没有任何问题，所以我让他在进入公寓时就勃起。随后我花了大约两个小时与他进行了一场冗长的、漫无边际的谈话，但我其实已经在自己的话语中悄悄地、系统性地混入了一套完整的催眠后暗示。我的这番苦心直到疗效揭晓之后，才让人恍然大悟。我暗示说一些神经质的想法也是为人格服务的（这是催眠后暗示之一）。神经质的表现通常看起来很稳定，但从根本上来说它们是易变的，因为它们所服务的目标会随着时间流逝、环境转换、人格变化而发生改变。很多神经质症状实际上都可以发生逆转，而且确实逆转了。当碰巧遇到了合适的措施，并且患者愿意为此问题刻意付出努力时，其神经质问题也可以有效地但非常偶然性地发生改善。没有一个神经症患者确切了解自己在某一时刻的症状究竟是什么。一种神经质问题很可能因为另一问题的发生而受到压抑，但就其本身来说，对患者是有益的。某些特殊的神经质症状，如早泄，可以毫无征兆地转换为可怕的延迟射精，会延迟半小时或更长时间。如果这种事发生在他身上，那他可能真的要担心一些事了。他会了解人们的忧虑在意识层面和潜意识层面是如何体现的，而这样的成长无疑会促成一次完全意想不到的体内射精。然后，他会面临另一个巨大的问题，那就是即使他在性爱方面技艺高超，他也需要积极使用这些技艺才行。

在接下来的一周或十天时间里，他的情绪会日益不安，这预示着在他的人生当中即将发生的变化。这段时间，我不许他和我讨论，并告诉他什么都不要做，甚至不要思考，舒服地休息就行。我约了第二天也就是周二继续和他见面，还约了周三和周五的见面。周二的会谈非常简短，我仍然不允许他说话，并告诉他，作为弥补，我会在周日和他进行一次特别会谈。我知道他和那个性工作者定期在每周六晚上约会。周三的会谈和周二的处理差不多，还是继续强调，作为弥补，我会在周日与他会面，让他对周日的会面充满期待。周五的会谈同样很简短，强调了周日必须与他会谈的特殊性。三次简短的治疗，我收取了全额费用，并且承诺会在周日的那次特别会谈中弥补这三次时间的不足。然而，当他周日早上来的时候，却对我说，不管我本来想和他讨论什么，他都有更紧急的事情要先和我谈。看上去他身上发生了很大的变化，我不得不推迟了本来要谈论的主题。

他告诉我，前三次，他与我的会面都非常简短，或者用他的话说就是我在敷衍他，这让他烦躁不安，又满腹猜疑。在周五的会谈结束后，他一直很不自在，就去找了一个最近经常见面但还没有发生性关系的女孩儿，他提议去吃饭和看戏。然而，整个晚上他都满腹心事，没办法集中精力在女伴身上。一个突如其来的念头在他脑海中反复出现——他是否真的能在阴道内射精。要知道他以前非常确定自己不能！而现在他开始怀疑了，猜想自己是否可以做到。这个想法在大脑中浮浮沉沉，当他试图弄清楚时，它就立刻躲开，但很快又会回来，就这样反反复复。

当晚看完戏他送女伴回公寓，一进院子他就勃起了。因为还在苦苦思索那个难以捉摸的问题，以至于他都没顾得上考虑是否要留下过夜。然而一到房间，女伴就表现得极为主动，举止挑逗，他立刻与她上了床。由于心事重重，他接受了女伴作为主动者的位置，但是当他插入后，他忽然开始害怕自己不能射精，这种恐惧如此强烈，以至于"我完全忘记了自己过去所有的早泄经历，我满脑子想的都是，我要射在她身体里，但是我害怕自己做不到"。他对这种恐惧的反应是开始主动交媾，并且还莫名其妙地"看着手表上的分针，我以前从来不戴手表上床"。半小时快结束时，他变得越来越兴奋，同时也越来越焦虑和恐惧。大概又过了二十分钟，突然，他来了一次畅快淋漓的体内射精。他的勃起持续着，在抽出短暂休息后，他再次开始起劲儿地交媾，又得到一次让他完全满意的体内射精，然后等着阴茎变软抽出。那晚，他睡得非常舒服。第二天是周六，他开车出去兜了一圈。晚上，也就是和那个性工作者约会的时间，他又体验了一次更加正常的性爱。讲述完自己的经历，患者问道："你能解释一下我为什么变得正常了吗？"我回答说，他和我都不需要为这份正常去解释什么，他只需愉快地接受它，这是每个人都有权享受的事情。

他和那个性工作者的关系持续了大约三个月，然后就分手了。在对婚姻开始认真之前，他还有过几段关系。后来他订婚了。

有时，某些性障碍会阻碍年轻人建立正常的社会关系，另一些时候，某些症状会影响年轻人的工作或者学业。在第二次世界大战期间，很多年轻人希望参军。当时，艾瑞克森是征兵委员会的顾问，帮助那些有参军意愿但存在困难的年轻人进入军队。这些年轻人的困扰通常也都不是什么大麻烦，但这些小问题会妨碍他们像同龄人一样在军队中发挥作用。常见问题之一就是尿床，这对一个年轻的成年人来说是非常尴尬的事情。下面这个案例就阐述了艾瑞克森如何通过一次访谈就为一个希望被征召入伍的年轻人解决了有可能要伴随他一生的尿床问题。

　　在入伍心理检查中，一名应征者吐露了自青春期以来的尿床史。他从不敢离开家在外面过夜，虽然他常常想去拜访远方的祖父母和其他亲戚。因为即将开始服兵役，他特别希望能去探望他们一次。得知遗尿障碍将会使他不能进入军队服役，他非常沮丧。他问我是否有什么办法能治好他。他解释说，他已经吃了无数种药，进行了膀胱镜检查，也用过其他很多种措施，但都无济于事。

　　我告诉他，如果他愿意被催眠，可能会有些帮助。他欣然同意，并迅速接受我的引导进入了深度催眠状态。在这种恍惚状态下，我非常确定地让他相信，他的尿床问题是心理上的原因，如果他完全服从指令，就一定能够克服它。

　　我以催眠后暗示的方式告诉他，回家后，他要去邻近的城市订一个酒店房间，使用房间送餐服务，这样一直在房间里待够三天三夜。进入房间后，他要先让自己舒服地坐下，然后开始思考，当第二天早晨女服务员发现一张湿漉漉的床时——就像母亲一直以来的那样——他将会多么害怕和紧张。他要翻来覆去地想这些事情，沮丧地揣摩那种无法回避的屈辱、焦虑和恐惧的感受，然后再突然想到，如果经过这么多痛苦的思量，却看到服务员被一张干燥的床惊呆了，那对他来说将会是一个多么神奇又苦涩的笑话。

这个念头对他来说毫无意义，他会开始陷入混乱，不知所措，完全无法理清头绪。然而，这个想法偏偏又不断地在他的脑海中闪过，不久他就会发现，当他自己沉溺于可悲、无助又茫然的情绪中，想象着那些羞耻、焦虑和尴尬的情景时，服务员看到的床铺竟然是干燥的，而不是他以为的那样被尿湿了。三个晚上的基本安排是这样的：如果计划奏效，第一个晚上患者将是半信半疑、束手无策的；第二个晚上他则是胜券在握的；第三个晚上，他将从尿床焦虑过渡到对另一种情境的焦虑。这种翻来覆去的琢磨会让他非常烦恼，以至于让他在绝望中变得困倦不堪，想要立刻上床睡觉，因为尽管他很想寻思清楚，但又确实想不清楚。

在酒店的第一个早晨，他醒来后的第一反应会是极度恐惧，他会疯狂地在脑子里寻找借口离开，却又找不到合适的理由。他会可怜兮兮地盯着窗外，这样服务生就不会看到他的紧张了，但就在这个时刻，服务员发现床是干燥的。

第二天，他从下午开始重复昨天的惊慌失措，混乱的思绪再次浮现，但最终结果与第一天毫无二致，第三天依然是前两日的重复。

我叮嘱他，当他在三天结束要离开酒店时，他会发现自己正苦苦纠结于如何选择——是应该先去看望祖父母还是外祖父母，这个令人苦恼的问题会让他困扰不已。但他最终会解决这个问题，他会在迟去拜访的那一家多住一天。一到目的地，他会非常惬意畅快，并开心地盼望着能去拜访其他所有的亲戚。不过，他又会因为接下来再去谁家而陷入纠结，但无论怎样，他终于能够享受在外逗留的时光了。

我反复重申这些暗示，努力确保植入了这些伪问题，转换并重新定向他对尿床的恐惧和焦虑，使他的焦虑从因母亲会看到自己尿床而焦虑，转化为对探访亲友的焦虑。

大约两个小时后，我给了他一个催眠后暗示，让他忘记所有这些东西，并唤醒了他。我们结束了催眠。当他醒来后，我简单地告诉他，大约三个月后他将被召回，届时他一定能够顺利入伍。

十个星期后，他又被送到我这里来，当时我是当地征兵委员会的顾问。他向我详细报告了他在酒店的那场"神奇经历"，但他并不清楚是什么原因。他告诉我，他"在那家酒店差点因为害怕尿床而疯掉，但最后并没有尿床"。他说："我甚至睡前喝了水想确定自己是不是真的不尿床了，结果真的没有尿床。我吓得够呛，赶紧退房去看望亲戚。我去探望了所有的家人，感觉好极了，虽然一开始我在酒店因为不知道要先去谁家而慌得要死。现在，我到你这儿来了。"

我问及他最初来找我时的那个问题，他惊奇地回道："自从在酒店里的那次发疯经历之后，我就再也没有尿过床了。究竟发生了什么？"我回答他说，发生的事情就是他已经不尿床了，现在他可以享受干燥温暖的床褥了。两周之后，他再次出现在入伍培训中心，这次他已经完全做好准备应招参军了。现在他唯一的担心似乎就是自己入伍之后，他的母亲是否能够适应。

艾瑞克森并不一定会用催眠来解决问题，尤其是针对遗尿障碍。他还有许多可供选择的方法，而且他也指出，当一个年轻人克服这种困难后，他在其他许多领域的行为都会变得正常起来。

有些年轻人会以行为上的离经叛道来彰显自己的与众不同，也有些年轻人会因为自己身体的异常而在求爱中受阻。躯体症状，比如肥胖，会让年轻人失去吸引力。但也有一些时候，是这些年轻人在主动回避自己对异性的吸引力。因此，艾瑞克森在有些案例中，会想办法直接帮助年轻人重塑形象，而对另一些案例，他可能更关注患者对他们自己的看法，尤其是对他们身体形象的看法。

艾瑞克森在与年轻女性工作时，最大限度地利用了自己的男性身份。他认为，如果他让一名女性相信自己对面前的这位医生很有吸引力，她就会泛化这一想法，相信自己在其他男人眼中也是有魅力的。在安全的治疗关系中，这个女性可以感觉到来自一名男性的欣赏，然后她将这种感受转移到自己社交网络中某些合适的异性身上，对他们的态度开始发生改变。艾瑞克森将患者与自己的关系作为某种铺垫，引导年轻女性产生一种追求爱情的心态，使她们有可能成功地与其他男人交往。

举个例子，一位年轻女士来找艾瑞克森寻求帮助，因为她觉得自己实在太胖了。她确实有点儿超重，但并非如她所说的那么难看。她定期去教堂做礼拜，是个循规蹈矩的女孩儿。她的谨小慎微以及认为自己过胖的想法，阻碍了她正常的恋爱活动。艾瑞克森说：

当我看到那个等着见我的女孩儿时，我发现她明显是一个相当拘谨的姑娘。我叫她进来坐下，并未过多寒暄，只匆匆瞥了她一眼，她就开始讲自己的故事。她说话的时候，我从桌上拿起一个镇纸把玩起来。她讲到了自己的问题，在这个过程中，我只是偶尔瞟她一眼，大部分时候我都在关注手里那个镇纸。

当她讲完自己的事情后，她说她不确定我是否愿意接受她作为患者，因为她这么丑、这么难看。她认为即使减肥成功，她仍然是世界上最不好看的一个女孩儿。

我回应她说："我希望你能原谅我所做的一切。你说话的时候我没有看着你，我知道这很不礼貌。我一直在玩儿这个镇纸，没有看你。因为我发现自己很难一直盯着你看，而且我不也想讨论为什么。但是由于我们这是一个治疗的环境，我又必须得告诉你。或许你能找到答案。让我这么说吧，我有一种强烈的感觉，就是当你瘦下来的时候——至少就我看到的你的一切而言——你会非常非常性感、有魅力。这就是为什么我一直避免看你。我知道这不是你我之间应该讨论的事情。但你确实非常性感，瘦下来后，你会更加令人爱慕。可是我不应该和你讨论这些。"

听到我说这些，年轻的女士脸红了，有些怃怅不安。我的话并没有太大的伤害性，但根据她的标准，这显然是极其冒犯的。然而，现在，是一位她颇为尊敬的男人，在说她性感迷人，而且在见她第一眼时就注意到了这一点。

后来她减肥了，还用最温文尔雅的方式告诉我，她爱上了一个对她不感兴趣的老男人。我对她说，她爱上那个男人，就是对他最大的恭维。既然她现在已经能爱上一个老男人，她就一定能再爱上一个年龄与她更接近的男人，不过她应该继续"恭维"那个老男人一段时间。后来她不再来找我了，和一个同龄男人开始交往起来。

当艾瑞克森用这种方式利用其男性身份时，他会特别注意不让患者与他的关系发展到取代患者自身社交情境中与男性的正常关系。所以，一旦患者的求爱行为被激发，艾瑞克森就会把这一关系引导到女孩儿自己生活的社交环境中去。不同于那些长程治疗取向的治疗师深入、持续的情感卷入，艾瑞克森会尽快地让自己脱离这种关系，帮女性患者关注其他男性。有时他会在治疗持续一段时间后脱身，有时会很快就脱离。

虽然人们会认为求爱期只是与年轻人有关的一个阶段，但这个阶段出现的问题可能会持续好几年。随着一个女人或男人年龄的增长，她或他顺利度过这个阶段的困难也会增加。当一个女人越来越不敢尝试与男性交往时，她就会通过在容貌与行为上的表现来杜绝自己与异性交往的可能性。她越是在社交生活中处于边缘地带，从根本上改变其生活方式的必要手段对她而言就越有冲击性。有时，艾瑞克森会通过帮助患者与男性建立一种高度私密但安全的关系，来快速改变其生活状态。在这段关系中，这个男人能够让她有动力进入一段正常的亲密关系。

艾瑞克森有一对夫妻朋友，他们介绍了他们的一位女性朋友来找艾瑞克森进行治疗。这对夫妻都是专业人士，也是这位女士仅有的一对朋友。这位女性患者三十五岁，微胖，虽有一张不施脂粉却美丽动人的面庞，但第一次见到她的人都会暗想："天哪，她为什么不洗脸、不梳头，为什么不穿件像样的裙子，而穿得像个麻袋呢？"

她犹犹豫豫地走进办公室，用一种拘谨疏离的语气告诉艾瑞克森，她很苦恼，非常沮丧。她一直都很想结婚生子，却从未有过一次约会。她一边照顾自己残疾的母亲，一边努力读完了大学，在这些年里，她没有任何社交生活。她知道自己有点儿胖，但她觉得有些男人就是喜欢丰满的女孩儿，没有理由只有她形单影只。她聪明、有教养、风趣，但是绝望，因为她已经三十五岁了，想尽快解决一些事情。她表示，她的治疗必须抓紧进行，因为她已经接受了一个远方城市的工作，她决定在去那里之后，自己要么脱胎换骨，要么彻底放弃。因此，治疗手段要来得猛烈一些。另外，她的经济条件有限。

这位女士非常敬业，因为工作出色被雇主持续聘用。但是她冷漠疏离、性情孤僻、沉默寡言。她仅有的朋友就是这对专家夫妇。和他们在一起时，她非常健谈，魅力四射，谈吐聪慧，兴趣广泛。每月除了探访他们之外，她就一个人待在公寓里。平时她总是戴着一副钢框眼镜，素面朝天，衣服不合身，衣服的颜色也不搭配。她的卫生习惯也不好，头发总是乱糟糟的，耳朵和脖子处脏兮兮的，指甲里更是藏污纳垢。如果有人向她提到这些事情，她总是态度冷淡，漠然置之。她从来没有与男性约会过。艾瑞克森这样报告：

> 我对那个女人说："你说你已经快要绝望了，想要治疗，还想快点儿。那么你要不要试试我的方法？你可以考虑一下，因为我可以迅速、彻底、有效地帮到你，但那会是相当震撼的一种体验。"她回答说觉得自己已经绝望到可以接受任何事情了。我告诉她可以先考虑三天，好好想想再决定是否真的要治疗，是否真的接受它的猛烈程度，以达到她的目标。我向她保证，如果她接受，她一定会获益匪浅，但在她提出的短期治疗条件下，需要巨大的个人能量来承受必要的治疗攻击。我故意用"攻击"这个词，是因为它包含着各种可能性。我说她必须保证绝不中止治疗，并完全按照我的要求去做，不管我交给她的任务是什么。在做出这样的承诺之前，她应该仔细考虑我所说的一切可能的含意——尤其是那些令人不快的地方。三天后她回来了，保证绝对满足我的所有要求。
>
> 我和她谈了很久，从"你有多少钱"这个问题开始。她说她已经存了一千美元，准备立即给我付清这笔钱。我让她将七百美元存入一个支票账户，等着以一种出人意料的方式把这些钱全部花在自己身上。然后我给了她一面镜子、一个卷尺、一只体重秤和一张体重表。
>
> 接下来，我用了三个多小时，挖掘各种细枝末节的证据，对她的体重和外貌做了一个全面而坦率的评价。我检查了她的每个手指甲，细述里面藏污纳垢的程度——她的指甲真的太脏了；我举起一面镜子，让她看看自己脸上和脖子上的污垢以及汗渍；然后她用两面镜子前后照着，看到了自己脏乎乎的耳朵；我还批评了她蓬乱的头发、不合身的衣服、不搭配的颜色。这些都是打眼一看就完全可以发现的问题。我告诉她即使没有治疗师

的任何帮助，她自己也能够去改善这些事情，她要对此负有全部责任。这些都是她故意自我忽视的表现。

我递给她一块毛巾，指示她清洗一侧的脖子，然后与另一侧对比一下，这让她非常尴尬。我在访谈结束时总结说，她看起来的确是蓬头垢面。但是，我说，在我下一步的指令之前，她不要购买任何东西，只用继续努力工作，但要仔细考虑我今天对她所说的一切。我告诉她，我们的下一次治疗将在两天后进行，还会持续很久，而且可能更具震撼性。

她很快出现在下一次访谈中，并且似乎对接下来可能发生的事情感到有些尴尬和犹豫。她没有化妆，但除了衣服不合身、颜色过于鲜艳之外，她的梳洗打扮算是得体了。当然，上次治疗回家后，她彻底地洗了个澡。我曾经表扬过她洗干净的一侧脖颈，所以这次我也表扬了她洗干净的身体。她不确定这次我会检查她的什么。

我以一种冷漠平淡的语气先回顾了一下上次访谈和她顺利完成的一些改变，然后我告诉她，现在她要做好准备，去迎接一个崭新的、对她的人生至关重要的事情，这件事情一直被她漠然视之，但接触过她的每个人都明白并且认可，只有她自己将之搁置脑后。从今往后，她再也不能对这件事置之不理了，她要一直铭记在心，这能够帮助她悦纳自己。我对她说，等离开时我再向她透露这件事究竟是什么。于是，等访谈结束，她走到门口准备离开时，我说有件事想让她做。她拘谨而僵硬地站在那里，等着听是什么事。我说："以后永远都不能再忘记，你两腿之间有片漂亮的毛发，现在回家，脱掉衣服，裸身站在镜前，你会看到三个独属于女性的美丽徽章。无论你走到哪里，它们都与你同在，你永远都不能忘记它们。"

很快，她又出现在下一次访谈中，神情非常尴尬。我开门见山地告诉她："你的钱要派上用场了。去百货公司，那里有一个美容顾问，直接告诉她，你对如何打扮自己一无所知，让她教会所有你需要知道的东西。你会发现她是一个既迷人又热心还善解人意的好女人。让她给你提供全套服务。你会很高兴认识她，你会发现她教你的东西都是非常有用的。三周后，你工作的地方会举行一场所有员工都会参加的舞会，你也会被邀请，你要参加。好好准备，赶快去舞蹈工作室学习跳舞。让美容顾问为你选好舞会礼服所用的布料，拿给某某夫人，她是一位女裁缝，告诉她，你希望她能指导你做这件礼服。这件衣服要完全由你自己来完成。下一次访谈我们约在你参加舞会之前。"

在舞会当晚，她穿着得体，翩然而至，略有尴尬，脸有些红，身上的礼服品位高雅。她减掉了多余的体重，变得活泼可爱，又带有些迷人的羞涩。三个月后，她在新的工作岗位上认识了一位大学教授。一年后，他们结婚了，现在有四个孩子。

艾瑞克森在其治疗中经常会用到这些合情合理又普普通通的方法，比如学习打扮自己，学习跳舞，再结合与治疗师的一次亲密会谈，让患者接受自己之前从未做过的事情。他会最大限度地使用自己和周边的环境资源。在上面这个案例中，他利用自己让一个拘谨的女性体验了一段与男性的"亲密关系"，包括可以与之谈论非常隐私的事情；他还用到了一名美容顾问和一名女裁缝，让他们一起参与到治疗工作中来。

数年前，艾瑞克森曾经有一场关于短程心理治疗技术的访谈，他在其中非常详细地描述了一些年轻女性的困境，以及他针对那些问题的处理方法。那次访谈的形式，是一位致力于学习艾瑞克森疗法的年轻人向艾瑞克森医生展示了一系列个案，并向其请教该如何处理其中的诸多问题。

访谈者：一个女孩儿被转介给我。她希望能够缓解严重的经前痉挛带来的疼痛。她每个月都会痛一次，每次都会痛上八个小时，这让她什么都干不了，只能在床上休息。她从十四岁开始痛经。我已经见过她两次了，对于如何帮助她，我一点儿把握也没有。但是我觉得她的问题并不复杂。她十二岁开始来月经，那个时候她完全正常。十三岁时，她所在的城市发生了一次空袭。她在山坡上，目睹了空袭，但没有受伤。在那之后的一年里，她一直没有来月经。后来她随母亲回到美国，十四岁时又重新开始来月经，那次非常痛苦。从那以后，她就开始痛经。

艾瑞克森：她漂亮吗？

访谈者：是的。

艾瑞克森：她自己也这么认为吗？

访谈者：是的，她也这么认为，但是她好像对于自己的美貌并不自信，她有点儿过于努力想把自己变得更漂亮。

艾瑞克森：你对此有什么看法？

访谈者：我对此有什么看法？嗯，我想她已经二十八岁了，还没有结婚，她自己也不清楚原因。

艾瑞克森：但她是一个漂亮姑娘，还想让自己更漂亮。你瞧，在短程心理治疗中，一个需要考虑的重点就是身体意象。我的意思是通过这个身体意象，我们可以知道患者是如何看待自己的，他们对自己有什么样的印象。她是个漂亮女孩儿，但又为了漂亮如此努力。她在告诉你，她的身体意象是有缺陷的。所以，有一个好的身体意象对她来说是非常重要的。一个好的身体意象不仅代表着躯体自我，也代表着自我功能以及内部人格。她有一双漂亮的眼睛，她的下巴有点儿厚，嘴巴很好看，两只耳朵不一样高，当她意识到这些之后，她能够全部坦然接受吗？她是否知道自己容貌的那些个性特征才是赋予她个体吸引力的东西？

访谈者：您会这样对她说吗？

艾瑞克森：就应该这样对她说。你会发现这些漂亮女孩儿完全就是在贬低自己。她们没有意识到自己正在试图根据别人的长相来对自己的容貌判定等级。她们常常会利用某个症状，向自己证明她们就是有缺陷的人。痛经的女孩儿——她究竟是怎么看待自己的身体的？是臀部太大，还是脚踝太粗？阴毛是不是太少、太直、太卷了？或者她对自己还有其他的什么不满？对她来说，这些都是非常痛苦的事情，她不想在意识层面接受它。她的胸是太大了，还是太小了？乳头颜色是不是不对？在短程心理治疗中，无论患者是男性还是女性，你首先要做的事情之一就是努力找出他们的身体意象。

访谈者：那么您是如何找出他们的身体意象的？

艾瑞克森：有时候，在和一个患者，尤其是和一个女性患者相处几分钟后，我会问，她觉得自己好看的地方是哪里，为什么。我就是直截了当地问，就像体检一样。从头皮开始检查，一直到脚底。这是一个纯粹的客观检查。你真的想知道她的身体意象是什么，就得对她的身体意象做一个身体检查。

访谈者：我明白了。这个女孩儿有点儿过于努力想让自己看起来更女性化。她的卷发、妆容和耳环都很有女人味儿。

艾瑞克森：换句话说，她的女性化身体意象中是不是缺少了什么，以至于她不得不过度强调这些女性化的外部特征？她是不是认为自己的生殖器有什么缺陷？还是认为胸部、臀部、身材，或者容貌有缺陷？

访谈者：那么，患者要如何接受这种对她们生殖器的客观检查呢？她们会那么客观地看待你对于这些的讨论吗？

艾瑞克森：在我这里，她们会接受。你看到一个女孩儿进来，发缝儿中有一段歪歪扭扭；当她下次来的时候，她的头发梳得稍微有点儿不一样了，但发缝儿位置依然歪歪扭扭。这时你就应该怀疑她对自己生殖器的态度。

访谈者：如果这个位置是歪的，我就应该考虑她对生殖器的态度吗？

艾瑞克森：是的，请记住，我们对自己的身体太过熟悉，以至于我们从未真正在意识层面去重视这种熟悉感。你如何能看出来一个女人戴着假胸？

访谈者：我只能参考她的胸和身体其他部分的比例来判断，没有别的办法。

艾瑞克森：我给你演示一下。我会请一个女人坐直，假装她的右肩上有只蚊子，然后我请她拍那只蚊子。首先我会让你看看我是如何拍它的（艾瑞克森做示范，他挥动手臂拍打右肩，没有碰到胸部）。现在我会夸张地向你展示她会如何拍它——你看，她是根据自己乳房的实际大小来弯曲肘部的。

访谈者：哦，我明白了。如果戴着假胸，她就会碰到自己的乳房。

艾瑞克森：是的，如果她胸部很小，或者压根儿就没有胸，她会像我一样拍肩膀。但如果她的胸本身就很大，她就会习惯绕道而行。

访谈者：这是个简单的测试。

艾瑞克森：一个非常简单的测试。当我看到一个身体意象有缺陷的患者时，我通常会说，"有很多事情你不想让我知道，不想告诉我，你有很多不想讨论的东西，那么让我们来讨论一下那些你愿意讲的吧"。我会允许她隐瞒任何事情，毫无限制。但是，她来我这里是要解决问题的。她开始东拉西扯，心里总想着"嗯，谈这个是没问题的"。结果在结束之前，她已经把一切都说出来了。每当聊到一个新话题时，她都会觉得"嗯，这个不那么重要，我可以谈谈，等聊到那些更重要的事情时，我再有所保留"。这就是一种简单的催眠手法。这让她们愿意袒露隐瞒的想法，也愿意在沟通中回应治疗师。

访谈者：我明白了。

艾瑞克森：她们的这种隐瞒，其实从本质上说，只是改变了自己讲述的顺序，但这已经足够了。

访谈者：这也会让她们思考自己通常会隐瞒什么，这可能是她们之前没怎么想过的。

艾瑞克森：你案例中的这个女孩儿，她经历过的一系列事件，都太痛苦了。她不想和你讨论，你得允许她对此有所隐瞒。她知道你不了解这些事情的来龙去脉，她可能想"嗯，第一件事没问题，可以讲；第五件事也可以讲；第二件事不行"。然后她开始讲述第四件事、第六件事、第三件事、第七件事，然后是第二件事。她本来想隐瞒第二件事的。事实上，除了第一件事，她把所有的事件都隐瞒了，因为她没有按顺序去讲述——一、二、三、四、五、六、七，这也就意味着你无法清楚这一系列事情之间的前后逻辑关系。

访谈者：这是一个关于"隐瞒"的游戏。

艾瑞克森：她是在潜意识里这么做的，你必须意识到这一点。所以，你暗示他们可以保留——他们照做了；同时你暗示他们说出来——他们也说了。但是他们所讲述的内容正是对其所隐瞒的内容的回应。因此，只要他们想隐瞒，你就应该鼓励他们去隐瞒——他们看待自己的方式、在自己脑海中呈现事物的方式、对自己身体的思考方式，尤其在讨论患者的身体意象时。当然你并不想和我讨论你身体的某些部位，但是也有一些身体部位是你愿意和我讨论的，比如你的下巴和嘴巴，甚至你可能还想聊聊你的脚踝、肚子、头发。当提到"你的头皮"时，有多少女孩儿会想到处女膜？它们同样都在毛发之中，这让你想到了什么？

访谈者：这又是一个关于"部位"的游戏吗？

艾瑞克森：不，这是一个关于生殖器的游戏，它同样被包裹在毛发之中。

访谈者：显然您这样做不仅是为了了解她们的身体意象，也是为了让她们对自己的身体产生意识。

艾瑞克森：让她们意识到自己的身体。"当你坐在那里时，你可以想想就你自己而言，你要讨论些什么。""当你坐在那里时"似乎是一种过渡——"只是你还坐着等什么呢？你想要什么样的身体？这种身体会让拥有另一种性格的女人满意吗？还是只会取悦于你这样性格的女性？你对此了解多少？"

访谈者：您认为痛经与这种障碍有关吗？

艾瑞克森：是的，我认为有关。

访谈者：从我的背景来说，我对患者的既往史会自然地产生兴趣。我对这个女孩儿从十三岁到十四岁，整整一年的时间没有来月经这件事比较感兴趣。

艾瑞克森：是的，既往史很重要，但我首先想知道，她是怎么看待生命的无常、身体的无常的？她怎么看待一个生命会突然而猛烈地被结束——这种死亡威胁的？她的身体注定只能归于尘土，每次月经期都让她离死亡更近，这是一件痛苦的事情。

访谈者：这是一种看待月经的不同方式。

艾瑞克森：嗯，但它是事实。

访谈者：哦，是的，我知道。但来月经这件事也让她清楚，她是女的，而且没有怀孕。我是这么想的。

艾瑞克森：但你是从男性思维或者生物思维的角度来看待月经的。

访谈者：一个女人会对此有什么不同的看法吗？是衰老吗？

艾瑞克森：女人们在想什么？当她老到一定年纪，就不会来月经了。因此，这对她作为一个人来说是完全不同的事情。在她个人独立的私密世界里，月经是一个有生命的东西。试想一个女人如何看待自己的二十五岁生日？这不是一个简单的二十五岁生日——这意味着她度过了四分之一个世纪。她对自己的三十岁生日又有什么感受——她的二字头年纪一去不复返了，带着对岁月逝去的恐惧，她就要开始一年年地离开自己的三字头年纪了。二十五岁是四分之一个世纪，在二十五年的时间里，你会发现从亚利桑那州到马萨诸塞州都发生了巨大的变化。那个女孩儿是在什么时候停止月经的？

访谈者：十三岁。她三岁就失去了父亲，她的继父在战争一开始就上了战场，然后在她目睹的那场轰炸袭击中去世了。继父上战场以后，母亲就和他离婚了。女孩儿当时不仅停止了月经，还患上了晨吐，连续几个月头晕恶心。她几乎像是在用诞生一个新生命的方式来让自己的家庭重新变得完整，来代替她破碎的家庭。至少在我看来，这是一次假想怀孕。

艾瑞克森：她三岁时失去了父亲，在轰炸发生时又失去了继父。如果她只有三岁，她就可以期待父亲归来。她如何恢复到三岁的状态？

访谈者：您认为这是一种退行吗？

艾瑞克森：是的，因为在她三岁的时候，以她当时的记忆和理解，她就可以去期待有一个继父来到家里。而现在——随着轰炸的发生，这座城市陷入瘫痪，整个家庭完全崩溃，她也一蹶不振。倾巢之下焉有完卵？

访谈者：是的，在她的描述中，好像一切都停止了运转。即使这不是原话，她的意思也差不多。她失去了学校，失去了朋友，失去了继父，等等。

艾瑞克森：所以她要回到三岁，年纪不够大，就不能去上学。她会因为年纪太小而被赶出学校，甚至因为年纪不够大而不能来月经。

访谈者：那她为什么后来又开始痛经了呢？

艾瑞克森：为什么不能把这看作一种合理的痛苦呢？

访谈者：这是什么意思？

艾瑞克森：月经初潮的来临是一件自然而然的事情，它和生活中的其他事没有什么特殊关联，所以也不会痛。接着你中止了这个自己已经很熟悉的功能，后来它又突然意料之外地出现了。失去一年的月经已经是痛苦的事情，而且这时你还会突然想起之前失去挚爱的所有伤痛，以及经历正常的经血淤积带来的反应。所以这是一种合理的痛苦。你的胳膊断了，打上了石膏，渐渐地你习惯了石膏。有一天石膏被拆掉了，你试着弯曲手臂，也会发现很痛。

访谈者：是的。

艾瑞克森：这也是一种合理的疼痛，长久不用的疼痛。你要是想让它动起来，就会有些痛，但这并不是因为冲突而产生的痛苦。所以，为什么闭经之后重新来潮不能伴随着疼痛？但疼痛本身可能会吓到她，她可能在脑海中浮现出一个疑问——以后是不是就会一直都这样痛了呢？于是，她可能会在潜意识中期待痛苦的月经。她会有一个月的时间来预测她是否会痛经，然后加以验证。

访谈者：我确定她就是这么做的——她花了一个月的时间来等待。

艾瑞克森：是的，她在不断地添加证据。我会问她这样的问题——

"你的月经周期是多长时间？""你一天用几片卫生巾？""月经每次都准时吗？""每次都是早晨、下午或者晚上来吗？还是没有固定的时间？"。

访谈者：似乎比较规律，她每个月都是在早上发现的。

艾瑞克森：我会问她"一天用多少片卫生巾"，这个问题虽然尴尬，但是会拉近我们之间的距离。我还会问——"你的卫生巾都是被浸透了的吗？""还是只要有点儿湿，你就会换掉它？"。她说月经很规律，都是在早上来，那么"如果它发生在你预想的前一天，你会有什么感觉？而且它不是发生在早上，而是在夜里，你会对此有何感觉？"。我首先想做的是转换她痛苦的时间。

访谈者：你的意思是先转换时间，然后你就可以去处理疼痛？

艾瑞克森：如果我转换了时间，那么它就不再是那个被患者期待的月经。患者期待的那个月经是带着疼痛的月经，而意外来临的月经并不痛苦，因为它是突然间发生的。然后你就可以把这个"意外"作为暗示灌输给她。她正专注于"一天用多少片卫生巾""它们是不是都被浸透了"，她不会特别意识到去关注转移时间的那些暗示。

访谈者：是不是她分配给这些暗示的注意力越少，暗示的效果就会越好？

艾瑞克森：她能注意到你说的一切。她进来就是要跟你说话的——她会用她的意识和潜意识去听，你只要清楚这个就行。"如果意外在夜间来了月经，你会有什么感觉？"你看我用了"感觉"这个词，但其实它具有和"痛苦"完全不同的隐含意义。

访谈者：哦，我明白了。

艾瑞克森：所以我实际上已经使她将对月经的反应从疼痛变成了另一

种感觉。接下来，我们就要关注如何处理痛经。很多治疗师和医务人员都忽视了患者的权利，他们在努力通过全面清除"疼痛"来缓解女孩儿的痛经。当一个女孩儿来找我解决痛经问题时，我会非常明确地告诉她，就现在而言，她的确想要缓解痛经，但是在她有生之年，她很可能会有一个阶段需要痛经。她可能会凭借痛经，去逃避一些社交活动，甚至躲过大学里的考试；她还可能想借此多请一天假以便暂时从繁忙的工作中解脱出来。所以，让我们现实一点，她只是想在不需要痛经的时候赶走痛经。潜意识可比意识聪明得多。这个女孩儿来找你是为了解决痛经问题，你轻描淡写又无关痛痒地给出各种消除疼痛的建议，她的潜意识立刻就明白你根本不理解她的问题。你现在像一个也有月经的人似的，告诉她要摆脱疼痛，但其实她很清楚，会结婚生子、经历月经中断的人是她，而你给她的建议，没有一个能从言辞上让她在进入这些新的月经阶段后还能继续保持痛经的。她拒绝你提供的消除疼痛的建议，是因为你根本没有考虑事情的自然发展进程，但她的潜意识会敏锐地觉察到这些。她来寻求你的帮助，在潜意识中是想让你把她当成一个将要遇到诸如此类事情的个体。当你让她拥有痛经的特权后，她可以用这个特权去说服她丈夫给她买件新皮草外套。你给了她保持或者放弃疼痛的权利，然后就是她自己的选择了。你没有强行从她身上拿走任何她认为属于自己的东西，只是给她提供了一个机会。当她有不同需要的时候，她可以自由选择，是把它扔掉还是留着，就像你允许她们隐瞒一样。

访谈者：嗯，这其实就是大多数症状的本质，对吗？这才是正确的态度。

艾瑞克森：这是正确的态度。一个三十多岁的女人吮吸着大拇指，挠着乳头一直挠到结痂，挠着肚脐眼儿一直挠到结痂。她从小就这样，为此来找我寻求治疗。我告诉她，我不会和她展开治疗，因为我会很简单地在不到三十秒的时间内治好它。她认为这是不可能的，但她还是想知道我会如何在三十秒内治愈它。我告诉她——她所要做的就是说"好的"。但她认为这不会改变什么。"说'好的'，就意味着同意。""下次你想挠乳头，就去挠。你可以走进这间办公室，露出你的乳房和乳头，然后去挠。你愿意这样做吗？""好的，"她说，但随即又说，"你知道我绝不会这么做，永远不会。"她的这句"我绝不会这么做"，其实有另外的含义，她说的是自己不会走进这间办公室。

访谈者：是的。

艾瑞克森：我对她说，"没错，你绝不会这么做。"她的潜意识很清楚，而且是她的潜意识在控制她的紧张，并将其全部转移到了她的行为上。

访谈者：如果回到身体意象层面来考虑案例中的这个女孩儿，当你了解了患者身体意象的缺陷后，你会做些什么来改善它？

艾瑞克森：你都做了什么？一个女孩儿因为紧张来找我。她害怕、颤抖、不知所措。她不喜欢别人，别人也不喜欢她。她战战兢兢，走路都很困难。她害怕遇到人，在餐馆吃饭的时候会带一份报纸挡住自己。她只能走小巷回家，以免被人看见。她总是去最廉价的餐馆，人们看到就很嫌弃她。何况，她也确实长相平平。我让她画了一幅自画像，她也检验了一下自己的素描能力。这是她的自画像，你觉得怎么样？

访谈者：挺难看懂的，感觉只是一些身体部位。

艾瑞克森：（拿出另一张）最后她画了这张，这是她自己裸体的日历画像。一开始，她画的只是一个没有身体的脑袋，但是后来她画出了一张自己的肖像。

访谈者：噢，从第一幅画到最后一幅画，你对她都做了什么，能让她克服自己有缺陷的身体意象？

艾瑞克森：首先我问她"是否真的想要治疗，真的会配合治疗吗？"。她说自己没得选，我也同意这一点。她真的别无选择，除了选择治疗师这件事。既然她来找到我，迈出了艰难的第一步，如果此刻再换一个治疗师，那就更糟糕了——因为她必须再从头开始，迈出第一步。这就确保了她能留在我这里接受治疗。

访谈者：我明白了。

艾瑞克森：她没有意识到我在给她设置障碍，不让她去找其他人做治疗。其实障碍本来就在那里。我还告诉她，我的治疗会关注她作为一个人的所有功能，包括她的工作方式、在街上走路的方式，以及吃饭、睡觉、消遣的方式等。吃饭意味着什么？当然也意味着排泄。只进食没有排泄，肯定不行。每个小孩子都知道，吃过东西，迟早要去上厕所。这是人们最基本的常识之一，而且永远不会忘。我是通过谈论吃饭、排泄来告诉她，这些都是她作为一个人的功能。它们不是人格的功能，而是人的功能。作为一个人，这些事她应该都会做——吃饭、睡觉、工作、消遣。我必须了解她能够告诉我的所有事情，所有我能够想到的事情。

访谈者：这个表述有点儿微妙。你必须了解"所有"的事——她"能够"告诉你的所有事情，这似乎有种威胁的意味，但你又突然把危险拿走了。

艾瑞克森：我可以想到的所有事情——我也敢于想很多事情。这实际上是在向她表明，她可以在我这里畅所欲言。而且我是一名医生，我有思考的能力，我也的确能够理解她。尽管我讲得比较婉转，但她确实可以把自己对身体每一处的认识都讲出来。那么关于她，我想知道的第一件事就是她如何看待她自己这个人，或者她最好可以告诉我她觉得自己长得是什么样子的。"嗯，"她说，"我是个金发女子。""是的，你还有两只眼睛、两只耳朵、一张嘴、一个鼻子、两个鼻孔、两片嘴唇、一个下巴。你对这些有什么看法？你说你是金发女子，那是什么样的金发？""那种脏兮兮的洗碗水颜色的金发。"这个形容背后的东西不言而喻。"我牙齿有点儿歪，耳朵太大，鼻子太小。我只能说，我就是个很普通的女孩儿。""很普通"意味着什么？当她正在描述自己的时候，是什么让她从自己的面孔转到了"很普通"？"很普通的女孩儿"隐含着她没有描述到的身体的其他部分。然后我继续问她，能否告诉我，她洗澡一般是盆浴还是淋浴。我让她给我详细描述她是怎么进入淋浴间的，在淋浴间做了什么，以及关了淋浴设备之后又做了什么。她不得不发挥想象，想象自己裸体的画面——我现在是让她把自己赤裸着呈现在我面前，不是吗？是的，她是赤裸的，为我的问题赤裸的。然后我继续问道，"现在，如果你看到自己的裸体，但看不到脸，你还会认出你的身体吗？"你知道人们很难在听录音带时辨认出自己的声音。她开始思索她要如何在裸体状态下认出自己的身体——这个时候，她又一次面对赤裸的自己了。"现在我可以谈一些关于你自己身体的事情，有可能是你不了解的，当然我也从来没见过。你肯定非常确定你是知道自己阴毛的颜色的。我没见过，也不想知道。但是我想你并不是真的了解它的颜色。"这又是一件需要她通过思考去确认的事情。

访谈者：这不仅能让她思考，还能让她回家检查确认。

艾瑞克森：她先是回答我说"（阴毛）自然和我的头发是一样的颜色，那种脏洗碗水的颜色"。但我了解的是，随着身体自然的色素沉着，女性的阴毛会比头发颜色更深。所以我告诉她，"你说你的阴毛和你的头发颜色一样，但我认为不是。"她检查之后会发现我是对的，实际上我在向她演示——通过质疑她对自己身体的了解，让她有机会和我展开争论。但是提到她的阴毛是不是有些不礼貌？这不是问题的重点。重点是我挑战了她对自己的认知，她就会向自己证明我是错的——而不是我很粗鲁。所以她是在战斗，尽管这是一场伪装的战斗。如果不讨论阴毛这个话题，她就无法判断我是对还是错。"你的乳头是什么颜色的？我不清楚你是否真的知道。"她们不会错过这种认知性的问题。"我想知道你是否真的了解。""自然和我的肤色一样。""我不这样认为。你会发现它们的颜色和你的肤色不一样。"于是她就需要为一个纯粹智力层面的问题去战斗，但她是在我的地盘上战斗。

访谈者：是的，确实是。事实上，你对阴毛颜色的判断是正确的，这让她在你面前是赤裸的这件事更加清楚了。

艾瑞克森：是的，事实上，我对她乳头的判断也是正确的。当她告诉我她的臀部过大时，我就随口告诉她，"屁股对你唯一的用处就是能坐在上面"。你要注意，在质疑她的时候，不要陷入口舌之争。比如你可以说臀部就是由肌肉和脂肪组成的——这确实不是什么值得一说的东西——但是在爬楼梯时，你的屁股就很有用……

访谈者：对吸引男人也很有用？

艾瑞克森：这个我稍后会提到。我后面还会向她指出，人们看待事物的角度是不同的。那个有着像鸭嘴一样嘴唇的非洲女人叫什么来着？我不记得名字了。嗯，那个部落的女人嘴唇会向外伸出来，（被割开的）

下嘴唇中撑着一个大盘子。[①] "你知道吗,那个部落的男人认为那样的嘴唇很美,他们一定会很吃惊美国男人会认为你这样的嘴唇很美。"我说了什么?

访谈者:你不动声色地赞美了她。

艾瑞克森:我只是提供了一个男性视角,并不是个人看法。

访谈者:是的,你说得非常笼统。我们不太容易把它当作你的个人看法。

艾瑞克森:这也是短程心理治疗中会用到的治疗手段。

访谈者:哦,看来短程心理治疗的难点之一就是要让这个患者觉得这不仅是你的个人观点,而且是每个人都可能会有的相同观点,或者至少其他男性也会有这样的观点。

艾瑞克森:并不是每个男人都有相同的观点,而是男人有男性视角的观点,女人有女性视角的观点。比如很少有男人想去亲吻一个满是胡茬的嘴巴,但女人往往愿意。

访谈者:在这里,你用了一个很棒的技巧——如果你直白地赞美她的嘴唇很迷人,她要么否认,说你错了,要么接受,但她会认为这是你的个人意见,而不是其他男性的普遍看法。

艾瑞克森:没错。然后我还会和她讨论身体的功能。比如"说到饮食方面,你的胃出现过什么问题吗?""你出现过便秘的情况吗?""你吃得怎么样?""你会尊重自己的胃吗?你是对食物比较讲究呢,还是会随便吃点儿什么应付一下?"正面讨论那些她无从反驳的内容,就有可能去

---

① 在非洲埃塞俄比亚有一个原始部落,莫西族,因族中女人会在下嘴唇佩戴大大的盘子,又被人称为"唇盘族"。——译者注

探究她对自己的乳房、生殖器、臀部、大腿、脚踝、膝盖、腹部都持有什么态度。她的牙齿太歪了，是真的吗？一个男人看着她的笑容会有什么反应？他的视力会差到只看到那两颗不整齐的牙齿，还是会看到她迷人的嘴唇？他会看到她的下巴吗？会喜欢她的微笑吗？他会被许可看到他想看的东西吗？他喜欢看什么？她是否有权利说"我现在笑了，你看看我的歪牙"？他也许更喜欢注意她的嘴唇形状和厚度。

访谈者：你在努力让她觉得自己可能具有吸引力，是吗？

艾瑞克森：不，我想让她认识到任何选择她的男人都会看到她身上美好的东西。男人的品位各不相同。

访谈者：我想知道你是如何安排这一切的，如能让患者按照你说的去做，如何让他们开始执行这些任务。

艾瑞克森：我一般是先向他们提出质疑。例如，一个患者在她的工作中无法与周围和谐相处——这是很常见的抱怨。她第一次进来时，我发现她的头发梳得非常非常糟糕，她注意到我在看她的头发，就说，"别跟我老板一样，他一直叫我把头发梳好，我已经尽力了"。我说，"你想在工作中和人们相处得更好，你在头发的事情上也尽力了，但我想知道，如果你看到自己最好的模样，你会有多害怕"。然后我告诉她，回家后好好洗澡洗头，她就会发现答案。"你会对自己有更多了解。"

访谈者：就这样留给她一个开放性的结局？

艾瑞克森：是的。

访谈者：她的答案是什么？

艾瑞克森：她后来告诉我，她洗了个澡，仔细地擦干身体，站在镜子前，拿出手镜，这样她还可以看到自己的后面，然后她花了很长时间审视自己的身体。老板经常挑剔她梳头发的方式，她非常讨厌老板动辄因此批评她。在这种对老板愤恨情绪的推动下，她越认真的观察自己，对自己的身体就越满意。

访谈者：你在质疑中将反对意见转化为对个人有益的资源，而不是成为对她的妨碍，这是让人意想不到的。

艾瑞克森：但其实你所做的不过是利用人们与生俱来的自恋而已。

访谈者：你是在和患者展开一场辩论。在这场辩论中，患者本来想通过维持症状去证明你是错的，但你却质疑与症状相反的那一面，于是他们就做出一些其实对他们自己有益的事情来证明你是错的。我还比较感兴趣的是，你如何能够完全不考虑他们的病因？

艾瑞克森：病因是一个复杂的东西，与症状的改善也没有必然的联系。一个男人通过婚礼，与一个女人结为夫妻，然后他发现自己根本无法享受两人之间的性生活，这并不意味着其中会有某个特定的病因性问题。如果你仔细考虑过一个男孩儿的成长过程（有时我会向患者，尤其是女性患者，描述这个过程），就会发现他这一路上必须学习的东西太多了。他得了解阴茎的感觉，包括阴茎头、阴茎体、皮肤、包皮和尿道等的感觉。到了青春期，他要学会射精，要以一种令自己满意的方式射精。他还需要学习一件非常困难的事情，那就是给予和接受性快感。他能先从谁那里学到这些？当然是和他有共同语言的其他男孩儿那里。他们聊的不是漂亮裙子和布娃娃，而是本垒打与触地得分，他们关心的是你会打架吗，能跳多远，而不是如何搭配色彩和梳辫子——对男孩儿来说，那些是外星人的语言，他们听起来就不耐烦。所以男孩儿会去其他男孩儿那里学习如何给予以及获得性快感。他们会从最基本的层面开始交流——彼此的阴茎像不像，形状是不是一样，因为你要认同其他同性。男孩儿们互相打量着对方的肌肉，评估对方的跳跃能力、打球技术，也估量着对方的射精水平。

"你高潮来的时候能射多远？"他们会互相比较，有时候用手，有时候通过观察，有时候通过声音。那么这是同性恋阶段吗？还是在与他人的关系中学习给予和接受性快感的原始阶段？在这一阶段，你最好和使用同种语言的人交流，而不是和那些完全说另一种话的"外星生物"交流。对这一阶段的男孩儿来说，女性的身体仿佛是外星人的身体——不会打球，不会打架，不会做任何"有趣"的事，连肌肉都很少。另外，这些知识并不是孤立的，男孩儿要学会通过手动刺激、摩擦等方式让自己射精，同时要认识到其他男孩儿也是这样的。但是要想成熟起来，成为一个真正的男人，他还要为收获情感价值做准备，于是他有了梦遗。起初，这些梦非常朦胧，他只是安静地睡觉，并没有抚摸自己，但是当一些印象、想法和感觉进入脑海时，他勃起了，春梦降临，他射精了。他得经历过足够次数的射精和梦遗，才能在以后当他对某些感觉、想法、梦境意象有反应时正确地射精。不过母亲总会斥责他不干好事儿，这会让他的这一学习过程受阻。其实他并不是通过梦遗来表达对母亲的怨恨，而是正在从生理层面学习一些东西，用感觉、经验、记忆和想法去组织身体的真实体验。这种感受确实是朦朦胧胧的，但对他来说非常重要。然而性发育并不是在某种有序化的环境中进行的，它一定混合着对男性的反应以及接下来对女性的反应。在溜冰场学习滑冰的男孩儿和女孩儿会体验到彼此之间愉快的、有节奏的身体接触。慢慢地，男孩儿开始和女孩儿跳舞，然后发现和女孩儿一起出去玩儿也很有意思，他们还发现，女孩儿们除了干净整洁的身体，还有很多好品性，比如她们很擅长数学。

男孩儿必须先学习那些初级层面的知识，然后在这个学习过程中，在观察比自己年长的同性伙伴的过程中，他们也认识了女孩儿是什么样的，当然也学会了那些污言秽语（这是要被严肃谴责的）。他们对女孩儿以及她们的臀部、乳房怀有自然的好奇，他们还想捏女孩儿的屁股，用手或手肘不小心撞她们的乳房。等到能真正找到女孩儿乳房的位置时，他们就可以帮女孩儿穿上毛衣，然后握住乳房。但一开始，他们就是用胳膊肘戳它们，或者撞它们，这种粗鲁的搜索方式其实是为了定位。他们会非常不成熟地故意碰撞或者拍打一个女孩儿的臀部，对她们说下流话。因为他们不会使用那些文雅的、充满情感的语言。他们还会凑在一起悄悄闲扯各种关于性的话题，以确认自己对其他人的观察。本能驱力促使他们开始在性问题上涉猎得越来越广泛，于是他们有了初恋。女孩儿被置于神坛，男孩儿站在远远的地方膜拜，因为那时他们对异性还不够熟悉，不敢离她们太近。对男孩儿而言，女孩儿是一种奇怪的生物。男孩儿会把自己喜欢的女孩儿置于神坛之上，直到她显露其弱点。然后，他又为另一个女孩儿竖起一座神坛，但这次的神坛没有那么高，直到这个女孩儿也表现出缺点。最后，女孩儿和男孩儿终于在一个可以直视对方眼睛的位置上相遇了，男孩儿不再像之前那样远远地膜拜女孩儿。当然，女孩儿也会把男孩儿置于神坛之上，直到男孩儿露出马脚。男孩儿所做的一切，女孩儿也会以她自己的方式做一遍。此外，男孩儿还会开始琢磨接吻到底是怎么回事。我儿子十一岁的时候知道了什么是接吻，他觉得太恶心了。他很难理解自己有一天会堕落到那种地步。但是当他推测自己什么时候会堕落至此时，他也意识到他迟早会迈出这一步。那么男孩儿和女孩儿又是如何在现实生活中学习性本身的呢？一般到了那个时候，他们已经对性有了足够多的了解，他们可以从书中，从年长的伙伴那里，从值得信任的人那里获得信息。他们会将这些信息加以关联，这不一定需要他们进行实际操作。也有相当数量的男孩儿就是无法将这些信息进行整合，去形成一种全面的认知，他们只能进行实际操练。亲吻的时候是吻脖子以上、腰以上，还是腰以下？这一般取决于他们的——如果你想这么界定的话——道德背景。有些女孩儿也只能通过实际经验来学习关于性行为的知识。

此外，人们经常忽视个体的生物学发展，这也是我们需要关注的。男人可以和女人发生性关系，使用的是他在生物学意义上的一个局部功能——精子被分泌出来。一旦制造精子的这个过程结束，男性的身体就不再需要它们了。它们对他而言不再有任何价值。只有当男人将它们释放在女性阴道里时，它们才会有用。因此，一个男人的性行为在生物学上就是一种纯粹的局部器官表现，可以在几秒钟内很快完成。一旦他射出了精子，他就完成了性行为。但从生物学上讲，当一个女人性交时，为了完成生物学意义上的那一次性交，她会怀孕。怀孕会持续九个月，她会分泌乳汁进行哺乳，这通常又会持续六个月。然后她开始照料孩子，教育孩子，喂养孩子，看护孩子，陪伴孩子成长，等等。在我们的文化中，对一个女人来说，一次性交大约需要十八年才能完成。对于一个男人来说，十八秒就够了。女人的身材是怎么被塑造出来的？很少有人停下来想一想，女人的身体是如何完全进入性关系的。当女人开始一段活跃的、适应良好的性生活时，她骨骼中的钙含量会增加，她的脚会变大，她的眉脊会微微升高，下颌会偏斜，下巴会变厚，鼻子会略微变长，头发可能也会发生变化，她的乳房大小、臀部和阴部以及脊柱的形状都会有所改变。于是，只是短短两周热烈地做爱，就使这个女人在生理上和身体上都变得不同以往了。因为从生物学角度来说，她的身体必须调整到随时能够孕育另一个生命的准备状态，这一孕育时期长达九个月。在接下来的日子里，她所有的躯体行为都以抚养后代为中心。每生一个孩子，女人的脚就会变大一点儿，其颌骨角度也会改变一点儿。每次怀孕都会带来这些巨大的身体和生理变化。男人不会因为性交而长出更多的胡须，他骨骼中的钙含量不会增加，脚也不会变大，重心也没有任何改变。性交完全就是他某个局部器官的一件私事。但是性交和怀孕对女人来说却是一次巨大的生理变化。她不得不经历一个完整的生理过程，而这一切也是目前一些特殊的性障碍出现的病因。人们往往会把患者既往史中一些简单的心理创伤视作障碍的全部原因，或者认定在治疗中发现的某个想法、认知或者顿悟就会改变这个人。我认为要解决这个问题，我们更应该做的是安排一种情境，在这种情境中，人们能够充分利用他们所学到的东西，并且有机会学到更多为享受性爱而必须了解的事情。

访谈者：你不觉得探索过去特别有意义吗？我在做短程治疗时，总是想努力弄清楚我需要将患者的哪些既往史纳入考虑。

艾瑞克森：其实去年七月我接待过一个患者，她接受了四五年的精神分析，但其治疗毫无进展。一个与她相识的人问我，"你对她过去的了解有多少？"我说，"哦，我全忘了。"我认为那个患者最后的治疗结果相当好。她的症状是强迫性洗澡，非常严重，她每天要洗二十个小时。我并没有在原因或病因学层面跟她进行深入的讨论，我问她的唯一一个问题是搜集信息式的问题，即"当你不停地在洗澡时，告诉我，你是从头顶开始洗，还是从脚底开始洗，还是从腰部开始洗？你是从脖子往下洗，还是从脚开始往上洗，还是从你的头顶开始往下洗？"。

访谈者：你为什么这么问？

艾瑞克森：这样她就知道我真的感兴趣了。

访谈者：这样你就和她结成了联盟？

艾瑞克森：不，这样她就知道我真的对此很感兴趣了。

第四章
年轻人的性格修正

　　当一个年轻患者的问题异常严重，以至于几乎将自己隔绝于人群之外时，艾瑞克森会设法先对其性格进行比较大的调整。他所采用的方法和做短程治疗时很相似，但在干预上会比后者更加全面。当艾瑞克森对患者进行长程治疗时，他一般不会每天或每周都安排会面，而是在进行一段时间的访谈之后休整一个阶段，接着再进行一段时间的访谈。他希望患者在没有他持续参与的状态下也能发生改变。这种治疗状态可能会持续几年时间，但与其他类型的长程治疗相比，艾瑞克森的治疗次数要少得多。

　　一个年轻人回避所有的社交活动，原因可以有很多。本章首先报告的案例是一名年轻女性，她因认为自己有重大身体缺陷而呈现社交退缩的状态。关注外表是非常典型的青春期表现，但很少有人像这个案例中的情况这样严重。通常，年轻人在这个阶段会将自己与一种社会文化认可的标准进行比较，从而发现自身的缺陷，但一般他们都会通过正常的求爱活动克服这种影响。当男孩儿认为女孩儿充满吸引力时，女孩儿也会觉得自己确实有魅力。然而，某些女孩儿会对她自认为的身体缺陷忧心忡忡，因此避开那些本可以帮助她解决问题的社交场合。有时，那可能真的是一种身体缺陷，而有时在其他人看来那只是白璧微瑕，但对她来说却异常严重。一个恶性循环就这样开始了，女孩儿会渐渐远离人群，但是她越孤僻，就会变得越关注那个身体缺陷，因为她对其他事物的兴趣越来越少。于是，她变得更加退缩，更加远离他人。在这种情况下，女孩儿往往会把父母的任何安慰都当作他们善意的偏袒，而置若罔闻。有些女孩儿会因为家庭问题而产生这种症状，比如她要通过否定自己外貌的吸引力，来应对一个嫉妒的母亲；一个发育成熟的女孩儿也会引发父母之间的冲突，因为母亲会把她当成同性竞争者，或者父亲会利用女儿去对抗他的妻子。在其他一些案例中，这种对真实或想象中的身体缺陷的关注，都出现得毫无理由，让人匪夷所思。无论周围人拿出多么有力的逻辑论证，都无法阻止这个女孩儿认定自己在人际交往中毫无吸引力。

米尔顿·艾瑞克森不仅有多年与年轻人打交道的专业实践经验，还有抚养自己八个孩子的个人生活经验。他的妻子曾经估算过，在持续三十年的时间里，他们的家中至少有一个孩子。因此，艾瑞克森在思考年轻人问题的时候，始终对他们的敏感性有着充分的觉察。

一个十七岁的女孩儿，在应该进入大学的年纪却拒绝离开家庭。她不愿面对外面的世界，因为她的乳房一直没有发育，但除此之外她的身体一切正常。她因为这个问题接受了大量治疗，包括实验性的内分泌治疗，但都毫无进展。如今，因为她越来越烦躁的情绪状态，她的家人正在考虑是否要送她进精神病院。艾瑞克森来到她家为其治疗时，看到她躲在沙发背面，被发现后，又一下子冲到钢琴后面。直到当她得知自己不必再接受任何医学手段的治疗——"不会再吃药、打针"——时，她才开口和艾瑞克森说话。工作开始后，艾瑞克森就发现她是一个很好的患者。他报告说：

> 第一次会谈持续了数小时，我们分别在她清醒状态下和催眠状态下，讨论了她的人格优势。我发现她有一种顽皮的幽默感，喜欢那种夸张的、戏剧化的表达方式，于是我决定利用她这个特质开始我的工作。我提醒

她回忆一首老歌，歌里有句歌词是"趾骨连着足骨、足骨连着踝骨"。当她表现出兴趣时，我又给她解释了内分泌系统，告诉她就像足骨连着踝骨一样，"肾上腺素"也连着"甲状腺素"，并且二者"互相支持，互相帮助"。

接着，我对她进行了一些催眠暗示，让她觉得冷，觉得热，觉得脸发烫，觉得疲倦，接着又觉得惬意舒适。她对这些暗示的反应都非常好，我便开始暗示她此刻感到脚上奇痒难忍。我告诉她把这种难以忍受的痒赶走，但不要赶到最远处。她可以把这种"痒"的感受赶到"空空如也"的乳房中，那是个合适的好归宿。但是，这种瘙痒会变本加厉地折磨她，它若有若无，时好时坏，却持续存在，使她不断意识到自己乳房的存在。这一系列暗示具有多重目的——满足她的矛盾心理、让她感到迷惑、引起她的兴趣、激发她的幽默感、适应她自我攻击和自我贬低的需要，但所有这些都不会增加她的痛苦。整个过程进行得非常含蓄，她除了接受和回应这些暗示之外并不需要额外做什么。

接下来我暗示她，在每次治疗性访谈中，她会在心里想象着自己处于一种尴尬的情境。那种情境，不一定每次都一样，但总会涉及她的乳房。她会感到极度尴尬，这首先会表现在她的脸上。略微缓解之后，她会感觉到这份沉重的尴尬慢慢向下移动，最后停在她的乳房中。我给她的另外一个催眠后暗示是，每当她一个人的时候，她就会想起这个过程，然后立即产生强烈的尴尬感觉，但这些感受很快就会以一种古怪却令人愉悦的方式在她的乳房中得到"安顿与化解"。

这些暗示的目的非常简单直接，就是让患者从一种自怜自艾、破坏性的心身反应转换成一种愉快的、建设性的反应，去关注自己的乳房。

我继续对她进行暗示，引导她感觉到在大学里过得非常愉快，这样我们就可以避免讨论她的社交回避和旷课行为。

我告诉她，她除了能充分应付自己的学业课程之外，还很聪明地通过穿紧身毛衣、使用不同系列和尺寸的假乳房（有时还可以一大一小搭配使用）来取悦自己、迷惑别人。我教她在手提袋里带上各种尺寸的假胸，以备不时之需，比如她忽然决定在外表上来个出人意料的变化，又如某个追求者很有冒险精神，她也可以给他一个机会让他挑选喜欢的尺寸，这种顽皮的行为也不会导致什么大麻烦。

我第一次见到她是在八月中旬，之后保持每周一次的会谈。在前几次治疗中，她都保持着清醒状态，我主要是重申和强调之前给她的暗示，确保她充分理解并合作。之后经她允许，在接下来的会谈中，有大约四分之三的时间她都处于中度到深度的催眠状态，这种状态至少持续了一个小时。在这种状态下，她系统而广泛地回顾了之前的暗示与讨论，以及她可能想到的任何"其他事情"。我没有花太多力气去确认那些"其他事情"是什么，她似乎也不愿意讲太多。她在其他的会谈时间里保持清醒，有时会提出一些疑问，有时是接受我的催眠引导，基本上一直在依据指示"继续前进"。偶尔，她会兴高采烈地描述她的朋友们对她那些小伎俩的反应。

她九月份进入大学，适应良好，获得了"荣誉新生"的称号，在课外活动中表现突出。在治疗的最后两个月，我们的会谈是通过电话进行的。第二年五月份的一天，她穿着一件运动衫走进了我的办公室，一脸尴尬地说："我没戴假胸，我的胸已经发育了，而且是大码。对现在的尺寸，我很满意。"

在我的要求下，她接受了全面的身体检查，特别是她的乳房。检查报告显示她身体各方面完全正常。她的大学生活很成功，后面的人生也很幸福。

　　我不清楚催眠疗法是否促进了她的乳房发育，但她的这种表现很可能只是因为发育过程推迟，又或者是她接受多种药物治疗的结果，还可能是上述这些因素综合作用所导致的，同时，她受到了情绪状态改善的有利影响。无论如何，她进入了大学，开始享受生活，而不是继续她以前的孤僻模式。

艾瑞克森工作的特点之一就是他愿意在治疗的各个方面保持灵活性。他会在办公室、患者的家里或工作场所进行咨询，也接受非常简短的会面或者持续几个小时的会谈。他有时使用催眠工具，有时不用。有时，他会让所有家庭成员都参与进来；有时，他只接待某个成员。就像上述案例的后期阶段，他也会用电话咨询的方式来进行工作。

　　艾瑞克森曾经遇到过一个比较严重的个案，一个名叫安的二十一岁女性打电话向他寻求帮助，说他肯定不会想见她。当她来到他的办公室时，她说："我跟你说了，我现在就走。我父亲死了，母亲死了，妹妹死了，我什么都没有了。"艾瑞克森是这样处理这个患者的：

　　我劝女孩儿先坐下，在迅速思考之后，我意识到与这个女孩儿唯一可能的沟通方式是不近人情甚至近乎残忍的方式。我得用冷酷无情来让她相信我的真诚，因为她会曲解我的所有善意，更不会相信我的好言好语。我必须让她毫无保留地相信，我理解她，也接受她的问题，而且我并不害怕开诚布公地、直率地、冷静地、真实地和她对话。

　　我简单地了解一下她的既往史，然后问了两个重要问题："你有多高，有多重？"她非常窘迫地回答："我身高一百四十七厘米，体重在一百一十三到一百一十七公斤之间。我就是一个又丑又胖又懒的笨蛋，人们只会嫌弃我。"

她对自己的评价给了我一个合适的治疗开场，于是我告诉她："你其实并没有实话实说，让我来直截了当地告诉你，你也可以真正了解一下自己，并且明白我是真的理解你，这样你就会相信我要对你说的话。你不是一个又丑又胖又懒的笨蛋，你是我见过的最胖、最丑的笨蛋，像桶恶心、恐怖的猪油。迫不得已看着你，真是让人难以忍受。你已经高中毕业了，也应该懂点事儿了。可你站在这里，一百四十七厘米的身高，一百多公斤的体重，你的脸是我见过的最丑的，鼻子简直像被拍在脸上一样，牙齿也是歪的，上下颌也对不上。你的脸简直是横着长的，可额头也太窄了，头发像从来没有梳过一样，一团乱麻，还有你穿的那件衣服——让人眼晕的波点，毫无品味，还有你脚上趿拉着的鞋子。简而言之——你就是一个可怕的烂摊子。你的确需要帮助，我也愿意帮助你。我想你现在明白了，我会对你知无不言，毫不隐瞒。因为你需要先了解真相，然后才能学着如何帮助自己，但是我觉得你够呛。好吧，先说说你为什么来找我。"

她回答说："我想也许你可以催眠我，这样我就可以减肥了。"我回答她："那你得学会进入催眠状态。你都能高中毕业，应该也不是很笨，也许能学会。我要让你进入催眠状态，这样就有机会对你说些更不客气的话。这些话在你完全清醒时，我不相信你会想听下去，但在催眠状态下，你就能听我说这些事情，并且能够理解。你也可以做点儿什么，但不用太多，因为你的缺点实在太严重。所以我希望你可以进入恍惚状态，并且按照我的要求去做。你那么贪吃，让自己看起来就像一个塞满东西的垃圾桶。你真的太需要学习了，这样你就不会对他人的注视怀有那么强烈的敌意。既然你知道我可以告诉你真相，那就闭上眼睛，深深地进入恍惚状态。别再瞎折腾了，让自己碍人眼。等你彻底进入深度催眠状态后，除了我的声音，你什么也听不到，除了我告诉你的事情，你什么也不用想、不用看，除了我的要求，你什么都不用做，把自己当作一个无自理能力的机器人，可以吗？如果可以就点点头，照我说的做，因为你清楚我会告诉你实话。我要做的第一件事就是让你——不是命令你——告诉我一些关于你自己的事情。即使在深度恍惚状态下你也能说话，简单明白地回答我的每个问题。关于你父亲，你最想谈什么？"

她回答："他是个酒鬼，他讨厌我、经常辱骂我，我们靠救济金为生。我关于他的所有记忆就是——喝醉了，扇我耳光，踢我，讨厌我。"

我问："你妈妈呢？"

她回答："她也一样，只不过她先死了。她比父亲更厌恶我，比父亲对我更恶劣。他们送我上高中只是因为知道我讨厌高中，在那里我只能学习。他们让我和我妹妹住在车库里，妹妹天生有残疾，又矮又胖，患有膀胱脱垂。她身体一直不好，还有肾病。但是我们两个互相关爱，我们也只有彼此能关心了。当她死于肾病时，他们说'很好'。他们不让我去参加葬礼，就这样埋了我唯一爱过的人。那年我刚上高一。第二年我妈就醉酒死了，我爸娶了一个比我妈还坏的女人。她和我妈一样是个酒鬼，不让我进屋，把剩菜剩饭扔到车库给我吃，说让我撑死算了，那样就一了百了了。负责我的社工也不喜欢我，但她确实送我去做了一些身体检查，医生们都不想碰我。现在我后妈和我妹妹都死了，福利署告诉我要去找份工作。我找了份擦洗地板的工作，那里的男人都戏弄我，他们互相出钱给对方，让对方和我发生性关系，但是没人愿意。我一无所长，但我想活着。我有一个住处，是一间旧棚屋。我挣得不多，所以我就吃些玉米糊、土豆之类的。我想也许你可以把我催眠了，帮我做些什么，但可能这也没什么用。"

我用一种非常冷漠专横的语气告诉她："你知道图书馆是什么吗？我要你去图书馆，借些人类学的书，看看男人会娶的丑女人都是什么样子的。图书馆的那些书里有她们的照片。原始野蛮人会娶的女人，看起来比你可怕得多。我要你保持好奇心，一本接一本地看完。然后再读读那些关于女人和男人为了让自己看起来更可怕，而毁掉自己的容貌、给自己文身、甚至自残的书。业余时间，你要尽可能泡在图书馆，好好读，两周后再来。"

我用这个催眠后暗示把她从恍惚状态中唤醒，她像刚走进我办公室时那样局促不安地离开了办公室。两周后，她回来了。

我对她说不要浪费时间，立即引导她进入深度恍惚状态。我问她是不是发现了一些让她不舒服的图片，她说她看了霍屯督族的胖屁股女人、唇盘族的大嘴女人，以及长脖子女人的照片，还发现在一些非洲部落，人们用划破皮肤形成的瘢痕来祭祀，还有其他各种奇怪的毁容祭祀仪式。

我继续引导她，接下来等她清醒以后，去城里的闹市区，观察一下婚礼上那些将要结婚的新郎，看看他们的身材与容貌有什么特别之处。她需要观察一周。在接下来的一周，她要再充满好奇地看看婚礼上那些新娘，她们的身材与容貌有何特别之处。

在下一次会谈中，她很快进入恍惚状态，毫不掩饰地表达了自己的惊讶。她说她看到那些戴着婚戒的新娘，其实和她一样相貌平平。她还见到一些似乎是夫妻的男人和女人，都胖得可怕，笨手笨脚。我告诉她，她开始了解一些事情了。

她的下一个任务是继续去图书馆，阅读所有她能找到的关于美容历史的书——去发现什么是人们心中所向往的美。她对此做了充分的研究。在接下来的那次会谈中，她昂首挺胸地走进办公室，尽管仍然穿着那件令人眼晕的波点裙子。然后我告诉她回到图书馆，翻翻关于人类习俗、服装和外貌的书——去找找那些至少有五百年历史但仍然很漂亮的服装的图片。等她再次回来时，她一进办公室就很快进入恍惚状态，急切地开始和我谈论她在书上看到的东西。

我告诉她，她的下一个任务会很难。她要用两周时间，穿着她那件波点裙子去逛女装店，一家店一家店地逛，每到一家女装店，她都要询问店员，她适合穿什么，她要认真而诚挚地问，店员一定会答复她。她在完成这次任务之后报告说，一些年长的女店员称她为"亲爱的小宝贝"，并向她解释为什么不应该穿那件让人眼晕的波点裙子。这种不合身的衣服，会让她显得更胖。接下来她的任务是再花两周时间反复思考：出生时自己的体重肯定不到十公斤，为什么现在会这么胖？为什么把自己裹在一堆脂肪里？她回来说，她想不出答案。

我让她再次处于催眠的恍惚状态，并给了她另一项任务：认真思考一下，如果她只有七十公斤，穿着得体，那她会是什么样子。她会在半夜醒来，想象着那个问题中自己的样子再安然睡去。之后我又对她进行了几次催眠，我要她一个一个地回忆每次任务，看它们是否对她有特别的价值。

与安的会谈每两周一次，大概在治疗进行了不到六个月的时候，有一天，她兴冲冲地来到我的办公室说，她找不出任何理由来解释她为什么要让自己这么胖，为什么要穿得这么难看的衣服。她已经读了足够多的关于美容、美发和化妆方面的书籍，甚至还读了整形外科和牙齿矫正方面的书，她可怜兮兮地问我是否可以帮她，让她看看自己能不能改善些什么。

又过了一年，安的体重变成了七十公斤，她在穿衣打扮方面已经非常有品位，还有一份相当不错的工作。她还申请去读了大学，到她大学毕业的时候，虽然体重仍有六十五公斤，但她已经订了婚，并且就要举行婚礼了。她拔掉了两颗不整齐的牙齿，换了新牙，其实她的微笑很迷人。当时她的职业是一份导购杂志的时尚艺术家。

安带着她的未婚夫来见我。她先走进办公室，说："这个该死的傻瓜太笨了，他竟然觉得我漂亮，我要永远让他笨下去。他看我的时候眼睛里有星星，但我和你都知道真相。我的体重很难控制在七十公斤以下——我担心我会再次胖起来，可我心里知道他也爱我胖的样子。"

现在他们已经结婚十五年了，有三个很漂亮的孩子。因为记得我对她说过的每句话，安谈起她的治疗时总是滔滔不绝。她不止一次地提到过："当你说到我那些特别差劲的事情时，你那么诚实，我知道你对我说的都是真心话。但如果你没有对我催眠，我也做不到你让我做的那些事。"

这个案例中需要关注的一点是艾瑞克森在治疗中的巧妙设置，让这个女孩儿经过六个月的治疗后主动提出要求，她可以做些什么让自己更有魅力。总之她不是在抗拒变化，而是可怜兮兮地想要改变，而在这个时候，她已经有了足够的知识和动力去做出改变。像往常一样，艾瑞克森充分利用了社区设施，比如公共图书馆。他没有立刻去澄清为什么她会这么胖——这是传统方法——而是要她花两周的时间不断思考她胖的理由。当她苦思冥想都找不到合适的原因来解释为什么她要这么胖的时候，考虑减肥就是顺理成章的事情了。

艾瑞克森另一个精彩的长程治疗案例是关于一个年轻男子的，他是一名有同性恋倾向的流动性农民工。经过治疗，几年后他变成了一位对女性更感兴趣的大学毕业生。这个案例报告非常详细，呈现了艾瑞克森治疗过程中的许多因素。艾瑞克森报告说：

哈罗德打电话给我时，其实并没有要求见面，他的声音听起来疲惫无力又吞吞吐吐，问是否可以浪费我几分钟宝贵时间。当他来到办公室时，他的模样吓了我一跳。他胡子拉碴，身上脏兮兮的，头发是自己剪的，太长了，看上去乱七八糟；他的衣服很脏，鞋帮裂了，鞋带是拿包装绳做的。他有点儿内八字地站在那里，绞着双手，表情极不自然。突然，他把手伸进口袋，掏出一叠皱巴巴的钞票放在我的桌子上，说："先生，我只有这些了。昨晚我姐姐问我要钱，我没有全给她，等我有钱会尽快再付给您。"

我默默地看着他，他继续说："先生，我不太聪明，也不是多好的人。我从不期望自己有多好，但我并不坏。我只不过是个愚蠢的没用的白痴，但我从没做过坏事。我努力工作，你看我的手，它们就是证明。我必须努力工作，因为如果停下来，我就只会坐下来哭，我难受极了，我想自杀，可这是不对的。所以我只能不停地工作，什么都不想。我睡不着，也不想吃东西，觉得浑身疼。先生，我再也受不了了……"然后他哭了起来。

当他停下来喘口气时，我问他："你希望我为你做什么？"

他抽泣着说："先生，我只是个白痴、一个愚蠢的白痴。但我可以干活。我什么都不想要，只想让自己快乐起来，而不是每天都害怕极了，哭着想要去死。你是那种在军队里的医生，会纠正那些有伤风化的疯子们，我也想让您纠正纠正我，先生。请帮帮我，我会努力工作给您报酬的，先生，我需要帮助。"

他说完便转过身，肩膀耷拉着，无力地拖着双脚向办公室门口走去。等他伸手去抓门把手时，我说："嗨，听我说，你确实是个可怜的傻瓜。

你知道怎么干活，也知道自己需要帮助，但你对医生治病一无所知，可我对此非常了解。现在请你坐到那把椅子上，让我开始工作吧。"

我故意顺着他的心思说出这番话，来引起他的注意。当他不知所措地坐下时，事实上他已经处于轻度恍惚状态了。我继续说："当你坐在那把椅子上的时候，我要让你认认真真的听我说。我会提问，你要回答，你告诉我的要不多不少，正好是我需要知道的。这就是你要做的一切——仅此而已。"

在对我的问题做出回答的过程中，哈罗德讲完了自己的故事。他今年二十三岁，家里有七个姐妹，五个兄弟，他排行第八。他的父母是移民，没有文化，全家都生活在贫困之中。因为缺衣少穿去不了学校，哈罗德落下了很多课程。他读了两年高中，成绩不及格，便辍学回家帮忙照顾弟妹。十七岁时，他加入了陆军，在那里经过了基本训练，完成了两年的新兵服役期，退役后去了亚利桑那州，投奔他二十岁的姐姐和姐夫。他发现他们都是酗酒严重的酒鬼。他把打工挣来的钱分给他们，和其他家人都没有联络。他试过去读夜校，但失败了。他的收入仅够维持最低生活水平。他租了一个破烂的小屋，把市场上别人丢弃的蔬菜和最便宜的肉拿来一起煮了吃，他用的电炉子是偷偷插在邻居家的室外插座上的。他偶尔会在农田灌溉渠里洗个澡。因为缺少棉被，他在天气寒冷的时候会穿着衣服睡觉。在我的鼓励之下，他终于说出他厌恶女人，没有哪个头脑正常的女人会想要和他这样的白痴男人在一起。他还是个同性恋者，在这一点上，他不想被勉强改变。偶尔他会和一些"年轻的小混混"发生性关系。

艾瑞克森处理这一个案的方式非常具有代表性，其疗法的各个要素都在其中得以呈现。但是不要忘了，这只是对一个极端复杂案例处理方式的简要概述，其中每个治疗策略都与其他治疗环节密不可分，对其中一些要点所进行的强调，多少会让案例的解读看起来有些简单化。

当哈罗德走进办公室时，艾瑞克森几乎立即决定接受他成为自己的患者。他觉得"患者有着非常强大的人格力量，这让治疗极有可能成功。他不修边幅的外表、他的绝望、他言行之间的冲突，以及他的手上因体力劳动而留下的老茧，都给人一种具有潜在治疗可能的感觉"。

然而，当这个人绝望地请求帮助时，艾瑞克森并没有立即答应他，而是任其带着被拒绝后的莫大失望转身离开。就在他要去拉门把手时，艾瑞克森叫住了他。正如艾瑞克森所说："当患者转身离开办公室时，他的情绪处于失落的最低谷。他是来寻求帮助的，但一无所获，就要离开，他在心理上非常颓丧。而在那一刻，我向他抛出了一系列暗示，这些暗示从根本上需要他的积极回应。他从绝望的深渊里，突然被推到一个真实的、充满希望的地方，这对他来说这是一个强烈的反差。"

哈罗德认为自己是一个愚蠢的白痴，艾瑞克森接受了这个观点，他一般都会接受患者的观点。正如他所说："事实上，从一开始，我们对他'是一个白痴'这件事就有不同的看法，但我们的不同看法与这个治疗情境没有关系。在这个情境中，他的理解力已经到了极限，他就是一个愚蠢的白痴，对任何不同意见完全不感兴趣，也听不进去。"直到后来哈罗德进入了大学，关于他"是一个愚蠢的白痴"的这个与艾瑞克森之间的共识才被打破，而这也表明了艾瑞克森非同寻常的"接受"能力。

艾瑞克森的开场白认同了患者对自己的表述，并界定了这次治疗中两个参与者的身份以及他们的任务——艾瑞克森负责治疗，患者服从要求，这样为患者提供了一个安全的治疗框架。哈罗德要告诉医生他需要知道的一切，不要夸张，也不要隐瞒。此外，艾瑞克森最后说道："这就是你要做的一切——仅此而已。"这给了哈罗德一种确定的安全感。正如艾瑞克森所说："无论这种安全感多么虚幻，对他来说都是有效的。"他补充道："在这些条件下回答问题，他不必对自己的回答做出判断，因为只有我能这样做，而且即使这样，我也只是对信息量进行判断，而不是对其中的情感、人品或道德价值做出判断。"接下来的会谈持续了两个小时，艾瑞克森向他确认，是否还有什么与治疗相关的事情没有被提及。由于治疗中两人各负其责，哈罗德就得补充另外一些他认为无关紧要的事情。就像艾瑞克森所说的："那些特别的事情，在没说之前，你就不能说它们无关紧要。无论如何你要先告诉我，但仅限于特别的事情。"于是，哈罗德回应说，因为他要承担自己的责任，所以他必须告知艾瑞克森他是"同性恋"。他受不了女人，他更喜欢和男人口交。他不想勉强把自己变成异性恋，并要求医生对此做出承诺。艾瑞克森回应他的方式非常典型：艾瑞克森答应哈罗德，他可以自由选择想要实现的目标，并承诺"在他（哈罗德）逐渐理解这些需求的时候"，将尽一切努力来满足哈罗德的需求。他和患者都不能过早地设置一个尚未确定的目标，也不能给对方下命令。每个人都必须尊重他人真诚的努力，同时做好自己的工作。

　　和其他许多治疗师相比，艾瑞克森更希望在治疗开始就从患者那里找到尽可能具体的目标。他会不断追问，就像他在上面那次会谈中最后所做的那样。在第二次被询问想要什么时，哈罗德解释说，他是一个笨蛋、一个白痴，他"没有头脑，也没有文化"，他只能干体力活，并且"脑子里一团乱麻"，他希望自己被"纠正过来"，这样他"就能像其他白痴一样快乐地生活。"当他问医生自己的期望是否过高时，艾瑞克森坚定地向他保证，在任何情况下，他得到的幸福都是他应得的，而且他必须接受"所有本应属于他的幸福"。通过这种方式，艾瑞克森支持哈罗德去接受治疗给予他的所有裨益，同时又向他明确表示，他可以根据自己的需要接受或者拒绝。正如艾瑞克森所说，这样一来，"一切就都是性格使然，这个人对积极和消极的反应都有了心理准备，并且他会有一种内在的责任感和巨大的激励力量"。

接下来，艾瑞克森将治疗任务确定为"讲出你的那些想法，无论是什么都要弄明白它们，这样即使是为了取悦某人，你也不会被搞得稀里糊涂"。哈罗德答复说，希望不要对他有太多期待。艾瑞克森向他保证，他只用做他力所能及的事情——事实上，他"最好不要做超过自己能力之外的事情，因为那样只会浪费时间"。

这次会谈结束时，艾瑞克森将他和哈罗德之间的关系界定为："我为你治疗——这是我的事儿，由我来负责；你尽你所能，但也无须勉强，这由你来负责。"正如艾瑞克森所说："这个消极的表达方式实际上暗含着一个可接受的积极目标，那就是要真正地恢复健康。于是，积极和消极的心愿联合起来去实现一个共同目标，那就是健康。对于这个目标，哈罗德自己觉得希望不大，但事实并非如此。"

总结艾瑞克森与哈罗德的首次接触，他所采取的治疗立场是设想患者可以同时朝着两个矛盾的方向前进。患者在这种关系中将自己定义为一个竭力寻求帮助的人，但又拒绝任何改变。艾瑞克森的回应在这两个层面上都满足了患者对自己的定义：他把自己的角色设定为负责治疗的医生，满足了患者需要帮助的请求；同时让患者仅听从医生指令，无须做任何他能力和意愿之外的事情，仅此而已。在这个治疗框架内确立的关系，适用于那些拒绝改变以及不愿意遵循直接指导的患者。

这种关系可以通过以下方式确立：

（a）延迟对患者提供帮助而增加其绝望感，从而激发接下来患者对改变的渴望；

（b）以符合患者意愿与立场的方式进行交流，接受他对自己的定义；

（c）明确患者要做什么和不要做什么的可容忍限度；

（d）让患者更容易自我袒露；

（e）以一种含混的方式控制患者对目标的期望，安慰患者无须勉力为之；

（f）明确在治疗情境中"任何一方都不能向另一方发号施令"。

这些治疗策略中的复杂与矛盾之处，是艾瑞克森用看似对立的、模棱两可的方式去确定他与患者的关系，这一点适用于任何心理疗法。从本质上来说，患者是来寻求帮助的，他们在一般意义上来说也没有什么大问题——他们的问题就是与他人打交道时不恰当的方式，尤其是与那些能为他们提供帮助的人。因此，治疗师必须建立一个有效的援助框架，在这个框架内，治疗师对患者的行为的要求，要适合咨访之间的"助人关系"，治疗师要避免直接要求他表现得更"正常"。换句话说，在这个治疗框架内，治疗师要接受患者的本来面目，诱导其行为发生改变，而不是"直白"地要求其改变。

在这个案例中，当艾瑞克森需要患者改变时，这通常会作为对患者已有行为的一种扩展，变化幅度可以说微不足道，甚至有种"他已经是这样"的感觉。这就是为什么艾瑞克森把这种"认同"患者的治疗，界定为不去力求"真实"改变的治疗：这不过就是一个愚蠢的白痴得到医生的帮助后，继续他现在的生活而已。他只是会更快乐些，工作更好些。

工作与获得适当的地位

在哈罗德的案例中，有两个治疗重点：社会职业地位的提升和社会交往能力的提升，尤其是要以适当的方式与女性相处。这两个目标在许多方面是不可分割的，因为一定的社交能力对职业发展也至关重要。但在这个案例中，我会分别表述艾瑞克森对这两个目标的处理方式。

哈罗德的治疗通常都是一个小时，偶尔会一次持续两个小时。"起初，我一直对他进行轻度催眠，但随着治疗的推进，我开始进行更多的中度催眠，后来，他不时会进入深度催眠状态。"艾瑞克森利用催眠来确保自己的暗示得到充分执行。他有时也让患者通过遗忘去避开阻抗，在后期，他主要是为患者提供扭曲的主观时间感，从而能够在更短的时间内完成更多的工作。

在这个案例中，患者分别在清醒和恍惚状态下接受了特殊训练，让他可以自由交谈，轻松讨论自己的想法。练习方式主要是让他事无巨细地复述自己一天的工作以及其他活动，期间艾瑞克森会穿插提问、暗示和讨论。哈罗德通过这样的练习，逐渐变得能够交流，也愿意倾听其他人的想法。

在第一次治疗中，艾瑞克森就用毋庸置疑的语气告诉哈罗德："我不想和你争论，我只会给你一些看法和解释，我希望你好好听并想明白你是否需要，以及你要如何以自己的方式运用它们。记住，是你的方式，不是我的方式，也不是别人的方式，只是你自己的方式。你可以把听懂的任何东西利用起来，但仅此而已。你必须做你自己，真正的你。"

哈罗德说他的母亲和姐妹都是非常虔诚的教徒，他自己却不是。尽管如此，他还是认为《圣经》是"世界上最重要的东西"，虽然他"不感兴趣"。了解到这个背景后，艾瑞克森逐渐明确了哈罗德内心存在的既认为劳动很重要，又觉得自己粗鄙的复杂感受。艾瑞克森说："你相信《圣经》，相信它是世界上最重要的东西，这没错，非常好。那么现在，我想让你搞清楚一些事情。《圣经》里说你一直与穷人同在，穷人就是劈柴挑水，没有这些劳动，这个世界就无法运转。这非常重要，我想让你明白这一点。"

这次谈话引发了在后面数次治疗中，艾瑞克森与哈罗德关于"粗鄙之人"的劳动对整个社会重要性的讨论。作为一名劳动者和社会合法公民，哈罗德的工作经历及其社会价值成为讨论的主要内容。在这些看法的基础上，他们又讨论了肌肉、力量、协调性、技巧以及身体感觉的重要性，以一种看似随意实则有关联的方式强调了体力劳动的价值与意义。

例如，在灌溉渠里铲淤泥的工作"就不仅是肌肉力量的事，当然你得先有劲儿，但还得清楚每一铲子要装多少淤泥，才不会在一天的活干完之前就累垮了"。棉花工也一样，"即使你肌肉发达，如果没有技巧，不懂如何正确地采摘，你也做不好"。通过这样的讨论，我不动声色地让哈罗德越来越重视肌肉与头脑协调配合的价值，尊重并欣赏在现实中自己和别人的工作。鉴于他对自己的贬损，我还和他讨论了装配线工人与运动员也被大家视为四肢发达、头脑简单的肌肉男，有些厨师也只有娴熟的味觉经验，并不是多有文化。所有这些说法都是在为一个观点做铺垫，那就是即使是最粗鄙、最没文化的人，也可以而且确实具有学习各种事物的能力。当他似乎对此有所领悟时，我给他看了一篇关于"低能专家"的论文，那篇文章很长，但非常有趣，其中有很多案例记录，详细描述了这类群体的专业表现和他们的低能之处。其中"铁路杰克"①引起了哈罗德的强烈兴趣，他非常钦佩他。当我结束讨论时，哈罗德仍处于深度催眠状态，他说自己"既不是白痴，也不是专家，而是介于两者之间"。在他意识到这句话的意义之前，我就用遗忘唤醒了他，结束治疗，让他离开了。使用催眠的部分意义在于，每当给予患者一个非常关键和重要的暗示，并且可能会因此引发争议或者质疑时，就可以使用遗忘技术，避免患者对重要观点的

---

① 在十九世纪的南非，一只名叫杰克的狒狒被一名铁路信号员养了九年。它帮助只有假腿的残障铁路信号员为火车切换轨道，从来没有犯过错误。——译者注

阻抗，使其在今后能够继续发展这一观点。

　　治疗性暗示看上去往往都是些老调重弹的东西，在作用于个体时，就其本身的普适性而言，治疗性暗示让人们既毫无察觉也不会质疑，比如，"重要的不仅是你说了什么，或者你是怎么说的，而且包括它对你的真正意义""人们可以从每个婴儿、孩子、男人、女人身上学到一些有用的、有趣的、非常好的东西"，或者"没人能说得清一个婴儿将成长为什么样的人，也没有人知道五年后甚至一年后他自己会是什么样子"。

　　艾瑞克森接下来着重强调了低能者也有各种发展的可能性，并将问题引向每个人的潜在能力。这令哈罗德对之前自己潜能的看法发生了动摇，而这样的方式并不会让哈罗德产生抗拒或者质疑。

　　在强调低能者亦有价值的同时，艾瑞克森开始关注成为一个好工人都需要具备什么素质。他很善于发现患者生活中的积极面，并利用其来改变患者的行为。在这个案例中，哈罗德对自己是一名优秀的工人还是深以为傲的，因此艾瑞克森围绕这一点开始插入各种暗示。首先，他从工人对身体健康的需求开始，强调良好饮食的重要性，要求哈罗德好好学习做饭。为了学好做饭，哈罗德得去图书馆借阅烹饪书，所以他学会了使用图书馆。艾瑞克森还说服哈罗德不要再把自己的劳动收入分给他酗酒的姐姐和姐夫，而是给他们做些可口的饭菜。在这个过程中，哈罗德逐渐明白了眼前这对夫妇就是自我贬抑和自我毁灭的典型例子。而这些活动的动机都来自哈罗德希望成为一名好工人，而一个称职的工人就应该照顾好自己的身体，其中就包括穿合脚的鞋子，能更好地工作。哈罗德在治疗初期是接受这些观点的，然而当它们要被应用到自己身上时，他开始表现出抵抗。于是艾瑞克森转而谈论在棉花田里的一些工作。

从棉花田谈起，我又和哈罗德讨论了拖拉机作为一种农业机械也在进行着"体力劳动"，我指出它需要正确的维护，包括上油、润滑、清洁，还有避免天气因素的影响。如果要让拖拉机成为一个合格的体力劳动者，就应该为它添加正确的机油和燃料，肯定不能是航空燃油，而且阀门得打磨平整，火花塞要清洁干净，散热器要能顺利散热。我还做了其他类似的比喻，告诉他说："你看，即使不大愿意，你也必须要做那些对自己而言正确的事情。"但"那些事情"是什么，我并没有给哈罗德刻意界定。

下次会谈时，他衣着整洁得来了，似乎略带抵触和挑衅情绪，等着我评论他的着装。我说："很好，你也该好好打理一下自己的衣服了，不要总是浪费钱买新的，它们磨损得太快了。"听了这番话，他一直以来坚信自己低人一等的自卑，同时又渴望关心自己的矛盾感受同时得到了认可，这让他能够继续善待自己。他如释重负地叹了口气，潜意识地进入了一种恍惚状态，以回避我对他的着装再进行任何深入的讨论。我接着跟他开了个玩笑，颇费心力但有些弄巧成拙。一个吝啬的农夫明明知道骡子就是一匹"干活的马"，却不给它喂草，反而给它戴上绿色的眼镜，喂它吃木屑，假装那是草。最后这个农夫抱怨说，当这匹骡子能吃木屑之后，它就死了，一点儿农活都还没替他干。没等哈罗德对此做出反应，我赶紧又给他读了《执事的杰作：奇妙的"单匹马车"》[①]，他带着一脸困惑与迟疑离开了。

在接下来的那次会谈中，我第一次看到他把头发梳得整整齐齐，穿着

---

① 十九世纪美国诗人老奥利弗·温德尔·霍姆斯的一首长诗，讲述了一个逻辑小故事，内容晦涩冗长。——译者注

新衣服，显然刚刚洗过澡。他略显尴尬地向我解释，他姐姐和姐夫终于从醉酒中清醒了，要庆祝他们的结婚纪念日，他觉得自己应该离开了。我回答说，有些事情是必须要做的，而且一旦形成习惯，继续下去并不难。哈罗德还补充说，他要带姐姐去见他的牙医和他的家庭医生，作为给姐姐的庆祝礼物。之后关于如何照顾自己、提高生活质量的事情，他除了提到一句自己"不久之前"搬了家，并没有再说更多。

哈罗德开始衣着得体，生活也渐入佳境，这时艾瑞克森决定安排一次失败体验，让哈罗德探索一下自己的潜力。

我鼓励他注册夜校，学习代数。我和他都清楚他搞不定这个，但我觉得在尝试积极心态之前，重视并妥善处理之前的消极心态是很有必要的。患者需要不断感觉到自己是对的，哪怕他错了。治疗师在这一点上要支持患者。这样，当患者想要纠正错误的时候，他就能够和治疗师并肩作战，使治疗成为两人共同努力的合作行为。哈罗德很快就开心地回来宣布他搞不懂代数，我也同样开心地宣布对他这次失败感到满意。这证明：如果哈罗德学习这门课程是为了知道自己能否通过，那他是错误的（因为他显然通不过）；如果他学习这门课程是为了验证自己确实搞不定，那他这个行为就没什么错。这句话让哈罗德感到困惑，我这样表述是为以后让他试着重回学校做好准备。

随着失败体验的圆满结束，哈罗德对其他的指令也变得乐于接受了。

艾瑞克森从这时开始指导哈罗德去参与社交，我将会在相关主题下讨论这部分。但艾瑞克森给哈罗德布置的下面这次社交任务对他的职业能力的增长而言很重要。

　　我给哈罗德布置任务，让他去结识一个新朋友。我给了他一个地址，告诉他去那里好好学习，不要忽略任何东西，要经常去。

　　在接下来的几个星期里，他都在执行这项任务。我不让他和我讨论这件事，所以不管他做什么，那都完全是他自己的行为，他需要他自己负责任。这样的指令也使得他最后对此事的讨论更加投入。

　　我让哈罗德去结交的人叫乔，三十八岁，他们一见如故。乔患有哮喘和关节炎，常常以轮椅代步，平时也是自己照顾自己。预见到自己将来会彻底无法行走，他在自己的小屋里设计了各种各样的机械装置来满足需要。他赖以为生的工作主要是修理收音机和电器、帮邻居修修补补，他甚至还是个称职的临时保姆。他知道很多故事、歌曲和诗歌，模仿力也超强，大小孩子都很喜欢他。乔自己做饭，经常和别人交换食谱，还教邻居家的新媳妇如何做饭。

　　乔小学六年级都没读完，智商也不太高，但他记忆力好，善于倾听，博闻广识，思想还颇有些哲理，尽管有身体上的缺陷，他依然喜欢与人交往，总是乐乐呵呵、积极阳光的模样。

　　这段友谊持续了两年，直到乔因冠心病突然离世。哈罗德从这段关系中受益匪浅，他很少对我提起乔，这段友谊是属于他自己的，也是他自己的成就。

哈罗德还根据艾瑞克森的指令去了当地的图书馆，他对里面的儿童书籍如数家珍，这有部分原因是乔的影响。渐渐地，他开始主动探寻图书馆里其他主题的书籍，并与艾瑞克森分享其中的一些书与观点，其中有些是乔提供的，有

126

些则来自他自己的阅读。

一提起烹饪和写作，哈罗德就深感苦恼。但艾瑞克森一边把烹饪作为一种技能与成就来讨论，一边又极力贬低它，说这是"白痴都能做到的事情"；同样，写作既被艾瑞克森当作一项了不起的技能，又被他视为小孩子甚至低能儿都能学会的东西。

鉴于哈罗德寻求治疗的诉求是只想让生活快乐一点儿，艾瑞克森就和他一起评估了哈罗德生活中能够寻找娱乐的可能性资源。

哈罗德喜欢音乐，事实上他有一台收音机，但他对此很有罪恶感，觉得自己不配拥有它。我让他记住，就目前而言，他需要这台收音机，并且要遵医嘱使用。我说到"就目前而言"，只是为了让他能够接受这是个有时限、受约束的指令，这样，以后他对这个指令的任何抗拒也都可以被视为合作，因为这个指令就是暂时的。

接下来，我继续为其合理化这个娱乐工具的使用。我告诉哈罗德就像一个好工人应该锻炼身体一样，他也应该锻炼他的眼睛、耳朵以及整个身体。对于哈罗德来说，如果这台收音机能够成为他在生活中对音乐表达兴趣的正常途径，那么再去生活中寻找更多其他的乐趣就会变得相对容易，因为其他的治疗性暗示都可以与他对音乐的兴趣融为一体。比如，作为一个催眠后暗示，我告诉他，他喜欢的一段旋律会在脑海中飞逝而过，他很想记下来，但只有在吃汉堡包时，他才会完整地回忆起这段旋律。就这样，我不动声色地改变了他的饮食习惯。

之后的每次治疗中，我都会鼓励哈罗德聊一聊他最近喜欢的音乐和歌曲，并努力将这些曲名、歌名、歌曲选段融入我的治疗性暗示，例如，我从《一切随缘》《扬清激浊》《数骨头》等歌曲中提取了很多内容，将它们与治疗性暗示结合起来，但是他会拒绝所有女歌手的歌曲或赞美女性的歌曲，直到治疗后期，这种情况才有所改善。

我鼓励哈罗德在听歌的时候，尝试用不同的方式给歌曲打节拍，哼唱伴奏。后来，他又克服了一些阻抗，我说服他为那些歌曲的歌手伴唱。最后，我劝他去买一台录音机，这样他就可以录制音乐，还可以把自己的独唱或者和电台里歌手一起演唱的歌曲录下来。哈罗德从这些事情中收获了很多快乐，这让他有可能再去面对更有难度的目标。我曾建议他去学乐器，最好是班卓琴或者吉他，这样可以为自己伴奏，但后来我放弃了这个想法，因为哈罗德只适合那种需要强壮肌肉的体力活动，而不是精细的肌肉技能。我从正反两方面对这个问题进行了阐述，并在其间反复表达着遗憾，实际上这也成为一种间接的催眠暗示。最后，我们找到了解决办法：哈罗德可以通过学习速记和打字，去快速获得他从未有机会发展的精细肌肉技能和协调能力。任何"白痴"都可以学会这些技能，速记只不过就是用笔有目的地做一些弯弯曲曲的小记号，而打字就是敲击键盘，像弹钢琴一样，但打字时，你可以立即发现错误并纠正它们。这样的讨论对一个处于正常清醒状态的患者来说，可能是荒谬的、徒劳的；但在催眠的恍惚状态下，患者对这些意见会非常专注、反应积极，更容易关注自己在其中的受益，而不是去顾虑它们的逻辑关系与一致性。

哈罗德痛苦但坚定地听从了那些暗示，怀着极大的热情去学习速记和打字，踏实而认真的进行练习。其间，心灵手巧的乔还一直鼓励哈罗德，他进步很快。

下一步是敦促他每周去上钢琴课，"以加快打字和弹吉他的学习速度"。我把他介绍给一位年长的女性钢琴教师。她丈夫生病了，哈罗德可以帮她做些园艺杂事，以此为交换向她学习钢琴。哈罗德接受了这种安排，而且并没有意识到他与一位女性就这样有了特殊的接触。这种接触让他既扮演着向女性求教的学生角色，也扮演着一位有能力的男性角色。（这个治疗情境并不是事先计划好的，只是凑巧。）

随着录音机、吉他、打字机这些花费的增加以及居住条件的提高，哈罗德开始寻找更好的工作。一个同事教会了他如何驾驶汽车，于是他先成了一名货车搬运工。后来，他又找到一份卡车司机的工作，薪水也不错。

我们专门用了一次治疗的时间去总结他过去的工作经历、他的各种改善、进步和成就，但我还是对此打了个折扣，认为他"每天都在重复着相同的事情，没有做出任何改变"。最后，我鼓励他去翻阅招聘广告。碰巧一则广告要招聘一个单身的会打字和速记的抄写员，工作时间不固定，但要和雇主一起住在一个偏远的山间小屋。哈罗德去应聘并被录用了。他的雇主是一个富有但相当古怪的老人，隐居山间，爱好是复制旧手稿和古籍，然后自己加以评论和注释。哈罗德平时做秘书工作，当厨师请假一两天的时候，他也负责做饭。他完全能够胜任这些工作，因为在之前的治疗中就包括去学习烹饪，他还给他姐姐做过饭。

哈罗德的表现让他的雇主很满意，除了工资和生活费，雇主还给他配了一整个衣橱的行头，供他进城采购时穿，并且因为他经常去图书馆借参考书，还专门为他做了一身西装。

这份工作哈罗德做了一年半，期间，他时不时地来见我，每次两个小时。他的思想明显成熟了，学术视野也有了极大的拓展。因为与那位知识分子雇主长期探讨问题的缘故，他的兴趣与认知也都更加广泛了。后来，他的雇主离开并关掉了在亚利桑那州山间的住处，给了哈罗德三个月的遣散费。

几天后，哈罗德找到了另一份高薪的工作，既是秘书又是办公室经理。出于某种心理障碍，他对此颇为踌躇，但最后接受了这份工作，并做好随时会因为能力不足而被辞退的心理准备。他解释说，申请这个职位完全是因为"真的不知道还有什么更好的了"。

我在这个节点上，对哈罗德进行了催眠，要他彻底回顾其职业经历，特别要"毫不留情"地将自己人生早期阶段与后来那一年半的秘书工作进行对比。他在重温旧事的过程中情绪很低落。在结束之前，我给他一个催眠后暗示，下次治疗时，他要带着一个问题来，一个悬而未决的最重要的问题。

在接下来的那次治疗中，哈罗德说："我一直觉得自己是个该死的废物，内心破碎不堪，我想要做点儿事，可又不知道究竟要做什么。也许我已经找到了一部分答案。这么说很傻，但我有一种感觉，我要去上大学，哪怕我知道会考不及格、会被退学。"他又补充说，他有太多事情想去探索了，他想去冒险，想去享受日出，他说："哦，有太多事了。伙计，我迫不及待想去体验它们了。"

我以一种不容置疑的语气告诉他："没错，你会上大学的。但这一次你不会再犯上次夜校代数课时的错误——只关注你是否能通过，而不是去体验你没通过的那个过程。九月，你会注册一门完整的正式本科课程，到学期中间，你就会知道自己学得有多差了。"我又补充说，他还会时不时地发现一些简单、美好的小事物，而正是这些"小确幸"构成了人们大部分的生活。

在接下来的三个月里，哈罗德每周和我见一次，会谈的性质发生了显著变化。他常常花时间询问我对各种事情的看法。他表现得像一个非常好奇的人，在探求另一个他所尊敬和喜爱的人如何看待世界、处理事情，如何寻找乐趣，如何感受以及思考各种问题。

九月，哈罗德注册了一门十六个学时的正式课程。他没有向我咨询任何相关的手续与步骤，比如缺少高中文凭如何注册大学，我也没有给他任何意见或建议。哈罗德认为自己是个白痴的信念还没有完全消失，所以我再次向他保证，他必须要等到期中考试才能知道自己的考试会不及格。因为肯定会失败，所以他完全可以放心大胆地去注册。他不会得到任何超出自己能力的收获，也就不会有任何超出自己能力的期待。但是，为了证实这个失败，他必须得先注册。

几个星期过去了，哈罗德并没有和我讨论他的学业。期中考试后，他惊愕地告诉我，他在各科目都得到了很好的分数。我回答说，新生要想得到老师的完整评价，只看期中考试成绩还为时过早，他得等到期末才能对自己的能力做出正确的判断。我用这种说法，让他把"自己通过了期中考试"这件事归因于老师的错判。于是，他只能等待接受未来的期末分数，作为"对他能力的正确判断"。

很难想象一个正在接受治疗的患者，会对自己在学校里优异的真实表现如此熟视无睹。但不要忘了，我在整个治疗中一直在使用催眠、分散注意力和重新定向等方法，这些无疑都促成了他对真实状况的视而不见。

哈罗德在学期结束时获得了全A的成绩，他没有预约就来到我的办公室。他很沮丧，觉得自己错了。我向他保证他没有错，只是在某些事情上错了。我让他进入深度恍惚状态，并给了他这样的催眠后暗示："当你醒来时，你会知道你的分数。你会知道这个议题已经解决了，它不再是一个多么急迫的问题，它是一个确定的事实。所以，我们随便什么时候去讨论它都可以。"

哈罗德后来的大学生活一直很成功，但与此同时又面临着一个新问题——

如何能够与女性保持亲密关系。在此之前，关于这种治疗方法，我们先来补充一些要点。

首先应该强调的是：一个认为自己是笨蛋的体力劳动者，其既往史也能佐证他的想法。他在两三年的时间里，被改造成一个有能力在中产阶级岗位谋生的人，能够在大学里取得优异的学业成绩，从一个生活在社会外围的边缘人变成了一个具有相当地位的社会参与者。这个目标的实现，并不是通过在普通精神病学意义上探索其症状"背后"的病因，他的改变也不是来自他对其过去历史有所顿悟，他也没有通过任何类似移情解释的方式，去探究他的过去和现在之间的关联。艾瑞克森也没有挖掘患者的早期创伤，去揭露或者解释这就是他现在陷入困境的原因。也许悲惨的童年也不能成为他失败或者自我贬低的借口与原因。事实上，整个治疗过程都没有把他关于过去的认知带入其意识层面，而是广泛而审慎地使用遗忘将治疗计划以外的想法都排除在他的意识之外。这些想法也不是关于过去的，是关于他当下的个人能力的。

这个案例的治疗手段具有典型的艾瑞克森风格，其中还包括许多适用于某种学习体验的策略。然而，患者学到的并不是为什么他会是这个样子，而是学习如何开始改变并获得成功。也许这个案例最显著的地方就是，患者一直都没有意识到自己并不是"白痴"，或者说并没有与艾瑞克森就此达成一致，直到后来他取得了一系列成就，包括优异的大学成绩等，他才改变了对自己的看法。

接着要强调的是：在整个治疗过程中，艾瑞克森在某些时刻对患者表现出不容置疑的权威态度，同时又允许患者在其他时候完全自主。在这样一种复杂的组合式治疗中，大部分是患者独立于艾瑞克森的自主行动。艾瑞克森的工作，在许多方面就像他关于那台拖拉机的举例——他帮助患者"加满油"，发动引擎，然后让患者用自己的方式运行。

社交和求爱行为

帮助哈罗德融入社会，获得更体面的职业岗位的同时，艾瑞克森也在努力培养哈罗德正常求爱的能力。在治疗初期，哈罗德和其他人的关系主要局限于和姐姐姐夫之间。他没有男性朋友，对女性完全回避：去路边小饭馆吃饭以避开女服务员，尽可能从男店员那里买东西，还经常宁可步行也不坐有女乘客的公交车。他甚至发现姐姐的存在也令他很难忍受，只是因为她是自己的姐姐，他才勉强应付。他偶尔与男性有些性生活，大部分时候他处于被动，偶然会主动为对方口交。他的性伴侣常常具有以下特征：一定要比他年轻，最好是墨西哥裔，长发，身高不超过一百六十二厘米，体重在五十五公斤到七十公斤之间，圆脸，嘴唇饱满，瘦肩肥臀，走路摇摇晃晃，用香水和发油，喜欢"咯咯"傻笑。哈罗德认识一些他称为"小混混"的人，他们都满足上述特征，他时不时地与他们发生关系。

哈罗德从未与女性有过联系，更未约会过，并坚持说他不想要女人。如何帮助哈罗德开始正常的求爱活动，这显然是个棘手的治疗难题。

艾瑞克森还是以一种属于他的典型方式展开治疗：他利用一些间接暗示，先让哈罗德与女性之间的相处比较愉快，接着又提出了一系列任务，去促成哈罗德的求爱活动。这些努力中必然包含着对哈罗德的穿着打扮、居住条件以及社会职业地位的改善，让他对女性变得更有吸引力。

在治疗初期，艾瑞克森让哈罗德去结识一个陌生人，并要求他在一周内完成这项任务。哈罗德答应得很勉强，"他似乎不太确定自己究竟是想成功还是想失败"（也许是因为艾瑞克森刚刚对他代数课不及格表示了祝贺）。

在为他安排这项任务时，我提议他去一些有活动房屋的停车场走走，那些地方是他自己选的。然后我说服了他去其中的某个停车场，我的另一个患者住在那里，我了解他的一些起居习惯。哈罗德当然是拖到了一周期限的最后一个晚上，才怀着恐惧和忐忑的心情，在我指定的晚上六点钟出现在那个停车场的。当他经过其中一辆拖车时，一对夫妇坐在阴凉处向他打招呼，他们习惯在那个时间坐在那里，和来往的路人闲聊几句。几个星期后，哈罗德和这对夫妇的友谊发展迅速，他们这才知道彼此都是我的患者，在跟着我治疗。起初，这对夫妇比较主动，但随着时间流逝，哈罗德也逐渐有了热情，开始更加积极地回应对方。

虽然很多治疗师都希望自己孤独的患者能找到朋友，但艾瑞克森更愿意确保这件事能够顺利发生。他可能会悄悄地直接安排一段关系，或者要求患者去那些他知道最有可能结识朋友的地方。而当友谊降临时，患者往往会认为这是自然而然发生的。

艾瑞克森的下一项任务更直截了当："与这对夫妇的友谊稳定发展了一段时间后，我给了哈罗德另一个任务，让他再去结识一个新朋友，我给了他一个地址，告诉他去那里好好结交朋友，注意观察，要经常去。"哈罗德就这样认识了身体有缺陷的能工巧匠乔，并发展了一段对他来说非常重要的友谊。这段友谊持续了两年，直到乔去世。

通过这种方式去安排关系，艾瑞克森在设法避免患者将治疗师作为替代品来进行社会交往，从而妨碍患者建立更正常的关系，这样治疗师就不会干扰患者的其他关系。

哈罗德提升社交能力的下一步是学习钢琴。他为一位上了年纪的女性钢琴教师打理庭院，以此换取跟她学习钢琴的机会。通过这件事情，他体验到与一位女性的师生关系，同时也体验到作为一名有能力的男性去帮助女性的感受。

现在哈罗德已经能够与一对已婚夫妇、一位男性朋友和一位老年女性展开交往了，艾瑞克森需要他更进一步——他建议哈罗德去基督教青年会学游泳，学交谊舞。

对于这两个建议，哈罗德都表现出强烈的厌恶情绪，他十分苦恼。他情绪激动地解释说，基督教青年会的游泳池每周一次都会有女性使用，他不能忍受将自己的身体浸泡在如此肮脏的水中。至于跳舞，那需要主动触碰女人的身体，他更是一点儿都不愿意。他又急又怕，坚决拒绝，并一再解释说自己是同性恋，厌恶女性，即使没有我的无理要求，他也已经受够了这个世界到处都能看到女人。

艾瑞克森一次提供了两个指令，一个比一个难，以此来让患者有余地能够拒绝一个，接受一个。在这个案例中，学交谊舞比在基督教青年会游泳更令他厌恶，毕竟基督教青年会是一个全男性的组织。然而在艾瑞克森的鼓励之下，哈罗德居然完成了两项活动。

当哈罗德抗拒学游泳和跳舞时，我给他打了个比方：他会愿意在施了肥打了驱虫药的土地上亲手收割蔬菜，因为他知道事后自己可以把手和蔬菜都好好洗干净，并且能从蔬菜中获得营养。同样，我坚定地告诉他，水、一块强力去污皂和一条毛巾就可以很容易地"洗干净"他在游泳和跳舞时沾染上的任何东西。

我基本上是立刻驳回了他的反对意见，并告诉他学习舞蹈的首选地方是专业舞蹈工作室，在那里，所有的接触都是不带个人情感色彩的。我要求他学习这两项活动的理由，部分是因为作为一名工人，他要学会两种以节奏为基础的身体技能。

哈罗德很快就学会了游泳和交际舞，每次学完他就使用某个牌子的肥皂进行他的清洁仪式。我告诉他另一个牌子的肥皂也不错，但也没有更好，其实两个牌子都差不多。

艾瑞克森的这种方式，一定程度上是通过开启一种强迫式的清洁行为，来鼓励哈罗德新的社交活动。然后，艾瑞克森再渐渐削弱这一强迫行为，就像他经常对此使用的方法——去仪式化：这个牌子或者那个牌子的肥皂都可以，这个时间或者那个时间洗都行，只洗一次或者多洗几次都行。

艾瑞克森要求哈罗德参加一些涉及女性的社交活动，即使不掺杂感情色彩，也是在努力改变患者的既有观念，重新设定他生活中的方方面面。

当哈罗德对性知识似乎愿意接受时，性这个话题就被引入了治疗环节。我告诉他，就像我的兴趣和知识非常广泛，他也应该对这些以及延续人类生命的诸多方面至少有个大致的了解。例如，他认为自己是同性恋，而我是异性恋，但其实他的定义是非常盲目的，他并没有真正了解或者理解这两个术语的意思以及背后的含义。然后，我向他普及了性成熟与性发育的基本知识，并解释了不同个人和文化在性理念和性实践方面都有什么样的差异。我希望他可以去倾听、去理解，但不要试图修饰对自己的个人看法。通过这种方式，我让他有机会修正自己的观点，但这是一种自发的结果，而不是努力强加给自我的意识。

然后我就性的生理学及其生物学价值向哈罗德提供了一份简单的、以事例为主并相当具有学术性的报告，其中还包括如性节奏、鸟类交配舞蹈、动物发情季节、性行为的不同文化习俗，以及关于涉及性主题的音乐、舞蹈、歌曲和文学等。后来我才知道，这份报告激发了哈罗德的浓厚兴趣，他去图书馆进行了大量的系统阅读。

接着我又给哈罗德一些指令，但他要到未来某个时候才能执行。在他处于催眠恍惚状态时，我不断向他重复这些隐晦含糊的指令：（1）去看看世界上那些痛苦的年轻人，他们只是不敢去做自己想做的事；（2）观察这些年轻人并思考他们为什么这样；（3）是不是这些不快乐的年轻人虽然心存希望，但并不相信真的有人会来帮助他们；（4）以一种客观、不带个人情感的方式为其中一小部分人提供他们想要的帮助。

当我觉得让他执行这项任务没什么问题时，我就指导他去各种公共舞厅，仔细观察有多少年轻人心里想跳舞，但因为太害羞太害怕，而不敢尝试学习如何跳舞。于是，他会注意到那些年轻女人，那些胖胖的女孩儿、姿色平平的女孩儿、瘦削的女孩儿以及"壁花姑娘"，她们要么正充满期待地搜寻舞伴，要么失望地和自己的女伴共舞，眼睛却瞄着那些坐立不安、过分尴尬而不敢请她们来跳舞的男孩儿。

哈罗德对这项任务的最初反应不是厌恶，而是满腹猜疑，不确定是否会有这种情况存在。然而，当他首次开始执行任务时，他百般推诿，万分不情愿，磨蹭了三个小时、走错了好几个地方，才真正进了一个公共舞厅。在那里，他遇到了一群推来挤去的年轻人，他们彼此怂恿着。"啊，去啊！""你要去，我就去。""嗯，我不会跳舞。""那又怎么样？那儿会有姑娘教你的。""去吧。""哈，谁想去？"

哈罗德后来解释说，在搞清楚这些状况后，他在大厅里绕来绕去，发现几个女孩儿，显然都是"壁花姑娘"。她们一个个无精打采，但当他走过来时，她们都抬起头满怀希望地看着他，直到他犹豫不决地停在半路，她们又沮丧地把目光转向舞池。那里有许多女孩儿在一起跳舞。哈罗德报告说："我定了定神，大步走过去，和这几个女孩儿每人跳了一支舞，然后就立刻离开了那个地方，让自己好好想一想。"

哈罗德去了三次舞厅，总结道："那次经历让我明白，我并没有想象中的那么糟糕，我并不害怕做这些事。"我坚定地回答他："当然，你绝对没有你想象的那么差，你可以去退伍军人管理局，让他们给你做个心理测试，看看自己到底有多好。"他非常震惊，我随即结束了那次治疗。

几天后，哈罗德回来了，几乎完全变了个人。他兴高采烈地报告说，测试结果表明他拥有相当于高中的学历，有资格进入大学。他说："对一个白痴来说，这还不错。"我回答："不，这对一个'认为自己是白痴'的人来说还不错。"随后我立刻停止了对他的治疗。在此之后，我拒绝了他几次会谈的请求，理由是他有很多事要好好想想。

哈罗德执行的这项特殊任务，在许多方面具有典型的艾瑞克森风格。艾瑞克森经常会提供类似这样的一系列笼统含糊的指令，然后设置一种情境，让患者有机会在其中执行这些指令。这样，患者会觉得是他自发地做出了决定。在这个案例中，艾瑞克森建议哈罗德去观察一些年轻人，并向他们提供一点儿帮助。几经周折，哈罗德来到公共舞厅。一进舞厅，他就"自发"地决定请几个年轻姑娘跳舞，并体验到了一种成就感。同时，指令的目标还将哈罗德放在一个追求者的位置上，与其他男性进行对比，从而让他发现自己能够完成其他很多男性无法做到的事情。出现在舞厅，结识陌生女性，还和她们跳了舞，这是哈罗德以前从未有过的体验。

哈罗德直到治疗后期，才开始与一名女性有了一段亲密关系，当时他正要进入大学，而艾瑞克森是后来才知道了这段关系。

在此期间，艾瑞克森对哈罗德进行了时间扭曲的训练——使用催眠来影响他的时间感。这样，在几分钟内发生的事情，在一个人的主观上就像过了几个小时一样。这在一定程度上是为了帮助他完成学业。在这个阶段，艾瑞克森为哈罗德提供了六次利用时间扭曲的深度催眠。他让哈罗德静静地坐着，重温他是谁、他是什么人、他想成为什么人、他能做什么。此外，作为一个有情感有生命力的人，他还要对比自己的过去、现在，以及和别人的关系，去了解他可以如何合理运用自己的潜能。哈罗德在这些治疗中，表现得专注而投入，认真的面对和解决问题。这一过程有些时候是愉快的，而更多时候是让人不舒服的，但显然这些都是他的重要时刻。每次催眠结束时，哈罗德都很累。在这几次催眠治疗完成后，他一直没有出现，直到两周以后，他来到办公室报告了一个"新问题"。

　　哈罗德的态度相当紧张，他的言行举止好像有些变化，让人感觉有些陌生。他似乎想从我这里得到些指点，但又不愿意让我对他的情况了解太多。于是，我只能被动地听他讲述，对其中正面的事情不置可否，对那些负面行为直截了当地点评。

　　他的故事是这样的，不久前——其实他也不知道什么时候，"但应该有一阵子了，或许是很久以前"——一个女人搬进了他隔壁的公寓。后来他注意到这个女人每天早晚离开和回家的时间都和他一样。当她开始愉快地对他打招呼时，他才郁闷地意识到这一点。这让他很恼火，但他除了回应招呼之外，不知该如何应付。

　　接下来，这个女人再遇到他会停下车，和他闲聊几句。这让他"异常"苦恼，因为其他邻居开始打趣他俩。从邻居那里，他了解到她比他大十五岁，与丈夫分居，丈夫酗酒并虐待她，她自己养活自己，正在筹钱离婚。

不寻常的治疗

"真正的麻烦"来临了，一天晚上，她"无缘无故"就"闯入"了他的公寓，抱着一堆东西，说要为他们两个做晚餐。她为自己这一"鲁莽行径"找的借口是——男人应该偶尔吃一顿女人做的饭。晚餐结束，她去洗碗，让他放一些古典音乐唱片。他赶紧打开了唱机，心里一阵轻松，这样两人就不必聊天了，而且"幸运的是，收拾完厨房"她就走了。那一夜，他在房间里踱步到天亮，"我苦苦思索，却毫无头绪"。

几天后的一个晚上，他正要做饭，那个女人"走进来告诉我她已经准备了晚饭，想和我一起在她公寓里共进晚餐"。"我不知所措，也想不出要说什么，只能像个小孩子一样跟她过去。晚饭后，她简单地把盘子堆起来，提出要去我的公寓听音乐。那天晚上，她在我那里待到十点才走。她走之后我就失眠了，我真不能再想下去了，感觉自己要疯了，这太可怕了。我知道我得做点儿什么，但又无从下手。接下来两个星期，我还是一筹莫展，只好处处回避她。又过了几个星期，我终于想明白了——我应该也为她做一顿晚餐，她会高兴的。于是，我说做就做，但事情并没有像我想象中的那样。那天的晚餐，让我自己说的话，真是丰盛极了，我们还放了唱片——她真的很喜欢音乐，而且深谙于此。她非常聪明，但某些地方也傻得气人。她十点半左右就走了，走到门口，她忽然探过身子吻了我。我吓了一跳，看来我关门的速度还是不够快。我赶紧跑进浴室，打开淋浴，来不及脱衣服就开始拼命用肥皂洗脸。我简直快疯了，用肥皂反复清洗自己。那晚真的很难熬，有好几次，我穿上衣服，到公用电话亭想打电话给你，但又想到不应该这么晚打扰你，只好回去继续冲澡，再拿肥皂洗几遍。天啊，我要疯了。我知道自己必须得解决这个问题，但又搞不懂这到底是怎么回事儿，也不知道要怎么做。直到最后，我忽然想通了，我想起了在你这里那六次治疗，那时候我累得要命。于是有个声音在我脑海

140

说：'答案就是这个，但是那个时候可能你还不懂。我现在可能也没想清楚，但是它确实帮到了我，让我不再拼命洗脸了。'"

"我不知道我今天为什么来这里，可我必须来。我不想听你说什么，但我也想让你和我谈谈，就是你说话的时候务必要小心。请原谅我这样对你说话，我必须得确认这个。这是我的问题。"

我谨慎笼统地对哈罗德的经历略做讨论，先刻意避开他介意的事情。等他放松下来，我慢慢指出，人们不应该责备或批评想要离婚的女人，每个人都有权享受身心幸福的生活，婚姻不该是悲惨地被人虐待。既然她愿意在各方面自立，这当然值得尊敬、钦佩和喜爱。至于她的友好打扰了他的私人空间，我们也必须认识到人类在本质上就是群居动物，人们期望能有人与自己相互陪伴、彼此分享，这可以解释她的行为，甚至可以解释他对她的接受。至于晚餐，自古以来，搭配食物最好的两种调味品就是"饥饿"和好的陪伴者，音乐同样是一种共同体验的分享。至于那个令他苦恼的吻，我们应该猜测一下这个如此简单的肢体动作可能包含的意味：爱情之吻、同情之吻、死亡之吻、母亲之吻、婴儿之吻、父母之吻、祖父母之吻、问候之吻、告别之吻、渴望之吻、满足之吻，不一而足。在他给这个吻赋予任何特定含义之前，他必须得先了解这是一个什么样的吻，而这一点他只能靠主动地无所顾忌地思考来了解。他不用害怕，只要带着了解的意愿去思考就可以。另外，他也得斟酌他自己希望这个吻代表着什么意义。至于她或他的行为还会有什么个人层面的暗示，这真没什么能说的，因为他们都没有给自己的言行进行什么特别明确的定义。但是，必须得说，对任何让他觉得讨厌的事情，他都应该毫不犹豫地拒绝。

这番话之后，我们沉默了大约五分钟。后来哈罗德醒了过来，看了看钟后说："好吧，不管它意味着什么，我确实还是得继续往前走。"然后他就离开了。

在这段对话中,有个处理方式要评论一下。艾瑞克森丝毫没有想从普通精神病学角度帮助哈罗德"理解"这个经历对他的意义,比如这个稍稍年长的女性所蕴含的母爱含义以及在这个情境中其他可能的象征意义,艾瑞克森对此并无任何解释,因此也就没有对这段关系的负面判断,只是把它当作哈罗德与一位真实女性互动的真实体验。

一周后,哈罗德又接受了一小时的治疗。他说:"我真的不应该问你,但我心里很想知道你是怎么看待简的。谈谈她吧,但无论你要说什么,都请谨慎一些。我觉得自己这个请求有点儿傻,因为你根本不认识她,只是凭我告诉你的一点儿事情来了解她。但是,我还是想知道你会如何看待这个女人,无论是什么,都请嘴下留情。"艾瑞克森回应了他的请求,客观笼统地讨论了这个女性。

我不露痕迹地提及了一些对哈罗德来说有着特别意义的观点,我这样描述简:她的天赋与本质让她拥有各种各样的品性、才能、特点以及认知水平,因此她会对各种事情给予不同的反应,这也使她成为一个独一无二的人,而其他人会根据他们自己的能力和需要对她做出回应。例如,她的婚史表明她是一个异性恋女性,对男性有吸引力;她的职业表明她是一个有做事能力的人;她想离婚表明作为一个人,她对幸福怀有渴望;他喜欢她的晚餐和陪伴,表明他发现了自己对她的个人兴趣。

我还指出,在他希望获得的治疗进展中,就包括将女性作为他真实生活的一部分,当然不一定是这位女士。最后,我用哈罗德第一次见我时的腔调说:"你一定要搞明白女人到底是个什么样的小东西,你不会让她真的钓上你，也不会把你和她都搞得五迷三道，你要做的就是把内心的答案清清楚楚地列出来。"我用这样的方式说话，是为了让他认识到他过去和现在身份之间的差异。他没说什么就离开了，走到门口，他又回头不解而犹疑地看了我一眼，仿佛不是很确定该说些什么。

哈罗德接下来没有再预约治疗，但几周后他回来了：

"我很想用我的方式给你讲一讲我的感受，但你是个精神科医生，我这一切都承蒙你的帮助，所以我应该用你的方式来告诉你我的想法，这也许会对别人有用。

"上次你对我说我应该把内心的答案诚实地列出来，当时我差点想告诉你我正要这样做，但我想你可能对我要说的话也没太大兴趣，你只是想让我自己去发现我是谁，我是什么，我能做什么。还记得我站在门口看你那一眼吗？那个时候我想的就是这些。我知道答案会一个个地浮现出来，回家的路上我就意识到了这一点。我觉得这很有意思，因为之前我并不知道那些答案会是什么，我只知道我会让它们一个一个地呈现。

"我到家的时候，大约是五点半。我觉得很奇怪，因为我发现自己走到门口，东张西望，好像在等什么。直到简把车开进她的车库，我才知道自己是在等她。我走过去邀请她来我家共进晚餐。其实那天上午早些时候，我去购物时就很纳闷自己买的那些东西。她接受了我的邀请，来我这里准备晚餐，而我弹着吉他，跟着自己录制的磁带唱着歌。晚饭后，我放了一些唱片，和她一起跳舞，跳累了就坐下来。当我们坐在沙发上时，我告诉她我要吻她了，但我要先琢磨一下我会有多喜欢这个吻，这样当我想这个的时候，她可能就不会那么抗拒了。她听完似乎有点儿茫然，然后开始大笑。我意识到我说的话在她听来一定很奇怪，但我是认真的。她不笑了，我双手捧起她的脸，先吻了她一侧脸颊，再吻另一侧，最后吻到她的嘴唇。我喜欢吻她，但我太郑重其事了，她看起来有点儿紧张，于是我提议继续跳舞。跳舞时，我又开始吻她，她也吻了我。

"那一刻，我感觉到身体有些反应，但我知道我还没有准备好，我们停了下来。我开始放些古典音乐给她听，还唱了一些我熟悉的歌，她在一旁轻轻地和，声音非常好听。后来我送她回家，和她吻别，那天晚上我睡得像个婴儿。"

从这时起，哈罗德就开始计划正常的性活动了。不要忘记，为了创造这样一个有可能实现治疗目标的环境，他在此之前已经做了多少复杂周密的准备。哈罗德已经可以进行比较正常的求爱活动了，因为现在的他衣着得体，住在体面的公寓里，读了大学，工作也不错，还能和这位女士一起分享对于音乐与烹饪的见识与兴趣。此外，他已经有了一些社交经验，会跳舞，也体验过与女性一起跳舞的感受。最后，他对女性的态度已经发生了改变，对她们产生了好奇心和探索的欲望。

哈罗德继续他的讲述："第二天早上醒来，我很庆幸那天是星期日。我想要一个美好悠闲的周末，我要享受生活。大约三点钟，我溜达过去找简。她正忙着做一条裙子，我跟她说让她继续忙，我会准备晚餐，六点钟在家等她。晚餐后，我们先听了会儿古典音乐，然后用我的录音机放了些流行歌曲。我们开始跳舞，直到累了坐到沙发上。我吻她，她回吻我，我们开始相互抚摸。我小心翼翼，因为我知道自己是个新手，可能会尴尬。我们拥抱、亲吻，我还学会了法式深吻。我们先跳舞，然后互相抚摸，接着再跳一会儿。每次我们抚摸对方的时候，我都会有生理反应，但我知道我还没有准备好把我的答案展示出来。最后我们听了一些古典音乐，我就送她回去了，深情地吻她并和她道了晚安，就回家上床睡觉，那天晚上我睡得很好。

"接下来我有三天没见到她，那是相当特别的三天，因为我脑袋一直都晕晕乎乎的。星期一早晨起来，我感觉不错，想到了周日晚上，我就很开心。然后我去上班，接着一天就结束了，我回到家，当天发生的事情一件都记不起来，但我有一种强烈的愉悦感，觉得那天的工作相当顺利。星期二，我去上班，打算悄悄打听一下前一天发生了什么，可接下来我脑海里能记得的事情就是我又下班回家了。我并没有觉得困扰，就是感觉好笑，而且我很想知道周三会发生什么，果不其然，周三也蒸发不见了，但我发现自己带了一大堆食物回家，购物小票让我吃了一惊——那是一家我从未光临过的商店。在我苦苦回忆自己的购物经历时，我却下意识走进了简的家。令我惊讶的是，她向我打招呼时，我竟然告诉她不用换衣服——她只穿着短衣短裤。我告诉她我准备好了，她可以过来吃晚饭。"

那天晚上，哈罗德第一次与异性发生了性关系，这对他来说是一次充满好奇的探索。

他接着报告说："后来我们吃了早饭，简去上班了，但我待在家里。我在家待了一整天，感觉很开心，真的很开心，有生以来第一次那么开心，我实在无法描述那种快乐。有些事情是无法用语言表达的，周四就是那样的一天。

"我们计划好周六晚上继续在一起，周五我去购物。星期六，我收拾了房间，但那两天我都不记得发生了什么，就是觉得舒服，一切都让人舒服。星期六下午，我准备了一顿精致的晚餐，当简进来时，她穿着一件漂亮的、很有女人味儿的衣服。当我赞美她时，她说她喜欢我的领带。我才突然意识到自己也是盛装打扮，这吓了我一跳。

"我们吃饭，跳舞，爱抚。大约十点钟，我们走进卧室。这次不一样了，我不再想着要去学点儿什么或者改善自己，我们只是两个彼此喜欢的人在做爱。直到午夜过后，我们才沉沉睡去。第二天早上，她做好早餐就走了，解释说一个朋友要来探望她几天。

"周一我一大早就起床去上班了，我也不知道为什么去得那么早，但没过多久我就有了答案。那一刻我正在路上开着车，一个女孩儿忽然从人行道上向我走来，我吓了一跳，不得不把车停靠在路边，用眼角的余光看着她，直到她款款地走过去。那个女孩儿非常非常漂亮——我第一次见到这么漂亮的女孩儿。我继续往前开了两个街区，同样的事情又发生了，只是这次是两个相当漂亮的女孩儿。上班忽然对我来说变得困难了，我想停下来好好打量这个世界。一切都变了，草是绿色的，树是挺拔的，房子看起来是刚粉刷过的，街上的汽车看起来也是簇新的，男人看起来都和我很像，凤凰城的街道拥堵不堪，因为路上都是漂亮女孩儿。就这样，从这个周一开始，整个世界都变了。

"周三，我想知道我以前认识的那些小混混都怎么样了，于是我开车到了城市的另一边，找了其中几个。这是一次奇妙的经历，我以前一定很病态，竟然和这些人发生过关系，我实在为他们感到难过。

"星期六，在简的客人离开前，我们之间再没有发生什么事。晚上，我们一起吃饭，听了一些音乐，当我关掉唱片机时，我们都觉得是时候认真谈谈了。我们都很理智，谈论了对彼此的喜欢，但是这确实没有任何意义。我应该找一个和我同龄的女生，她也应该考虑找一个和她同龄的男人。我们同意分手，但仍然是朋友，就是这样。

"我去了教堂，去了年轻人的俱乐部，还去观光旅行。伙计，我一直活着，很享受地活着，我也会有未来，我马上就要读完大学了，我清楚自己想要什么样的职业，也清楚自己想要一个妻子，一个家和孩子们。"

哈罗德大学毕业后，找到了一个他喜欢的管理职位。

第五章
婚姻及其影响

由于婚姻的影响而产生的问题通常包括性障碍、配偶一方出现身心障碍或丧失能力，以及显然在婚姻早期就出现的无法解决的矛盾。从家庭生命周期的观点来看，对此阶段的治疗目标是要帮助年轻夫妇建立稳定的关系，帮助他们转向养育孩子的下一个阶段。

从不同的角度去审视一对新婚夫妇出现的问题，困难的性质可能就会有所不同，个体角度不同于夫妇的角度，婚姻问题也不同于双方大家庭的问题。例如，一名年轻女子被转介到我这里进行治疗，因为她的右手出现了无法自控的颤抖和摇晃。在过去的一年中，她接受了大量昂贵的神经检测，最后得出结论，她的右手颤抖是癔症的症状。在接受了六个月的传统心理治疗后，她的颤抖变得更厉害了，如果再不立即采取措施，她就会丢掉工作。患者希望我可以为她进行短程治疗，尽快消除症状。在接受艾瑞克森式催眠几分钟后，我发现患者的颤抖能够从一只手转移到另一只手，从而我得出了癔症的诊断结论，而这个花费可要比神经学检测便宜得多。那么剩下的就是"治愈"问题了。

这位年轻女士之前的治疗师认为，患者面临着与其他年轻女性基本相同的境况，主要是她自身有问题。但让我们换个角度来看，这位年轻女子最近刚结婚，并且是婚后不久就出现了这种症状。

我与这对年轻夫妇一起进行会谈，丈夫看上去是个比较失落的年轻人，而妻了很保护他。丈夫在海军服役期间，他们结了婚。那个时候他意气风发，但他在退伍后却成了一个失业的普通人。是回学校还是找份工作？他一直犹豫彷徨拿不定主意，而年轻妻子负责养家。从这个角度来看，妻子的症状可以被看作婚姻中的一种功能，我问她如果症状变得更严重会发生什么，她回答说她会失业，当我问接下来又会发生什么时，她说："我想，那我丈夫就得去工作了。"因此，患者出现这种症状，很明显是为了让她的婚姻能够变得更加正常。从这个角度来说，丈夫和婚姻应该是治疗的重点。

当下如果只有妻子接受治疗，那么这个婚姻就会一直维持这样的局面：丈夫要面临自己的妻子不仅身处困境，还要一周去和另一个男人深谈几次的情况，并且谈的很可能是关于他的事情。从个体治疗的本质来看，丈夫正和治疗师一起与妻子形成一个三角形。在这个案例中，丈夫会觉得妻子一定正在和另一位成功男士讨论他作为一个丈夫的不足之处，那么他会越来越怀疑妻子对自己的忠诚。反过来，他的妻子也被夹在中间，一边是鼓励她表达不满的治疗师，另一边则是认为如果她这样做就是不忠的丈夫。

随着个人长程治疗的进行，其他因素也会被卷进来影响婚姻。妻子越来越依恋治疗师，婚姻誓约中对丈夫的唯一性承诺也会慢慢转移。在这类案例中，患者的每一个新观念和新想法都会先呈现给治疗师，其配偶往往得到的都是"残羹冷炙"，即使患者真想说，也是后来才会讲给配偶听。这种差别对待可能会成为夫妻之间的隔阂，不断侵蚀婚姻，让二人对彼此日益不满甚至走向离婚。如果要离婚，个体治疗师可能会觉得他的患者已经"成长"，其配偶"不再适合"患者了，离婚是必要的。他根本就没有意识到他的干预本身已经严重干扰了这段婚姻，与任何所谓的"成长"都无关。有时，患者的配偶也在跟着另一个治疗师接受治疗，于是这个婚姻就变成了四人行。无论这种设置的目的是出于何种善意，治疗持续的时间越长，他们的婚姻就会越"不正常"，也就是说，越来越不像普通婚姻。如果夫妻一方单独接受治疗十年八年——我知道有一个持续了十八年，那么越往后，这段婚姻中的偏见就会越多，这严重阻碍了婚姻的正常发展。例如，什么时候生孩子，如何养育孩子，这些都成为妻子与她的治疗师分享的内容，就像与她的丈夫分享一样，而这个治疗师也基本成了妻子大家庭中的带薪一员。

对这位右手颤抖的年轻女性，我们可以通过对其亲密关系的了解，比如丈夫、原生家庭，去获得关于患者症状的不同看法。她的父母反对这门婚事，事实上，是禁止他们结婚，而她义无反顾地决定嫁给他，想着一旦结婚，她的父母会不得不接受。然而，当这对年轻夫妇在他们的公寓刚安顿下来时，她的母亲就打电话询问她那天是否回家。妻子表示她现在已经结婚了，有了自己的家，她妈妈仍在电话中说："嗯，你们维持不了多久的。"第二天，母亲再次问她是否要回家，并向她保证房间仍然为她准备着。母亲锲而不舍地给女孩儿打电话，一心指望女儿回家，对女婿评头论足，不断加剧着女儿对自己丈夫的犹疑。年轻的丈夫就这样生活在充满敌意的姻亲环境之中，他对工作犹豫不决的部分原因，也是他过于顾忌岳父岳母的接受度，他的人生决策不可避免地受到这个更大范围的家庭关系的影响。在这种背景下，他的踌躇不定可以被解释为有其社会根源，而不是他性格的一部分。

在这个更大的背景下，妻子的症状部分地呈现了家庭成员之间的矛盾，包括难以脱离父母，难以与丈夫建立独立而稳定的关系。之前的治疗也可以被视为这个大背景的一部分——昂贵的神经测试和个人治疗费用，都是由她的父母支付的。因此，女孩儿让父母为他们造成的困难付出了经济上的代价，同时从另一个角度证实了他们的观点——她的婚姻是一个错误，因为它造成的问题严重到让女孩儿需要去看心理医生。她所接受的治疗，往往就成为家庭斗争中的一部分弹药，而治疗师对此毫无察觉、熟视无睹。

这个案例也展示了治疗师们是如何靠着解决一个原本不需要任何帮助就可以自然解决的问题，而受到人们的称赞的。正如蒙田曾说过的："当人们自然痊愈时，医学就收获了荣誉。"尽管治疗手段技术高明，但问题似乎并不是通过治疗被解决的。年轻的妻子怀孕了，这改变了整个故事。她需要因为照顾即将出生的孩子而放弃工作，丈夫不得不出去工作来养活家庭。父母希望他们的女儿回到他们身边，但又不想让她带着孩子回来。因此，他们也转变立场，开始支持婚姻，准备迎接他们的外孙。"大自然"解决了这个问题，让这对年轻夫妇进入了家庭发展的下一个阶段：生育和抚养孩子。妻子的症状消失了，她和她的丈夫都显得更加成熟自信。

许多治疗师刚刚开始意识到，个体症状对年轻夫妇来说可能与他们的姻亲有关。年轻夫妇的典型问题之一就是，在与各自原生家庭打交道时，他们做不到立场统一，无法齐心协力。例如，妻子不会像丈夫那样希望公婆闯入他们的生活，但丈夫不可能反对他自己的父母。在这种情况下，妻子通常会出现某种症状。接下来这个案例就是这种情况，而在艾瑞克森的帮助之下，患者的症状成了有用的治疗工具。

一个得了胃溃疡的女人来找我，身体的痛苦严重影响了她的工作、家庭和所有的社会关系。令她苦恼的主要问题是，她无法忍受公婆一周要来探视他们三四回，而且总是不请自来，想待多久就待多久。我向她指出，她只是受不了公婆，但她可以忍受教堂，忍受和邻居打牌，忍受她的工作，所以解决问题的重点在公婆身上。我说："你确实不喜欢这对亲戚，他们每次来都让你肚子难受。我们应该有效利用这个'难受'。如果他们来的时候你吐了，他们肯定不会指望你去拖地。"

她采用了这个方法，公婆来看她时，她呕吐了，当他们忙着拖地板时，她虚弱而可怜地向他们道歉。之后她一听到他们开车进了院子，就冲到冰箱前喝一杯牛奶。等他们进来，她寒暄几句就突然开始恶心呕吐。

渐渐地公婆开始在拜访前先打电话，询问她是否状态良好，以便他们去探望。她会说："今天很不好。"下次又说："今天还是不好。"终于有一天她说："我想我今天还行，你们可以来。"结果不幸的是，她"判断失误"，又吐了，公婆不得不忙活着帮她清理地板。

她需要变得无助，用这种方式把痛苦都存在肚子里，应对公婆不请自来的探视，并且达到自己的目的。（她的胃溃疡消失了，她现在非常满意自己的胃——这真是一个好胃，可以帮她把讨厌的亲戚们赶出去。）亲戚们几个月没来了，于是她邀请他们来吃"下午茶"。他们小心翼翼地来了，不停地表示："也许我们该走了。"当她想让他们离开时，她只用表现出一副痛苦表情，摩挲着肚子，他们就会立刻起身离开。就这样，她从开始的无奈无助，变成拉开冰箱喝杯牛奶就可以实现自己的目的，而且自始至终，她和丈夫以及公婆之间都没有发生任何争吵。这让我想起了有一位客人，他总是在星期天的晚餐时间不请自来。每次我都给他来块海绵蛋糕，饶有兴致、有礼貌地问他："你要来点儿海绵蛋糕吗？"直到他终于醒悟过来。

对出现问题的新婚夫妇所进行的保守治疗，现在通常是侵入性地去制造改变，但并没有让这种改变成为家庭系统中的一部分。蜜月期间经常会发生诸如阳痿和性冷淡等问题，但夫妇二人一般都会自行解决。在许多情况下，当一对夫妇寻求帮助时，对专家来说比较明智的做法是暗示他们那个问题很常见，极有可能会自然解决，从而避免让这个问题病理化。否则，他们就可能陷入反复治疗。其实对这些早期婚姻问题，请某个权威和他们进行一番性知识的讨论往往就足以解决，这并不一定是因为年轻人得到了多少新信息，而是因为有权威允许他们享受性爱了，而在以前，父母或者其他权威对此一直是禁止的态度。这是进入成人世界的"成年仪式"的一部分。

当一对夫妇无法自然而然地享受性关系，治疗干预的目标就要包括设置享受性生活的情境，同时还要稳定婚姻、帮助年轻夫妇走向生育和抚养孩子的下一个发展阶段。有些新婚夫妇根本没有性生活，他们的婚姻不仅缺乏乐趣，也丝毫没有进入生育阶段的可能性。艾瑞克森举了一个例子，前来抱怨的是一位丈夫。

　　一个体重正常（大约七十五公斤）的年轻人娶了一个美丽性感的女孩儿，他的朋友们开玩笑说他马上就能累得减肥了。九个月后，他因为两个问题来向我寻求心理咨询：第一，他受不了同事们总拿他体重减轻了超过二十公斤开玩笑；第二，也就是真正的问题，"减肥"的真相完全是另外一回事——他们在这场婚姻中根本就没有开始过性生活。

　　他解释说，他的妻子每晚都答应会和他做爱，但每次他刚有动作，她就惊慌失措，可怜巴巴地劝他等第二天再做。于是每天晚上，他被强烈的欲望和绝望的沮丧折磨着，睡不好觉。最近，尽管他对性的渴望越来越强烈，但他因为一次勃起失败而开始害怕起来。

　　他问我是否能帮助他和太太，我答应了，并为他的妻子预约了咨询时间。我请他告诉妻子让她来咨询的原因，并让她做好准备，我会和她从青春期性发育开始讨论。

　　第二次咨询是在晚上，这对夫妇按时赶到，我先请丈夫离开了房间。尽管非常尴尬，妻子还是坦率地讲了自己的故事。她说每到那个时候她就感到非常害怕，无法控制地恐惧。她隐约感觉似乎与自己曾经的道德和宗教教育有关。关于她的性发育，她拿出一个笔记本，上面干净整齐地记录着她每次月经开始的日期和时间。这份令人惊讶的记录显示，十年来她每三十三天来一次月经，几乎总是在上午十点或十一点左右开始。有几次月经没有按时出现。但都不是提前，也就是说她偶尔会有月经推后的情况发生，她会记下实际月经日期，并在预计日期旁边标注说明比如"因重感冒而卧病在床。"我注意到，距离她下一次月经开始的时间，还有十七天。

当我问她是否需要我帮助解决婚姻问题时，她先是确定自己需要。但很快她就变得害怕起来，抽泣着，恳求我让她"等到明天"。我再三向她保证这个决定需要她自己做，好不容易才让她平静下来。接着我对她讲了一通关于婚姻关系的长篇大论，期间越来越频繁地穿插着各种放松以及昏昏欲睡的暗示，直到她被引导进一个相当好的恍惚状态。

接着，我一边确保她继续维持恍惚状态，一边更加强烈地向她提出了一系列催眠暗示，大意是：她也许，甚至很可能会突然地、出人意料地、比她想象中更快地实现她对明天的那个承诺，永远不会再害怕做爱，让自己大吃一惊；在回家的路上，她心中会洋溢着满足感，但毫无负担，她会尽快完成那个承诺，根本来不及害怕。

她和丈夫是分别进行咨询的，我向那位丈夫保证今晚就会有好消息。第二天早上，他沮丧地来告诉我，在回家的路上她来月经了，这次提前了十七天。我告诉他这正表明了他的妻子想与他真正结合的强烈意愿，这番似是而非的陈述让他松了一口气，也得到了稍许安慰。她例假结束后，我为她安排了另一次会谈。

在接下来的星期六晚上，我又见到了她，引导她进入了恍惚状态。这次我解释说她一定会与丈夫同房，我觉得应该在接下来的十天内发生。另外，她自己应该决定具体在什么时间。我告诉她，可以是周六晚上，也可以是周日，虽然我更喜欢周五晚上；或者周一、周二晚上也可以，但周五还是首选；话说回来，周四晚上也不错，可我还是更喜欢周五。我把一周中的每一天都列出来，但重点是我对周五的偏好，我一遍遍地重复，直到她开始表现出明显的不耐烦。

我唤醒了她，把同样的话又重复了一遍，但一提到我的那个偏好，她就表现得很反感。我单独见了她丈夫，告诉他不要主动挑逗她，要被动，但要随时准备回应，一定会成功的。

接下来的周五，他来告诉我："她让我告诉你昨晚发生了什么。事情发生得太快，我都来不及反应，她几乎强奸了我，而且她半夜又把我叫醒，让我再和她做一次。今天早上醒来她就一直在笑，我问她笑什么，她让我告诉你今天不是周五，我说今天是周五，她只是笑着说你会明白今天不是周五。"

我没有解释什么。他们接下来一直过着非常幸福的小日子，买了一套房子，生了三个孩子，各相差两岁。

用十天时间的设置、用一周的天数去命名，以及不断强调我的偏好，其中的原理是这样的：十天是一个足够长的时间，能让她做出决定，而这个时间的长度实际上通过命名被减少到了一周七天，反复强调我偏好的"周五"让她感觉到非常强烈的反感。一周里的所有日子都被我提到了，时间一天天过去，越来越接近我喜欢的那一天，却是她难以接受的一天。这样到了周四，能选择的就只剩下周四和周五；周六、周日、周一、周二和周三在这之前都已经被她拒绝了。因此，要么她选择周四，要么选择我喜欢的周五。同房一定会发生。

第一次咨询时采用的方法显然是错误的，患者精准地用它来惩罚和挫败了我的无能。第二次就比较幸运，我给她制造了一个她毫无察觉的选择困境——是选我喜欢的日子，还是她自己选的日子。反复强调我的偏好引发了她强烈的情绪反应：要惩罚和挫败我，成为她更迫切的需要，甚至暂时超越了她另外的情感需求。当她与丈夫同房之后，她就可以宣告那晚不是周五来奚落我，而且她确定我明白是怎么回事，心里得意不已。

刚进入婚姻的年轻女人面对同房时会遇到困难，年轻的男人也会出现问题，常见状况之一就是新郎无法勃起。有时，这会成为蜜月里的惊吓，这个男人也许之前有过成功的性关系，但是进入婚姻，他就没办法正常表现了。在有些案例中，这个问题会自行解决；有些则需要短期干预，以缓解障碍、挽救婚姻。

我的一个医学生娶了一个非常漂亮的女孩儿，新婚之夜他无法勃起。可他一直是这座小城里的风流男人，几乎和城里的每个交际花都睡过觉。婚后两周，他还是无法勃起，什么方法都试过了，甚至手淫也不行。经过两周惨淡的蜜月，他的妻子向律师咨询了离婚事宜。

年轻人带着这个困难来找我。我告诉他打电话给几个认识新娘的朋友，让他们说服她来看我。她来到办公室，我让那个年轻人在外面等着。她痛苦极了，给我讲了这个令人失望的故事。她本来认为自己很有魅力，可即使她一丝不挂，他也没办法勃起和她做爱。新婚之夜对一个女孩儿来说是那么重要的时刻，代表着她从一个女孩儿变成一个女人。在那个晚上，每个女人都希望自己是被爱人强烈渴望的，是唯一的那个。"可现实太打击人了"，最后我给她做了这样的总结。

我问她有没有考虑过这也许是她丈夫对她的赞美，这个说法让她迷惑不解，因为这似乎与她所想的正好相反。我说："嗯，很显然他觉得你的身体太美了，他完全被你征服了，彻彻底底地惊呆了。然而你却误解了他，觉得他无能。他也是有些无能，因为他意识到自己好好欣赏你美丽身体的能力竟然这么微弱。现在你去隔壁办公室先好好想想。"

我把丈夫叫了进来，听他讲完了整个悲惨的蜜月故事，然后我对他说了同样的话。我点出他对妻子毫无保留的赞美，他对以前自己的绯闻有很多负罪感，但现在他的无能向他证明，他真的找到了一个合适的女孩儿、彻底征服他的女孩儿。

他们一起开车回家，在路上就差点儿停下车开始做爱，从此他们开始了成功的性生活。

这种治疗本质上是婚姻中的危机治疗，干预的时机是治疗能否有效的重要因素，此时立即采取行动通常可以快速解决问题。但当性障碍成为一个长期的婚姻问题时，就比较棘手了。有时，这种干预似乎就是利用某个权威角色去允许当事人能够享受性爱，并搭个梯子让他们体面地从之前的困境中退出来。关于这类情况，艾瑞克森还有其他不同案例：

一位二十四岁刚大学毕业的新郎从为期两周的蜜月中回来了。他心情非常沮丧，因为他无法勃起。他的新娘一回来就立刻去了律师办公室要解除婚姻，而他来我这里寻求心理援助。

我让他把妻子带到我的办公室，非常顺利地说服了她配合丈夫的催眠治疗。我是以下面的方式进行这次治疗的：

我让他看着妻子，重新体验那种绝对羞耻、屈辱和绝望的无助感。在这种感觉里，他会立刻想做点儿别的什么，随便什么事，只要能逃避这种彻头彻尾的难受感觉就行。渐渐地，他会感到自己除了妻子之外什么也看不见，甚至看不见我，尽管能听到我的声音。此时，他会意识到自己正在进入深度催眠状态，在这种状态下，他将无法控制自己的整个身体，然后他会开始幻想自己的新娘什么都没有穿，然后自己也是赤身裸体的，继而他发现自己不能移动身体，也无法控制它，但他会惊讶地发现，自己能感觉到与新娘的身体接触在一起，越来越亲密、越来越令人兴奋，而且是他根本无法控制的性冲动。但是，当他的新娘要求停止时，这个亢奋状态的反应就会结束。

恍惚状态很容易就出现了，结束时我告诉他："你现在知道你完全可以，其实你已经成功了，接下来没有什么可以阻止你勇往直前了。"

那天晚上他们顺利地同房，之后他们的婚姻中也再没有出现过性方面的困难了。

尽管对新婚夫妇来说，无法勃起可能会成为一个问题，但人类的某些"特别需要"也会让这个勃起变成麻烦，因为一些丈夫实在太容易勃起。下面这个例子就表达了一个妻子在这方面的不满：

一位结婚刚满一年的女士，对她的丈夫非常怨恨。她告诉我，他们可以整个晚上都相处得很好，但来到卧室，麻烦就开始了。她说："一进卧室，他就勃起了。无论我是慢慢地脱衣服，还是一下子脱光了，对他来说没有任何区别。他每天晚上都是勃起着上床，早上醒来，它就杵在那里。我气坏了，总跟他吵架。"我问她："那你想要什么？"她说："如果能有一次，哪怕就一次，他上床的时候不要自动勃起。他能不能让我感受一下我也有女性魅力，我可以让他勃起呢？"

这似乎是一个合理要求，因为每个妻子都有权力让丈夫勃起或者消退。仅仅是被注视着或者进到卧室就勃起了，而不是在她的刺激之下勃起的，这无法让一个妻子感到满意。于是我把丈夫请进了办公室，告诉他这对他妻子非常重要，并且我让他发誓对此事保密。那天晚上他先悄悄手淫了三次，然后带着一个松弛的阴茎走进卧室。她冲着丈夫扭来扭去、各种挑逗玩得很嗨，他却有点儿担心自己是否还能勃起。但让她高兴的是，她只是扭了几下，还没有碰他，也没有吻他，他就勃起了。她觉得自己真的非常有女性魅力。几个月后，当我到他们的城市时，他们请我吃饭。她确实颇有女人味，而且自己很满意，这一点我在餐桌上就能看出来。

有些女人想要释放自己的女性魅力，另一些女人则发现在蜜月里，自己根本无法开始性生活。艾瑞克森有一个案例，是一位结婚刚一周的新娘，虽然万分渴望，但她始终无法与丈夫发生性关系。每次要同房的时候，她都极度恐慌，把双腿紧紧绞在一起。她和丈夫一起去见艾瑞克森，吞吞吐吐地讲完了她的事情，最后表示自己必须得改变，因为丈夫已经打算离婚了。她的丈夫证实了她的讲述，并补充了一些细节。

我在此类案例中使用的技术基本相同。我问这位妻子是否愿意采用任何合适的方法来改善她的问题，她回答说："我愿意，除了碰我，其他怎么样都可以，他一碰我，我会疯的。"她的丈夫证实了这一说法。

我对她说我要使用催眠技术，她犹豫了一下答应了，并且再次要求不要试图去碰她。

我告诉她，她丈夫会一直坐在办公室另一边的椅子上，我也会坐在她丈夫旁边，而她要把她的椅子移到房间离我们较远的那边，坐在那里，可以一直看着她丈夫。如果我们中的任何一个人在任何时候离开我们的椅子，她可以立刻离开房间，因为她的位置就在办公室门旁边。

我让她躺在椅子上，双腿伸直双脚交叉，背部使劲往后靠，所有肌肉都绷紧，目不转睛地盯着她丈夫，直到她能看到的只有他，而我只在她眼角的余光当中。她的双臂要交叉在胸前，双拳紧握。

她顺从地执行了这些指令，我又告诉她要睡得越来越沉，除了她丈夫和我，她什么也看不见。随着她睡得越来越沉，她会变得害怕和恐慌，除了看着我们俩，她什么也不能动，也不能做，在恍惚中进入深度睡眠，越恐慌就要睡得越沉。我指示她，这种恐慌状态会加深她的恍惚，同时让她在椅子上变得僵硬、动不了。

然后我告诉她，她会慢慢开始感觉到丈夫在亲昵地抚摸她，尽管她还是会看到他在房间的另一边。我问她是否愿意体验这种感觉，我说她现在僵硬的身体会有所放松，直到她能够点头或摇头作为回答。我说，一个诚实的回答是缓慢的，是深思熟虑后才会给出的。

她缓慢但肯定地点了点头。

我请她注意，她的丈夫和我都转过头把视线从她身上移开，因为她现在要开始感觉到丈夫对她的身体进行越来越亲密的爱抚，直到最后她彻底放松，感到愉悦、幸福。大约五分钟后，她对我说："请不要四处张望，我好尴尬。我们现在可以回家了吗，因为我好了。"

她离开了办公室，我让她丈夫带她回家，静待事态的发展。

两个小时后，我接到他们两人一起打来的电话，只有简单的一句话："一切都好。"

一周后，我打过去回访电话显示一切正常。大约十五个月后，他们带着满满的骄傲迎来了自己的第一个孩子。

有些已婚夫妇虽然性生活表现也不错，但还是缺了点儿什么，下面这个例子就是这样：

　　一位大学教授来找我。他从未有过高潮，也从未有过射精。他在字典里查到了"射精"这个词，问我为什么"射精"这个词会和男性的性行为联系在一起。我问他："你小时候尿床到多大年纪？"他说："差不多到十一二岁。"

　　他说他和妻子婚姻幸福，性生活正常，有两个孩子，于是我问他："如果你没有射精，那你在性交的时候做了什么？"他说："就是交媾，享受那个过程，过一会儿，精液从你的阴茎流出来，就像小便一样。"

　　他认为阴茎的全部作用就是撒尿，所以他是在用自己的阴茎在妻子的阴道里"撒尿"。他说："难道不是每个男人都这样吗？"我告诉他每天或者隔天，他要在浴室里自慰一个小时。在自慰的过程中，他要辨认出自己阴茎的所有部位，从根部到龟头，识别所有的感觉。他要尽量多坚持一会儿，不要很快排出精液，看看他能让自己有多兴奋。他也可以增加点儿小动作和小刺激，但要全神贯注于那种绷紧、温暖和摩擦的感觉，而不是尿出精液。他要再坚持久一点儿，一旦精液排出就意味着自慰无法继续了。

　　他认为我的建议很幼稚也很愚蠢，但还是按照我的要求去做了，大概持续了一个月。一天晚上十一点钟，他打电话给我说："我做到了。"我："什么意思？"他："嗯，今天我没有手淫，而是和老婆上床了，我有性兴奋了！我射精了！我以为你会很高兴听到这个消息。"我说："很高兴听到你射精了。"一点钟时，他又打来电话，说自己又射了一次。

　　他妻子想知道他为什么要打电话告诉我这些，他问我是否应该告诉她，我说这不关她的事。但后来我和他妻子谈了，我问她："你的婚姻幸福吗？"她说幸福。"你的性生活好吗？"她说："好。"接着她说："自从我老公那天晚上给你打电话告诉你他在和我做爱，我和他的性生活就更好了，但我不知道这是为什么。"

新婚夫妇比较常见的问题之一就是由于还比较腼腆，他们无法共同享受快乐的性交。有时一次短暂的干预就可以改变这种状况，让婚姻成为年轻人享受生活的机会。下面的案例就阐述了艾瑞克森在这类问题上使用的方法：

一对结婚不到一个月的夫妻来找我。妻子坚持要见我，丈夫说他已经下定决心了：一定要离婚，他绝不能容忍妻子的蛮横行为。

丈夫的态度相当强硬，表示对心理治疗不感兴趣。最后我说："现在你已经表达了你的观点，我要以同样坦率的态度告诉你，你结婚还不到一个月，就开始谈离婚，我不知道你是个什么样的胆小鬼，但至少应该把这个婚姻坚持完一个月吧？所以现在请你闭上嘴，让我听听你的妻子要说什么。"他抱起双臂，紧绷着下巴继续听。

他的新娘说："亨利做爱的方式实在太怪了，他要关掉所有的灯，拉上所有的窗帘，脱衣服要自己一个人躲在浴室里。进卧室之前，也要把灯全关了，我全程还必须得穿着睡衣，而且他就想用最简单的方式做爱，甚至根本不吻我。"

我问他："是这样吗？"他说："我认为我就是在用正确的方式做爱，她根本无须为此伤感。"

她继续说："他好像一直在避免碰到我似的，不会亲我的乳房，也不会抚摸我，他甚至不会碰它们。"

丈夫回应说："乳房有它们自己的功能，那是为婴儿设计的。"

　　我告诉他，我比较同情他的妻子，他可能不会喜欢我接下来要说的话。"所以，"我说，"你就坐在那儿，抱起胳膊，绷紧下巴，想生气就生气吧，因为我要告诉你妻子一些我认为她应该知道的事情。"

　　于是我告诉这位新娘，我认为她的丈夫应该以什么样的方式亲吻她的乳房，吮吸她的乳头；我还指出他应该如何吻她，应该吻她哪里，并且他应该享受这一切，而作为一个健康的女性，她也应该享受这一切。然后我指出人类有喜欢把东西拟人化的爱好，他们会把自己的枪叫"老伙计"，把自己的船称为"坚持号"，给自己的度假小屋起名"快进来"。他们给自己各种各样的东西都起了昵称。我认为她的丈夫，既然他说爱她，那就应该给她的双胞胎起个昵称。她看起来有点迷惑，我指了指她的乳房，说："你懂的，它们是双胞胎。"我还告诉她这对双胞胎应该有一对押韵的名字。我转向她的丈夫，认真的把这个任务交给他。我说："明天我再见到你们时，你要为你妻子的乳房起好名字。如果你不做，那我就给它们先起一个，然后你起另一个，你会很快想出来的。"他听完大步走出了办公室。

　　第二天他们来了，妻子说："嗯，亨利昨晚努力想用一种更好的方式做爱，他好像明白了一些东西，但他说他永远不会给这对双胞胎取名字。"

　　我转向她的丈夫，说："你要给双胞胎取名吗？记住，如果你不愿意，我会给其中一个先取个好押韵的名字，那你就要取另一个了。"他说："我绝不会对我妻子的乳房做任何有损尊严的事情。"

　　我建议我们先讨论一些其他问题，他不妨再考虑半个小时。于是我们根据妻子的要求，讨论了他们性生活的其他方面要如何进行调整。

　　最后，半小时过去了，我对他说："现在你准备好双胞胎的名字了吗？我准备好了，但我希望你也准备好了。"他说："我不会听你的。"
我又给他解释了一遍，说我会先取一个名字，他也会立刻想起另一个押韵
的名字。当他再次拒绝时，我对妻子说："好了，你准备好了吗？"她说
她准备好了。我说："那我现在给你的右胸取名为'Kitty'。"那个过分
迂腐的年轻人立刻想出了另一个押韵的名字"Titty"（乳头）。

妻子很高兴。半年后我收到了他们寄自国外的圣诞贺卡，上面写着双
胞胎的名字"K.&T."。妻子写信给我说，原来她的丈夫也可以是一个讨
人喜欢的情人，并对自己的双胞胎感到非常骄傲和满意。几年后，我拜访
了他们所在的城市，和一个认识他们的朋友共进晚餐，那位朋友说："他
们是多么令人愉快的一对儿，我还记得他们刚结婚时亨利是个什么样子，
但他现在变得太有男人味儿了。"后来，我又收到他们寄来的一张卡片，
除了"K.&T."，他们又多了几位家庭成员。他还真知道乳房是干什么
用的。

在治疗中，你常常可以用一种治疗式的态度去强迫患者执行某个指
令，上述案例就是如此。丈夫强迫自己逃避妻子的乳房，我就强制性地
让他取了一个押韵的名字，使他无法逃避。所有的强迫行为都集中在给乳
房取两个充满爱意的名字上，而不是对它们的回避，所以他的强迫得以
转变。

由于人类独有的能力，我们可以对自己的动作与行为具有意识。因此，人
们经常会刻意让那些本可以自然发生的事情发生，这反而改变了事情的性质。
用意识控制自己来决定勃起或达到高潮，就属于这类情况。试图用主观意愿去
产生非自我意识能控制的行为，结果往往会弄巧成拙。此外，我们的性教育也
经常以一种过分科学式的严肃冰冷的模样出现，导致被过度教育的人们觉得成

功的性关系是可以通过技术层面的努力实现的，甚至享受性爱也被善意的教育者视为一种责任。所以，帮助已婚夫妇以更人性化的方式产生性反应，这作为一种治疗性努力是非常有价值的。艾瑞克森在以下案例中所使用的步骤，就阐明了处理这类问题的方法。

　　一位三十岁的大学教授参加了一次大学舞会，遇到一位三十岁的单身女性，他们一见钟情。不到一个月，两个人就计划好未来，结婚了。三年后，他们出现在我的办公室，给我讲了他们悲伤的故事。讲述的时候，两个人都异常拘谨、尴尬，措辞也很生硬正式。他们的问题大体上是这样的：早在结婚之前，他们就计划着要孩子，因为已经三十岁了，不想再耽搁下去。但是三年后，做了各种医学检查、听了各种建议，他们还是没等来孩子。在我的办公室讲述他们的问题时，这个男人是这么说的：“在我看来，以及在我太太看来，我们共同认为由我对我们共有的麻烦做一下简单陈述，是比较合适的。我们的问题是我们婚姻中最痛苦的，也是最具破坏性的。因为我们对孩子的渴望，我们缔结了婚姻关系。为了能够实现生育的目的，我们在每天的清晨和夜晚都会进行生理性结合。在星期天和节假日，我们会一天进行四次生理性结合，任何身体障碍都无法干扰我们。然而由于我们的生殖欲望受挫，婚姻联盟对我们来说变得越来越不愉快，但它并没有动摇我们的生育努力。但是现在，我们发现我们对彼此越来越不耐烦了，这确实让我们两个人都很苦恼。由于这个原因，我们来寻求你的帮助，因为其他医学上的帮助已经失败了。”

　　听到这里，我打断了他，对他说：“你已经谈了问题，我希望你现在保持沉默，让你妻子表达一下她的想法。”这位妻子接下来的表述，几乎和她丈夫一样的生硬迂腐，甚至更尴尬。我说：“这个我可以帮你们改善，但是会涉及休克疗法，不是电击，也不是生理上的休克，而是心理上的电击。我会让你们在办公室单独待十五分钟，就是否愿意接受严重的心理电击交换一下意见。十五分钟后，我会回到办公室，询问你们的决定，然后按照这一意见行事。"

我离开了办公室，十五分钟后回来，对他们说："请给我答案。"这个男人回答说："我们已经从客观和主观两个方面讨论了这个问题，并得出结论，为了能够实现生儿育女的愿望，我们可以忍受一切。"我问他的妻子："你完全同意吗？"她回答说："是的，先生。"我解释说，这种休克是心理上的，将涉及他们的情绪，对他们来说肯定是一种压力。

"处理起来是相当简单的，但你们在心理上会经历相当严重的冲击。我建议你们坐在椅子上时，把手伸到椅子下边，紧紧地抓住椅子的底边儿，听好我说的话。等我说完，实施心理电击的时候，我希望你们两个保持绝对的沉默，几分钟之后，你们就可以离开办公室回家了。我希望你们两个在回家的路上也保持绝对的沉默，在这种沉默中，你们会发现脑海中有许多想法浮现出来。到家后，请继续保持沉默，直到进屋并关上门，你们就自由了！现在紧紧抓住椅子的底边儿，因为我要开始心理电击了。它是这样的：在长达三年的时间里，你们为了达到生育目的，每天至少两次，甚至二十四小时内多达四次与自己的婚姻伙伴进行完全的生理结合，却连连失败，那么现在，为什么你们不能向魔鬼祈祷至少三个月里妻子别怀孕，然后为了寻欢作乐去好好做爱呢？好了，现在请离开。"

后来我得知，他们在回家的路上一直保持沉默，想了"很多事情"。当他们最终关上门走进房子时，据丈夫说："我们发现彼此都等不及去卧室，干脆就在地板上开始做爱，我们不是为了什么婚姻联盟和生育目的，我们就是要向彼此求欢。现在三个月还没到，我妻子怀孕了。"九个月后，一个女婴出生了。当我致电给他们想去探视孩子时，我发现在他们的谈话中，已经没有那些装腔作势的措辞和语调，他们甚至会开荤腔了。

　　按照我给予的暗示，他们在绝对沉默的情况下驱车六十公里回到了家，他们头脑中各种各样曾被压抑的想法此起彼伏，这让他们一到家关上门就立刻开始做爱，这正是我所希望的。当这对夫妇被问及此事时，他们说离家越近，自己头脑中那些性爱的想法就越来越多，但他们已经忘了具体都是些什么。

　　我还曾经就这个案例为哥伦比亚大学七十多名执业精神病医师做过报告。在讲述这个病历之前，我问这些听众是否愿意听我讲一些与精神疾病有关的所谓粗俗话。听众确定他们没问题，我也觉得他们可以。然而令我惊讶的是，当说到一些关键词时，下面的听众事实上有那么几分钟都是呆若木鸡、一动不动的。我也注意到我自己说话的语气都变了。这其实最能揭示出童年阶段习得的抑制效应长期存在，并持续影响到我们成年以后。

虽然艾瑞克森对有些人会刻意使用猛烈的措辞，但对另一些人他会同样刻意地谨慎沟通，患者直到后来才会意识到他说了什么。此外，他对那些害怕谈论禁忌之事的人也会小心翼翼。他始终相信治疗一定要因人而异，不能削足适履，不能试图把所有患者都放在一个相似的治疗模型中。他会以一种令人震惊的坦率方式去讨论性，就像在上述案例中一样；但在下一个案例中，他也会含蓄地让患者自己去发现会谈的主题是性。例如：

　　一位已婚妇女向我报告了她对自己头发的恐惧和焦虑。她在镇上找不到好的美发店，而且无论她是左侧卧、右侧卧、还是平躺，都会弄乱头发。如果我想和她聊聊其他事情，她总是会把话题拉回到她的头发上。就这样浪费了两个小时之后，我告诉她："下面这一个小时里，你要告诉我所有关于头发的想法，要一直讲。因为到最后，我也会说些废话。我会仔细地听你讲，当你说到什么让我有机会说出那些废话的时候，我就会说，而且我一说完就会立刻开门让你离开。"

于是她开始谈论自己的头发，讲到了大波浪、小卷发、长波浪、乳液、洗发水等。一个小时结束时，她正好讲到她很难给头发分中缝儿。我说："听着，你的意思是说，你很想用一根单齿梳就把你的头发满意地分开。"她一脸茫然地看着我，我则让她离开了办公室。

她花了三天时间考虑这件事。她告诉我，在回家的路上和第二天，她一直在想，却怎么都想不通。"直到三天后，我开始怀疑我的性生活，开始确信是它有问题。"之后，我们开始了针对她性生活的治疗工作。

在另一些案例中，如果对所讨论的主题还没有明确共识，艾瑞克森会以一种隐晦的方式开始治疗工作。例如，他会把吃饭的乐趣作为谈论性的一种隐喻方式，他会问："你喜欢吃比较嫩的肉，还是很少吃肉？"他觉得性问题常常这样就可以解决，而不必直接讨论。有时候，如果一个人对某个问题特别害羞，缄默不语，他就会以这样的方式去和患者讨论其他事情，直到这个人最终能够谈论自己的禁忌之事。例如：

一位女士写信给我，说她有一个难以启齿的问题，不知道我能否帮助她。我建议她最好来我的办公室，这样我才能更好地帮她。她说可能自己得需要几个月才能鼓起足够的勇气来见我，但她一定会来的。最后她来了。她告诉我她的控制力太差，所以发生了一些事，让她与丈夫的性生活很糟糕，她母亲也很讨厌她，都是因为某种气味。从对"气味"这个词的强调中，我了解到她的顾虑指的是"放屁"。对这个问题，她确实难以启齿，于是我开始先和她讨论体育比赛。我说能把高尔夫球打到三百码开外是件多么了不起的事情啊，或者打出本垒打越过围栏也非常厉害，长距离游泳也很不容易。接着，我提到了一个可以举起九十公斤的举重运动员，当我示范要如何举起那个重量时，我用力地哼了一声，当时她就在我身边。

　　然后我告诉她，肌肉有这个特权，让身体去感受它们的强壮、有力以及功能；同样，吃硬糖也能产生非常真实的生理满足感。我指出，每个孩子都能体会吞下一整颗樱桃并感受它落进肚里的那种快乐。她承认所有这些感觉，但她觉得我讲的都是些花里胡哨的废话。听我提到吃樱桃，她说她也特别喜欢吃这类小零嘴儿。接着我继续说人们要穿合适的鞋子来尊重自己的脚，她也同意，一个人应该尊重自己的脚、眼睛、耳朵和牙齿。我说："你肯定了解那种饱餐一顿之后无比满足的感觉。"她是个相当丰满的人，而且喜欢吃东西，这我一眼就看出来了。我说要让胃舒舒服服的，这是理所当然的，接着我问她，如果有良好的排便就能让直肠感到舒服，坦白地说，承认这个有什么不对的吗？那么大便的软硬应该是什么样的呢？在炎热夏天的沙漠里，你会缺水，而且由于脱水，排便应该会相当困难，但如果吃了泻药，大便就会很稀，因为消化道知道泻药是做什么的。胃看到自己接收的食物，选择它要消化的东西；十二指肠看着食物，选择它能消化的东西，以此类推，遍及整个肠道。而内脏看着泻药，就会意识到："现在需要液体、然后排泄。"接着她问道："但那个气体，又是什么？"我告诉她那是一个共生的东西，肠道中的细菌通过消解自身来帮助消化食物，因此不得不产生一些腐败物，同时排放出气体。为了分解蛋白质，身体必须得进行一些化学反应。无论排泄物是大而坚实的、大而柔软的、稀稀拉拉的，还是气体的，我们的直肠都会感到舒服。我还指出，不同的事情要安排在不同的场合和时间，你可以在餐桌上吃饭，但无论如何——即使这不违反法律——你也不能在餐桌上刷牙。你不会在餐桌上洗碗，可如果在一个没有水槽的乡村厨房里，把盘子放在桌子上洗，完全没问题，但只要可以，你还是会在水槽里洗。同样，排便当然也需要有一个合适的时间和地点，可你必须认识到，直肠的需求高于大脑的需求。你在开车去某个地方的路上，如果眼睛里有沙子，那么最好停下来，先关注一下你眼睛的需要，不要总想用人的理性控制自己，先关注眼睛的需求。人们要持续不断地关注身体不同部位的需求，这样才能获得必要的控制力。

那天的治疗结束后，她回家给自己做了一顿豆子大餐，用自己的身体详尽展示了我的上述观点。她告诉我："啊，真的很好玩。整整一天我都在放屁，小的，大的，响的，闷的。"而且她发现和丈夫的性关系并没有因为担心自己可能会放屁而受到干扰。现在她有了一个孩子。

虽然结婚生子是"常规操作"，但也有很多人喜欢不同的生活方式，选择不结婚，或者是为了其他目的而结婚。下面这个案例阐述了艾瑞克森为一对同性恋男女提供便利而迈入婚姻的方式：

一个在我这里接受训练的精神科住院医生，正在给一个医院员工进行治疗。这位身处困境的住院医生来向我求助，他说他的患者是同性恋，但又想结婚，患者向他求助如何能找到一个只是为了满足世俗眼光而嫁给他的姑娘，这样他就可以被社会接受，并在邻里之间获得一个好名声。

住院医生不知道，但我了解有一个在医院工作的女孩儿也是同性恋，她也正有着同样的需求，为了满足周围人的标准去找一个丈夫。

我对住院医生说："或者你可以告诉你的患者，下午四点沿着医院后面的人行道散散步。告诉他，在那条人行道的某个地方，他会满足自己的需要。"然后我又告诉那个年轻的女孩儿，在同一天的下午四点钟，她从医院后面那条人行道的另一个方向走过来，到时候她就会知道要做什么。

他们要在那次散步中找到一些东西，但他们并不知道是什么，因此那里除了彼此什么都没有。这样，他们没有受到任何强迫，他们也完全可以选择擦肩而过。

这个姑娘比那个男人更敏感，她来找我说："这是你安排的，是吗？"我说："是的。"她告诉我："我一看就知道他是同性恋，我也坦白告诉了他，他非常高兴。我应该告诉他这是你安排的吗？"我说："也可以，万一你们两个想在我这里寻求更深入的指导。"

他们结婚了，过着体面的生活。他经常去扑克俱乐部，她经常去桥牌派对。大约一年后，他们在另一个州的医院得到了一份工作，来询问我是否应该接受。我觉得这是个好机会，我认识那里的一位医生，我给他写信说，"某某先生和他的妻子要去你那里。到时候你会明白我为什么要为他们特别写信给你，他们需要你的关照、指导和掩护。"

这对夫妻搬过去后，拜访那位医生。他告诉他们收到了我的一封信，知道他们要来，但没有说为什么。"我想他希望你们告诉我为什么。"他们松了一口气——他们有机会告诉他。

他们住在一套有四个卧室的房子里，经常招待朋友。他睡在他的卧室里，她睡在她的卧室里，其他卧室有时挤满了朋友们。

婚姻中会发生许多严重的精神问题，但过去的精神病学倾向于认为症状与婚姻无关。例如，像癔症性失明这样的问题，就被当作婚姻中个体对焦虑和恐惧的反应，人们没有意识到该个体也正在适应婚姻这一社会关系背景。这种背景要么被忽视，要么被认为是次要原因，而引起症状的"主要"原因往往被认为是人们内在的动力性因素。更现代的观点是，症状的出现是为了适应无法忍受的情境，当这个问题情境得到解决后，症状就会失去功能并消失。婚姻中难以忍受的常见问题之一就是，夫妻双方开始对一些事情无法沟通了，但又不得不面对，于是就会出现一个症状去解决问题。下面这个相当典型的癔症失明个案，就展示了艾瑞克森对症状原因的假设以及得体的解决方式。

一名精神病院的员工因为在上班路上突发急性失明而被转介给我，他战战兢兢地被带进办公室，迟疑而胆怯地告诉我发生了什么事。他说那天他正在吃早餐，和妻子开着玩笑，忽然听妻子讲了一些黄色笑话，他立刻觉得异常烦躁，气呼呼地离开家，没有去坐平时搭乘的公车，而决定走路去上班。当他走过某个街角时，突然看不见了。一开始他极度恐慌，一个朋友正好开车经过，把他带到了医院。眼科医生立即给他做了检查，并把他转介给我。这个男人怕得要死，完全无法讲清楚来龙去脉。但他承认，他确实和妻子最近争执不断，她一直在家里偷偷喝酒却不承认，哪怕他发现了她藏起来的酒瓶，妻子也矢口否认。

当我问他离开家时在想什么时，他解释说，那一刻他对妻子很愤怒，觉得她不应该讲荤段子。他还隐隐地害怕自己和妻子可能会离婚。

我让他追述一下那天早晨从家开始一直到他突然失明之间的过程，但他对此颇为抗拒。我要求他描述那个他失明时路过的街角，他回答说尽管后来他绕着它走了很多很多次，但他什么也记不起来了，他的脑子里一片空白。

那个街角我很熟悉，于是我问了各种各样不涉及他个人信息的引导性问题。然后我让他描述失明是如何发生的。他说，突然出现了一道强烈的红光，就好像他正盯着一个炙热的红色太阳。红光一直在眼前，他看不到任何其他东西，只有明亮刺眼的、饱和度极高的红色。他感到害怕，喘不过气，他觉得余生里除了一片耀眼的红色，他可能什么也看不见了。说完这些，患者忽然开始歇斯底里，我不得不给他注射镇静剂，让他上床休息。

患者的妻子被叫到了医院，她先是反复表示自己非常爱丈夫，后来终于艰难地承认了她酗酒的事实。她拒绝讲述那天早上引发争吵的具体细节，只说她讲了一个关于一个男人和红发女郎的下流故事，没什么具体含义。

随后她知道了丈夫是在哪里突然失明的，并被问到她是否了解那个街角。她吞吞吐吐了半晌，才慢慢回忆说那个街角对面有个加油站，她和丈夫给车加油时经常光顾。经过进一步的追问，她才提及加油站有个服务员，有一头亮红色的头发。最后，在我的百般保证下，她承认了与那个服务员有婚外情，那个男人外号叫"红毛"。有好几次，"红毛"当着她丈夫的面对她表现得很亲近，他们对此都很反感。经过深思熟虑，她宣布，如果我能治好她丈夫的失明，她打算断绝这段婚外关系，并要求我为她的坦白保守秘密。我告诉她，她的丈夫可能在潜意识中已经发现了端倪，接下来要如何选择，完全取决于她。

第二天见到患者时，他仍然无法提供任何更多的信息。我努力向他保证他的失明是暂时的，但他根本不愿接受这种保证。他要求我们送他到盲人学校，我很费力地说服他尝试接受治疗，但条件是保证不对他的视力采取任何措施。等他终于同意，我建议他使用催眠，这是能够满足其需要的适当而有效的疗法。他立刻问道，如果处于恍惚状态，他就会知道发生了什么吗？我告诉他，催眠状态中的认知在他愿意的情况下只会留在他的潜意识里，因此在醒着的时候不会给他带来麻烦。

很快我就将他引入了深度催眠的恍惚状态，但他一开始还是拒绝睁开眼睛，拒绝用任何方式测试视力。我向他进一步解释了潜意识、遗忘以及催眠后暗示，逐渐引导他在恍惚状态中恢复了视力。我给他看了我的藏书票，并要求他完全记下来。做完这些，他就要醒过来了，他又要成为一个失明者了，并且不会知道自己看到了藏书票，但我还是给了他一个催眠后暗示，提示他尽管有点儿糊涂，但仍能够讲出来自己看到了什么。他接受了这个暗示，我就叫醒了他，开始随意交谈。在那个催眠暗示下，他描述了藏书票的所有细节，对此他感到很迷惑，因为他认为自己从未见过它，但周围人证实了他的描述，这让他对这种神秘的治疗方式产生了巨大的信心。

接下来再次进入催眠，他对治疗中所做的一切表示完全满意，愿意全力配合。当被问及这是否意味着他会完全信任我时，他犹豫了一下，然后坚定地宣布会信任我。

前一天在他同事中进行的调查显示，他对一名红发女员工有些特别的兴趣。我温和地向他提及了这个"特别的兴趣"，一番犹豫之后，他向我坦白了这件事。当问及他的妻子对此有何看法时，他辩解说她也并不比他好到哪里，并要求我对此事保密。

我立刻转移话题，让他描述一下那个街角，他缓慢而小心地讲述着，但直到最后才提到了加油站，断断续续地讲完那个加油站，才提起他对妻子和那个红发服务员的怀疑。

我问他，他的怀疑是否开始于他对那个红发女同事感兴趣的时候，他自己想做的事情对整个婚姻意味着什么。他沉思了一会儿说，不管发生了什么，他和他的妻子都同样有错，因为他们都没为有婚姻的共同利益而努力。

然后我问他想对自己的眼睛做些什么，他说他害怕能立刻恢复视力，他问这种"可怕的，强烈的红光"是否可以先变得不那么刺眼，然后偶尔有短暂的视力恢复，再变得越来越频繁，让恢复的时间越来越长，直到最后完全康复。我向他保证一切都会如他所愿，并给出了一系列适当的暗示。

他被送回家休病假，每天都在妻子的陪同下回来接受催眠谈话，但仅限于强化那些治疗性暗示，缓慢地、渐进地改善其视力。大约一周后，他说他的视力已经完全恢复了，可以重返工作岗位。

六个月后，他回来报告说，他和妻子已经和平分手，她要回她的家乡，而他对未来暂时还没有什么计划。他对红发女同事失去了兴趣，平静地工作两年后就去了其他地方。

在某些情况下，如上述这个早期案例，艾瑞克森会通过解决一个症状，让这对夫妇自己处理他们的婚姻困境。而在另一些案例中，特别是如果夫妇双方提出要求，艾瑞克森也会尝试介入，帮助解决他们的婚姻问题。有时症状的出现，是为了避免承认外遇，但通常已婚夫妇都会意识到婚外情才是他们婚姻中明显的矛盾与问题所在。接下来的案例展示了艾瑞克森是如何帮助一对年轻夫妇渡过了难关的。

一个年轻人把妻子带到我面前说："我深爱我的妻子，我不想失去她。她和我的一个朋友有染，一周后我就发现了。尽管她有外遇，我还是爱她，我也不想失去我们的两个孩子。我相信我们会处理好的，我也非常肯定她已经意识到了自己的行为是多么愚蠢。"

我花了一个小时确认丈夫的观点是真诚的，他已经原谅了妻子，想挽留她。他对自己的婚姻和孩子进行了认真的思考，并对当下的情况进行了评估。于是我对年轻人说："好吧，你去隔壁房间，把门关好，那里有些书你可以读。"

剩下妻子和我在一起，她说："我想让你明白，我老公并不是真的什么都知道。在他发现之前，我出轨不止一个星期。"

我说："你是说还有其他更多男人？还有多少？"

她说："我没那么说。"

我说："你总得让我比你丈夫知道得多吧。到底有几个男人？"

她说："至少两个。"

听她这么说，我没有质疑，这意味着她至少有三个外遇对象。我问她第一次外遇对象是已婚男人吗？她说是。

我说："我们还是直截了当地说吧，第一段外遇分手时，那个男的是怎么对你说他已经厌倦了你这个荡妇的？"

她说："你说的也太难听了。"

我说："他心里就是这么想的，只是嘴上说得好听而已，你想让我那样说吗？"

"他只是说，他最好还是回到妻子身边。"接着她又加了一句，"第二个男的在我们发生关系三个月后就说我是荡妇。"

我说："既然都说开了，那现在我们可以礼貌一些了。"

我和她谈了她丈夫对这件事的看法，他认为妻子和最后一个出轨对象在一起只有一周，但事实上是十四天。我说："这样看来，是你决定让你丈夫发现这件事的，所以你是真的想终止出轨的那个人。你一定是对整件事完全厌倦了，所以想让你丈夫赶紧发现这件事。"

我这么说就意味着把功劳都归于了她——那她就不能辜负这一赞扬。我把荣誉放在她面前，又从后面推她，她只能接过来，但她并不清楚我做的这些，我只是简单地选择了一下措辞。她决定回到丈夫身边。

下面的案例阐述了艾瑞克森处理婚外情的另一种方式。

　　一个年轻的丈夫，当妻子去另一个城市出差时，诱奸了家里的女仆。女仆姿色平平、智力低下，过去还有滥交的历史。他们在妻子的床上发生了关系。妻子回来发现了这件事，哭着找到我。她不允许丈夫再进家门，对女仆也很愤怒。

　　我分别见了他们每个人，丈夫充满悔意，女仆也感到后悔和害怕。然后我把他们三个叫到一起，经过一些安排，让每个人都可以对另外两个人说些话。丈夫对妻子和女仆都有一肚子话要说，因为她们都对他不满；妻子要向丈夫和女仆表达自己的强烈愤怒；女仆也会反对丈夫和妻子对待她的方式。这是一个相当戏剧性的情境，因为大家都在场，每个人都可以把自己的真实情绪发泄在对方身上。我要求丈夫尊重妻子的怨恨和悲伤，我也要求妻子考虑到丈夫一定感到非常后悔。同时我让丈夫转过来指责女仆，也让女仆指责他。对三个人来说，这是一个非常丑陋的场面，但它挽救了婚姻。

　　丈夫和妻子一起商量后，决定把那个讨厌的女仆送到另一个州，在那里她有一些亲戚。我还安排妻子命令女仆把丈夫的衣服打包带到前院，让他自己出去住。她把他赶出了房子，指使女仆把衣箱也扔出去。接着她又叫女仆把箱子拿回来，打开拿出衣服，再放进去装好，扔出去。就这样，我让妻子感受到了行使权力的满足感，同时要求丈夫只有听到她的吩咐才能回来。通过这样的安排，丈夫只能得到妻子的同意才能回家。后来她决定让他回来，让我通知她丈夫可以回家了，我没有照做，而是说："是的，我可以告诉他，任何第三方都可以告诉他，邮递员也可以告诉他。"

她松了一口气，给丈夫写了一封信，让邮递员送了过去。我不希望成为第三方，但我知道应该有这样一个第三方。问题解决后，他们复合了。几年后，女仆回来表示还想继续为他们工作，夫妇二人都气愤不已。

和大多数以家庭为导向的治疗师一样，艾瑞克森更愿意帮助已婚夫妇渡过难关，破镜重圆。然而，如果他认为这个婚姻是一个错误，他也很会支持患者结束婚姻，倘若他认为形势危急，他会积极干预，让患者尽快离婚。

一对夫妇从加利福尼亚来找到我，他们一起坐在我的办公室里。丈夫说："我想让你和我的新娘好好讲些道理。我们已经结婚一个月了，我非常认真的向她解释过，我们的第一个孩子会是个男孩儿，将以我的名字命名。她问我如果是女孩儿会怎样，我告诉她，如果我们的第一个孩子不是男孩儿，我就开枪先打死她，然后再打死孩子。"

我看了看那位妻子，她吓坏了。然后我回头看向这个愤怒的男人，问他的教育背景。他说："我是律师，受过很好的职业训练，我的第一个孩子会是个男孩儿。现在请你给她讲讲这个道理。"

他就这样语气平淡地吐出这么一句死亡威胁，而且他还是一个受过教育的人，一个执业律师。

我说："现在你们两个听我说，医学上，我不知道有什么方法可以确定婴儿的性别。你要等到它出生才会知道。它的性别决定在生命孕育的前三个月，在那之后，你对性别无能为力。你的妻子有一半的机会生男孩儿，她也是这个概率的受害者。我认为她不应该在怀胎九个月之后，以一个女婴和死亡米作为回报，我也认为你不应该冒着长达九个月等待的风险，最终却做了一个杀人犯，对我来说这毫无道理可言。你想讨论多久，我就和你讨论多久，但我要建议你妻子申请与你离婚。我认为她应该回到加利福尼亚，搬到另一个城市，甚至取一个新名字。她应该申请离婚，并对自己的住址保密。至于你，为什么不去东海岸看看？佐治亚州是个不错的地方，也许你在那里有些朋友。（我突然选择佐治亚州，部分原因是我刚刚错过了那里的一次旅行。）"他说："哦，是的，我在佐治亚州有一些朋友，我也想见见他们。"我说："嗯，你从这里直接去佐治亚，我相信你在那里会过得很愉快。你不在的时候，你妻子会很开心地从你们的公寓搬出去。"

第二天是星期天，他们又来了，请求我再谈一谈。我又讲了一遍。他们同意了，决定按照我的建议去做。妻子回到加州，后来从她定居的镇上打电话给我，说她正在申请离婚。他从佐治亚州给我打电话，说他和他的朋友们玩得很开心。离婚获准后，他打电话感谢我明智的忠告。他说要等这件事想好了再结婚，也许是他的想法有问题，我建议他将来在正式订婚前和女朋友先讨论一下他的这个计划。

妻子后来打电话给我说离婚被批准了，他没有提出异议。她还告诉我，她甚至没有向家人透露自己的地址。她很认真的对待他的威胁，我觉得她应该如此。

治疗师会面对各种各样的问题，很显然，没有一种特定的方法或途径适用于所有情况。艾瑞克森的特点是，他对问题情境的反应非常灵活，能够适用于在他面前呈现的各类问题。他可以斩钉截铁地要求一对年轻夫妇照着他说的做，也可以和蔼可亲地不动声色地影响他们。最典型的是，他很愿意用一种"接受"患者行为的办法，去改变那个问题行为。如果一对已婚夫妇总在吵架，他不会要求他们停下来，而是鼓励他们继续吵，但是经过他的安排，吵架本身就会成为解决婚姻问题的方法。比如，一对总是在饭桌上和婆婆吵架的夫妇，被艾瑞克森要求带婆婆去沙漠里吵一架。换了环境，又被要求必须吵架，争吵的性质就发生了转变，从而更难持续下去。

有时，艾瑞克森会安排一场斗争，让症状不能再作为斗争的一部分继续存在，而是就此消失。在接下来这个案例中，患者一直害怕自己随时会死于心脏病，尽管许多医生都向他保证他的心脏很健康。妻子在这种情况下也不知道该如何与丈夫相处，她被丈夫的无助和恐惧搞得很恼火，但也有些拿不准丈夫的心脏是不是真有问题。于是妻子和丈夫的相处时好时坏，丈夫控制着家里发生的任何事情，因为一切都由他对自己心脏的恐惧决定。这类案例中经常会出现的情况是，当丈夫有所改善时，妻子就会变得抑郁；而当妻子变得抑郁时，丈夫的内心就再次产生恐惧，于是妻子又开始帮助丈夫，同时又会被他激怒。面对危机时，妻子会觉得自己有用，生活具有目标，而当丈夫恢复健康时，妻子就会觉得自己失去了价值，这就是他们之间婚姻关系的默契，需要丈夫永远忧虑自己的心脏。如果单独治疗丈夫，那么他的症状往往会持续多年，而一无所获。

在这种情况下，我会引入一种方法，即所谓的"报复性愤怒"。我让丈夫和妻子一起进行治疗，我常常看到妻子很生气，她的丈夫以心脏病发作威胁她，操控了她的生活。丈夫每天都在不停地无病呻吟、悲叹抱怨，妻子很烦恼，所以一旦她确定丈夫的心脏没有问题，她就会重新充满活力。

我对妻子做了这样的安排：当她丈夫再哀叹害怕自己死于心脏病时，她要做好准备，事先从镇上每个殡葬店那里拿来广告材料，用文件夹分门别类地装好那些葬礼和长期护工的广告页。等她丈夫再提及害怕心脏病发作时，她就说："我得把房间好好收拾一下。"然后把殡仪广告散落一地，丈夫会看到并且会很生气，他要扔掉它们，但她还有很多，足够在家里扔得到处都是。就这样反复这个过程，直到他再也不敢提心脏病的事儿，恐惧也就随之消失了。这就是一种引入报复行为的治疗——以其人之道，还治其人之身。有时，她也会变换手段，比如当着丈夫的面计算他的寿险金额。

这种处理方式迫使丈夫摆脱了症状，去和妻子好好相处；妻子也被迫用不同的方式去和丈夫打交道，而这才是能够真正解决他们婚姻困境的方法。

在艾瑞克森的方法中，他始终强调要从人们的症状入手去进行治疗。当患者要求消除症状时，艾瑞克森会直接针对症状进行工作，同时借此对其人际关系进行必要的改变。他认为，对有问题的人来说，症状是最重要、最令其紧张的，因此治疗师在这个范畴进行工作对改变最有价值。如果夫妇一方出现症状，直接解决症状也可以改变婚姻状态。[①]

艾瑞克森常常认为当一对夫妇克服了当下的症状并生育了孩子后，婚姻早期阶段的问题就能得到解决。因为此时，这对夫妇已经进入了一个新的发展阶段，会产生新的问题，需要新的解决方案。

有时，生育孩子的阶段会被推迟，是因为妻子或丈夫担心自己无法成为一个合格的母亲或父亲。艾瑞克森会通过给这个人重新提供一个不同的童年历史来处理这种情况，如下面的例子：

[①]　偶尔，人们会发现在某个案例中，夫妻双方症状相同。艾瑞克森的一个经典案例是一对夫妻长期尿床，他通过让夫妻两人同时故意尿床来解决这个问题。《改变家庭》，海莉（纽约：格伦&斯特拉顿，1971），65~68。

不寻常的治疗

　　1943年，我的一个医学院学生的妻子找到我，说："我和我丈夫面临一个非常困难的问题。我们很相爱，他在部队学医，两年后会毕业，希望到那时战争能结束。等他服完役，我们就想成家，生育宝宝，但我现在很害怕。我丈夫有兄弟姐妹，出身良好。我是独生女，我父亲很有钱，在芝加哥、纽约和迈阿密都有办公室，时不时会回家来看我。我妈是交际花，总是在纽约、伦敦、巴黎或意大利参加各种聚会。我在各种家庭教师的照顾下长大，从小就是他们在陪伴我，因为我母亲不让她的孩子干扰她的社交生活。此外，她坚持认为家庭教师能比她更好地照顾孩子，因为家庭教师受过专业训练，所以我不常见到我妈妈。在我上学之前，每当我母亲回家时，她都会办一场大型派对，我就会被带出去展示，给客人们背诵童谣，获得他们的赞美，然后再被匆匆带离现场。妈妈回家的时候总是给我带礼物，有时是一个漂亮的洋娃娃，但只能放在家中某个架子上当摆设，她从来没有给我带过任何我真正能玩的东西。当她在家时，我只是她用于展示的工具。我父亲不一样，他回家时，总是尽力让我开心。他带我去看马戏表演，去州上和县里的集市玩，去参加圣诞晚会，他常常在家尽量待得久一些，带我去各种餐馆吃饭，在那里，他让我点我喜欢的东西。我真的很爱我父亲，但是他对我越好，我就在对他的思念中越发觉得孤单。我一到年龄就被送到寄宿学校，夏天被送去夏令营，一切都很正常。后来我被送进一所私立女校，在那里学习如何待人接物，学习正确的言谈举止。学校允许我所在的班级参加大学里的半正式舞会，在那里，我遇见了我的丈夫。我们开始通信，想方设法见面，最后我父亲同意了我们的婚事，但我母亲在同意前先去调查了我丈夫的家谱门第。她精心策划了一场婚礼，但我很清楚自己绝对忍受不了她利用我的婚礼去搞那些社交把戏，所以我和我丈夫决定私奔。她大发雷霆，丢下我们去了巴黎，以此来惩罚我。我父亲却说：'好样的，孩子们！'他从未真正认可过我母亲的上流社会生活。我现在的问题是很害怕生孩子。童年的我那么可怜，那么孤单。家里没有人去管束家庭教师们的行为，他们也不好好履行职责，都认为我是一个讨厌鬼，我也没有玩伴。我非常害怕我会对我的孩子做出什么不好的事情来。我真的不知道什么叫好的童年，可我想要孩子，我丈夫也是，我们都希望自己的孩子们可以幸福。我丈夫让我来见你，看你能否催眠我，减轻我的恐惧。"

就她的问题，我考虑了几天，然后用我认为有效的方式开始对她使用催眠。我设计的步骤是这样的：先测试这位年轻女性对催眠的感受力。测试结果证明她是一个"梦游者"，对各种各样的暗示都很敏感。正式治疗时，与测试结果非常一致，她很快就进入催眠状态并退行至"大约四五岁的年纪"，她被告知要"下楼到客厅"，在那里她会"看到一个陌生的男人"，他会和她聊天。

她非常顺利地退行至那个年纪，用孩子般惊奇的目光看着我，问道："你是谁？"我回答："我是'二月人'，是你父亲的朋友，在这里等他回家，因为我和他有些生意要谈。在我等他的时候，你愿意和我聊天吗？"她接受了邀请，告诉我她的生日就在二月，她父亲可能会给她寄些漂亮的礼物，或者亲自带回来。她无拘无束地和我聊着天，就像一个四五岁的寂寞小女孩儿，并且明显表现出对二月人的喜欢。

大约半小时后，我说她的父亲要回来了，在她上楼后，我会先和她父亲见面，等我走后，她应该就会下来见到她的父亲。她问我二月人会不会再回来，我向她保证一定会回来，但又补充说我觉得他要到六月份才能再来。然而，四月、六月、感恩节和圣诞节前，二月人都来了。在二月人每一次出场之间，患者都会被唤醒，在清醒状态下和我随意聊几句。

　　这种疗法持续了几个月，有时一周两次。她对恍惚状态中的事件有自发性遗忘，但一旦进入退行催眠状态，我就允许她回忆起以前与二月人的会面。在之前和患者的面谈中，我特地问了一些她生命中的重要日期，这样二月人就不会意外地侵入一些重要记忆。随着治疗的继续，她退行到的年纪越来越大，二月人的拜访间隔也越来越长，而到她十四岁的时候，她和二月人可能会在她小时候去过的一些真实地方"偶然"相遇，这个"相遇"往往就发生在她真实记忆的前几天。一直到她十八九岁，她还是保持着和二月人的会面，并且很高兴能一直见到他，与他谈论儿时趣事。

　　随着我对她的了解越来越多，当一些新的童年记忆被发现时，我可以让她退行到那个年龄，让二月人在她生命中一些重大事件发生前几天出现，和她一起期待，或者几天后出现，与她一起回忆。

　　通过这种方法，可以在她的记忆中插入一种自己被接受的感觉，让她感到在与一个真实的人分享她生活中的许多事情。她会问二月人多久能再见到他，当她想要礼物时，二月人会送她一些不会留下实物的东西，所以她事后的感觉就是自己刚刚吃了一些糖果，或是和二月人一起散步路过一个花园。就这样，我成功地让她扩展了对过去的记忆，在情感上觉得拥有了一个快乐的童年。

　　随着治疗的继续，患者在清醒之后，对自己即将作为母亲的恐惧与担忧越来越少。她反复问我在恍惚状态下和她在一起做了些什么，让她有了一种自信的感觉，觉得自己似乎明白了要如何与各个年龄的孩子打交道。我不断告诉她，无论在清醒时还是在催眠时，那些恍惚状态下发生的任何事情就其字面意思来说，都不需刻意去记住，但她要保留其中的情绪价值，享受它们，并最终与她未来的孩子分享它们。许多年后，我得知她有三个孩子，在陪伴孩子们成长的过程中，她非常快乐。

第六章
生育与抚养

孩子的到来创造了母亲、父亲、祖父母、叔舅、姑姨等各种家庭角色，并在整个家庭系统中产生影响。孩子可能是受欢迎的宝贝，也可能是一个困难；可以巩固一段婚姻，也可以解散一段婚姻。但无论这种不确定的影响是什么，人们都必须重视孩子的到来。抚养孩子的责任需要一种新的承诺形式，之前的婚姻模式也会发生改变：对丈夫充满控制欲的女人，等到做母亲的时候往往会感到脆弱，会希望有一个能照顾她的男人，而备受支配的丈夫往往会对妻子的新要求感到愕然；之前被小家庭排除在外的婆婆，以祖母的身份重新出现，给夫妻二人带来了新的影响。当某种情绪问题出现时，其发生的背景正是这些变化中的家庭人际关系。

通常，随着新生儿降临，母亲开始出现症状。她情绪低落，表现怪异，被诊断为产后抑郁，状态令人担忧。如果只关注这位新手母亲，而忽视整个家庭的问题，那么当她行为过度失控时，家人就会把她送到精神病院。这种方法被认为是保护母亲和孩子的保守治疗，她被监禁在那里的时候，人们会帮她理解作为母亲的烦扰与痛苦。但从家庭的角度来说，住院是对一个家庭的激进式的干预，会产生不幸的后果。

在整个家庭背景下，母亲住院治疗的后果很容易被忽视，一些显而易见的问题会被家庭熟视无睹，比如妈妈在精神病院的时候，由谁来照顾新生儿。通

185

不寻常的治疗

常婴儿会被家庭的某个成员来照料，丈夫会把孩子带回家，由自己的母亲看护。孩子融入了这个家庭系统，孩子的母亲却被隔绝在外。当母亲从精神病院回来时，会发现自己的孩子已经是另一个家庭的成员，母亲常常不得不为夺回自己的孩子而展开斗争，或者她只能无助地看着别人照顾自己的孩子。当母亲因此而再次住院时，这会被认为是她对自己母亲身份的认知障碍继续恶化的结果。人们没有注意到，只要当她变得愤怒并坚持要自己照顾孩子时，或者当她因为亲戚的不信任而恼火无助时，她才会发生再次住院的状况。在这类情况下，丈夫被夹在妻子和母亲之间，妻子被专家贴上了精神病的标签，而他母亲已经对新生儿产生了依恋。当他的母亲理直气壮地抱怨，说不想让孙子由一个曾经的精神患者来照顾时，他开始犹豫不决，不知道该怎么办。曾进过精神病院的耻辱会让这个婚姻偏离轨道，而来自精神病院的治疗只会加剧他们的困难而不是解决问题。

下面这个案例所阐述的就是关于这类生育之后遭遇家庭危机的困境以及秘密。

一个二十出头的女人刚生了第一个孩子，她变得极度不安，一直在哭，说自己没有用，照顾不了她的宝宝。到了要出院的时候，她还是心烦意乱，萎靡不振，不停地掉泪。她的丈夫把她和新生婴儿带回了他父母家，而不是他们自己的小家。妻子和家人住在一起时，开始接受当地精神科医生的治疗。经过几周毫无收获的会谈后，她被安排住进了精神病院，接受一段时间的观察。根据转诊报告："主要是由于她在某天清晨服用了十片或者十二片阿司匹林，吓坏了她的丈夫和公婆，公婆一直与他们生活在一起，原本是希望她和她的丈夫能够在出院后回到他们自己的家，但看来这是不可行的。"在医院待了两周，她的情况有些改善，但随后被发现这是"她为了能够出院，故意表现的"。

她开始每周进行几次个体治疗，其中包括上门拜访，因为"她说她来不了办公室"。在会谈中，她会哭着说自己是个失败者。又经过了四个月毫无收获的治疗后，精神病医生决定另寻他路，把她转介给另外两位精神科医生进行咨询。一个诊断她为"发育未全的个体情感分裂障碍"，认为应该使用休克疗法，因为其他治疗方法都无效；另一个精神病学家认为她有"癔症的性格结构，伴有强迫性表现"，但也感觉"还有极少的精神病因素"；她还被推荐给一位心理学家进行罗夏测验，十张卡片中她只对其中三张有反应，心理学家觉得她"没有精神病特征"。

经过以上这些咨询之后，精神科医生将她转介到我这里，请我给她做催眠，看是否能缓解症状，或者至少弄清楚疾病背后的原因，同时她继续进行个体治疗。

当我和这位年轻的妻子开始会谈后，明显感觉到她会是一个极其困难的患者，因此我决定放弃使用催眠。（后来我才知道，在来会谈的路上，她对丈夫说："没有人能催眠我！"）

因为这个女人除了哭什么都不说，我就把她的丈夫也请到了治疗当中，同时进行夫妻咨询，通过这个方式，妻子哭得少了，说得多了——因为她不得不开口，纠正丈夫对情况的讲述。

丈夫是个讨人喜欢的年轻人，为父亲工作，对妻子的状况感到很困惑。他指出，尽管妻子总说自己没有能力照顾孩子，但实际上她在给孩子洗澡和喂奶方面都做得很好。妻子打断他，说她根本做不好，否则为什么总是他的母亲在负责操心孩子的一切。她还极力表示不觉得这个孩子真的是她的，因为她照顾不好。丈夫下班回家，不是来和她谈论孩子，而是去找他的母亲，他们一起讨论宝宝整天的活动。"这都是因为我太没用，太不称职了。"她说着，又哭了起来。

对于这个状况，每个人都可能有自己的角度。如果只考虑妻子，人们会认为是因为她过去的经历，让母亲身份对她来说有某种特殊意义，当她分娩时，就会引发焦虑和痛苦。治疗会帮助她理解生育对她意味着什么，并将目前的情况与她的过去以及潜意识想法联系起来。

但如果将视野再扩展一些，就可以把丈夫也纳入进来。他是一个友善随和的年轻人，似乎不太愿意离开自己的原生家庭，去承担成年人的责任。他为父亲工作，当出现问题时，他好像无法抗拒母亲而去支持妻子。妻子通过让自己变得无能，迫使丈夫在婚姻中承担更多责任，但丈夫却把他的责任推给了自己的家人。

而在更大的家庭背景下，这对年轻夫妇所生活的环境也并不正常。他们自己的家空无一人；婆婆扮演的角色是新生儿的母亲，而不是祖母；真正的母亲离她的丈夫和家庭圈子越来越远，而丈夫则回到了他以前的角色——一个没有独立的儿子。

从这个更广泛的角度来看，治疗目标显而易见：这对年轻夫妇应该待在自己家里，像其他普通父母一样，由妻子来照顾孩子。即使她不能照顾孩子，请一个保姆也比让亲戚照顾更合适。当母亲有所改善时，保姆可以被辞退，但亲戚可不太容易被辞退。

为了解决这个难题，治疗启动了一个基于艾瑞克森疗法的简单步骤。当下，妻子认为自己毫无用处，所以谈话主要是与丈夫进行的，当妻子有不同意见时，也可以发表评论。谈话集中在他们的未来规划上，丈夫说他们最终还是希望回到自己的家，妻子哭着表示同意。丈夫继续说，当他们搬回自己的家时，他可以休假几周，帮助妻子适应照顾孩子的状态。既然前提是他们要搬家，那么唯一的问题就是什么时候。我突然向丈夫问道：

"这个星期三搬回你自己的家会不会太早？"星期三是咨询当日的两天之后。丈夫虽然有点犹豫，但还是同意了。妻子不哭了，抗议两天时间不够，说房子已经空置几个月，需要打扫。我转向丈夫，丈夫当即表示他可以第二天请假，花上两天时间，他们两个就能打扫完房子，周三搬进去。妻子生气了，说根本不可能，婴儿房还需要粉刷，要做的事情太多了。我告诉她，他们在周三可以搬回去，而妻子坚持说不行，我依然执着地说是可以的，她有些恼火，说他们不可能早于星期六搬家。最后大家达成了妥协，他们同意周四搬家，妻子很高兴自己说服了我们不再坚持周三。在接下来的三天里，妻子忙着打扫卫生、购物和装修房子，以至于没有时间考虑搬家的事。而公婆面临的是一个既成的事实，只能帮忙搬家。

搬回自己的家后，丈夫并没有和妻子待够两周假期，不到一周他就回去工作了。年轻的母亲又哭了几天，但她把孩子照顾得很好。两星期不到，她就不再哭了，而且开始对自己作为母亲的能力充满信心，举止得体。后来她态度友善地停止了治疗。

这种治疗程序，经常会被质疑：即使母亲现在看起来很正常，但这真的解决问题了吗？症状背后是什么？未来会怎样？据我所知，这位母亲后来一直都很正常，孩子也非常快乐、健康（即使在母亲痛苦时也是如此）。症状的"背后"是什么，我们从来都不知道。

这个案例清楚地表明，如果人们依据艾瑞克森的疗法，把治疗的长期目标作为近期目标进行处理，治疗就能以惊人的速度往前推进。在上述案例中，如果最终的"治愈"目标，就是让这位女性在自己的家中照顾自己的孩子，并且让丈夫愿意承担家庭责任，那么这个目标就应该立即着手进行。然而，如果生活环境不改变，这个目标就很难实现，所以关键是要创造一个更正常的生活环境。要改变患者的环境，不一定要像某些家庭疗法所建议的那样，将所有家庭成员聚集在一起，逐个进行治疗，往往通过干预其中一个人就可以改变局面，比如在这个案例中，让这对夫妇能够合理地承担养育孩子的责任，这就是他们正常的社会环境。治疗要做的就是帮助他们克服所有阻碍，使他们顺利地过渡到这个正常环境。

当一对年轻夫妇顺利生下了宝宝后，他们要花几年时间照顾年幼的孩子，并学习为人父母这一复杂任务。问题随时都可能发生，但最常见的危机阶段就是，孩子到了学龄期，逐渐与周围发生更多联系的时期。在这一时期，孩子和父母开始迈出了彼此分离的第一步。

如果孩子在这个时候出现问题，通常是因为适应家庭的交往行为，并不适合他在外面的世界。一个常见症状是孩子厌学，问题可能出在家里、学校或家庭和学校之间的关系上。在这个阶段，困难往往出现在家庭内部，但这并不意味着对于孩子出现的每个问题，都需要对整个家庭进行治疗，不过治疗师在介入治疗时必须注意到患者的家庭环境。

艾瑞克森设计了很多治疗儿童问题的方法，有时他会让父母接受治疗，有时他只以某种方式请他们予以配合，而在很多情况下，他会限制父母进入治疗过程，主要与孩子结成联盟，去对抗父母和更广阔的外部世界。

"游戏"在艾瑞克森的所有治疗中至关重要，这一点在他对儿童的工作中尤为明显，但它不是通常意义上的游戏治疗。和对成年人的工作一样，艾瑞克森的目标不是帮助孩子发现他对父母的感受，或者解释某些事情对他意味着什么，而是诱导改变，使用某种"游戏"模式只是带来改变的一种方法。艾瑞克森对儿童也使用催眠，但要明确的是，那不是通常意义上的催眠，并不使用正式的催眠诱导，而是按照孩子的方式对孩子做出反应，并将其作为催眠技术的一部分。这一技术的案例之一，就是他对自己孩子某次意外的处理方式。（艾瑞克森经常引用自己孩子的故事来说明自己的观点。）

　　三岁的罗伯特从房子的后楼梯上摔了下来，嘴唇裂开，一颗上牙被撞歪了，血流如注。他又疼又怕，大声尖叫，我和他母亲跑过去帮他，他躺在地上哭喊着，嘴里流着血，地上血迹斑斑。任何人看到这一幕，都会觉得情况紧急，要赶紧采取措施。

　　但我们都没有赶紧抱他起来，相反，当他喊叫累了停下来喘气时，我快速简洁地用同情而有力的语气告诉他："太疼了，罗伯特，肯定疼极了。"

　　毫无疑问，这会儿我儿子完全清楚我在说什么，他会赞同我的看法，因为他明白我完全理解他的感受，我也完全理解发生了什么，所以，他可以好好地听我说话。在儿童催眠治疗中，最重要的就是用这种方式与患者进行交谈，让他能够接受并尊重你对形势的判断，因为与他不谋而合。

　　接着我告诉罗伯特："它会一直很痛。"简单的一句话道出了他自己的恐惧，证实了他自己对形势的判断，也表达了我对整个事情的看法与他完全一致，因为在那一刻，他觉得这个痛苦就要伴随自己终生了。

　　对我们俩来说，下一步就是当他再次痛得吸气时，我对他说："你一定特别想让它不要再痛了。"和之前一样，我们又是彻底地不谋而合。我的表达让他的愿望得到了认同，甚至得到了鼓励。这是他发自内心的愿望，也是他的迫切需要。

　　随着局面逐渐明朗，我又说了一句带着几分确定的接受性暗示："也许它过一会儿就不疼了，一两分钟。"这是一个完全符合他自己需要和愿望的暗示，而且因为它包含一个"也许"的条件，与他自己对真实形势的理解也并不矛盾。所以他完全可以接受这个想法，并开始对此做出反应。

当他做这些的时候，我开始转向另一件重要的事情，这对这个受苦受难的小朋友来说很重要，对在整个事件中他的心理意义也很重要——这种转换本身就是改变局面的重要手段。

在催眠疗法或任何催眠技术的应用中，经常会有一种趋势，即过分强调那些显而易见已经存在的东西、毫无必要地反复确认那些已经被接受的暗示，反而很少去创造一种新的环境去实现预期的患者反应。每个拳击手都知道过度训练的坏处，每个推销员都知道过度销售的愚蠢之处，催眠技术的应用也存在同样的危害。

针对罗伯特的下一步，就是要让其认识到这个伤害对他自己的意义——疼痛、失血、身体被伤害、正常的自恋自尊受损、感觉失去了对生活而言至关重要的健康。

罗伯特知道他受伤了，他看到地上有自己的血，感受到嘴里的血腥味，手上也沾满了血。然而，像所有其他人一样，他也会自恋地希望自己这个不幸是与众不同的，从而让自尊心能获得一点儿抚慰。没有人想头痛，但如果不得不忍受头痛，那么这个疼痛就得巨大到除了受害者没有别人能忍受才好。人类的骄傲就是如此奇妙，如此能够抚慰人心！于是，我简单地说了几句话，把他的注意力转向了对他来说很容易理解的两个重大问题上："地上有这么一大摊血啊！它看上去这么健康，这么红，这么浓！妈妈，你仔细看看，是不是？"

我就这样用另一种方式，坦率而坚定地认可了罗伯特此刻内心的一些重要需求。他需要看到自己的不幸在别人眼中也是灾难性的，但他也需要周围人给出一些他能理解的确切证据，当我说到那是"一大摊血"时，罗伯特就可以再次认同自己——具有知识与能力的父母对当下情况的判断和他自己内心模模糊糊但真实存在的判断是一致的。关于血液健康、颜色、浓稠的问题，其作用在于满足罗伯特在这场意外中的个体心理需要：当一个人感觉受到严重伤害时，会强烈希望获得一种对正面需求的补偿性满足。因此，他的母亲和我仔细审视了路面上的血迹，都坚定地认为他的血是非常健康的、又浓又红的血。通过这样的方式，我们让他安心，但这不仅仅是对他情感上的抚慰，也是对他基于现实检验的指导。

但是，我们对这个令他满意的观点设置了条件，告诉他如果在浴室水槽的白色背景下观察血液会更清楚。这时罗伯特已经停止哭泣，痛苦和恐惧已经不再能控制他，他转而对自己血液质量这个重要问题产生了浓厚的兴趣。

他的母亲抱起他，把他带到浴室，冲洗他的小脸，让他看看血是否能"正确地与水混合在一起"，再"正确地"变成"粉红色"。就这样，我们先在水槽上仔细地检查和确认那些红色是否健康；洗脸的时候，再确认水变成了"粉红色"。罗伯特非常满意，因为他的血液是健康的，又红又浓，还能让水完全变成粉红色。

接下来的问题是，要看看他的嘴巴是不是"正确地出血""正确地肿胀"。经过我们的仔细检查，各个方面都表明他非常健康，这让罗伯特感到非常满意，彻底放松了。

接下来是嘴唇缝合的问题。鉴于这是一件很容易引起抗拒的事情，我们就采用了一个对他来说有些消极的方式展开讨论，以此来排除他最开始的负面反应，同时带出一个新的重要问题。我们是这样对他说的：很遗憾，虽然他不得不在嘴唇上缝几针，但令人怀疑的是，是不是他能数到多少数就可以缝多少针。因为看起来他的嘴可能连十针都缝不到，但是他能数到二十呐，这太遗憾了，他不能像妹妹贝蒂·爱丽丝那样缝十七针，也不能像他的哥哥艾伦一样缝十二针；但聊以安慰的是他会比其他的兄弟姐妹，比如伯特、兰斯或卡罗尔缝的针数要多。于是，整个局面就变了，变成了他可以与他的兄弟姐妹分享一种共同体验，一种令人欣慰的平等感，甚至优越感。通过这种方式，他能够无所畏惧、无所焦虑地面对手术，配合医生希望自己能够取得更高的成绩（被缝的针数更多），并满怀信心要完成分配给他的任务——"一定要数好针数"。就这样，他不需要再有任何宽慰，我也不必再给他任何关于消除疼痛的进一步暗示了。

令罗伯特失望的是，他只缝了七针，但外科医生指出，这种缝合材料比他的兄弟姐妹们曾经缝过的任何一种都更新更好，而且伤疤将是一个与众不同的"W"形，就像他爸爸大学的字母一样。就这样，虽然没有缝到很多针，也算是得到了补偿。

有人可能会有疑问，在这个案例中，我究竟什么时候使用了催眠？事实上，从对他说的第一句话开始，催眠就已经在进行了，而接下来对他伤口进行的每一步医学处理，让他产生了各种丰富的、专注的、兴致盎然的、愉快的反应，在这些互动过程中，催眠无处不在。

我们没有欺骗他，也没有以一种与他所理解相矛盾的方式去强行安抚他。我们首先与他建立了一个共同理解的基础，然后根据他的情况，一步一步地，充分考虑并选择那些能够激发他强烈兴趣的事情进行沟通，或者让他感到满足，或者让他欣然接受。他在整个过程中成了一个兴致盎然的参与者，对我们暗示的每一个想法都做出了充分的反应。

这个例子充分体现了典型的艾瑞克森式的工作方式，是他处理儿童或成人个案时的精髓所在。首先，他完全接受患者的立场，在上面那个案例中，他说："太疼了，罗伯特，肯定疼极了。"接着他并没有立刻开始安抚，而是反其道行之，他说："它还会继续疼下去。"许多人可能会认为这是一种消极强化，或者是一种持续紧张的心理暗示。但是，对艾瑞克森来说，这是与患者在关系中建立联结的方式，使改变成为可能，这就是他的目标。一旦他做到了这一点，他就可以用"也许它过一会儿就不疼了，一两分钟"的暗示来推动改变真的发生。

那些只考虑如何"操纵"别人，而不是"坦率真诚"地去交流的人，应该仔细阅读这一部分。正如艾瑞克森所指出的，这个小男孩儿自始至终没有听到一句假话，而试图通过告诉男孩儿不疼来宽慰他，试图大事化小、小事化了，或者以其他方式忽视男孩儿在其间的感受与体验，这都远远称不上坦率和真诚。

艾瑞克森提到他在这个案例中使用了催眠，很明显他所说的催眠并不是其他人所认为的那个催眠。对艾瑞克森来说，催眠是两个人的互动方式，深度恍惚是两个人之间的一种联结。从这个角度来看，催眠需要的并不是一套重复的指令，或者眼睛盯着某个设备，或者任何其他传统的催眠步骤。事实上，艾瑞克森往往更愿意通过对话或某个突然的动作来诱导患者进入深度恍惚状态，从而引发催眠反应。下面就是一个完全没有利用催眠程序而快速进入恍惚状态的个案：

　　一个八岁男孩儿被他的父母半拖半拽地带进了我的办公室。他的问题是尿床，父母向邻居求助，去教堂为他祈祷，都无济于事。作为最后一根救命稻草，他们把他带到"疯狂医生"面前，许诺说见过医生之后就带他去吃豪华大餐。

　　男孩儿的愤怒和怨恨溢于言表，我当着他父母的面对他说："我知道你很恼火，你还会继续生气下去。你觉得自己无能为力，但其实你可以。你不喜欢来看'疯狂医生'，却被拖到这里，也许你想做点儿什么，只是不知道该怎么做。你父母带你来的，他们把你拖来的。嗯，其实你可以让他们离开办公室。事实上，我们都可以——来吧，让我们把他们请出去。"这时，我悄悄给父母递了一个离开的眼神，他们走了出去，男孩儿立即又惊又喜。

然后我说："但你还是很生气，我也是，因为他们竟然命令我治好你的尿床，他们怎么能像对你那样，给我发号施令？！" "不过在我们惩罚他们之前，"说到这里，我缓慢地抬起手，颇为夸张地指向一个地方，"先看看那些小狗。我最喜欢那只棕色的，但我想你喜欢那只黑白相间的，因为它的前爪是白色的。如果你非常小心，你也可以摸摸我的那只。我喜欢小狗，你喜欢吗？"

这个孩子完全惊呆了，很快就进入了梦游恍惚状态。他走过去（在空荡荡的地板上）做着抚摸两只小狗的动作，对其中一只，抚摸了更久。当他终于抬起头看着我时，我说："我很高兴你不再生我的气了，我不认为咱们得把所有事情都告诉你的父母。事实上，如果你能忍到学年快结束的时候，还是对他们什么都不说，那也是他们为自己带你来这里的粗暴方式活该承受的。但有一点是肯定的，我们可以打个赌，如果你一个月不尿床，在学年最后一个月的月底，你就会得到一只像那个斑点狗一样的小狗，即使关于此事你从来没有对他们说过一个字儿，他们也一定会送你的。现在闭上你的眼睛，深呼吸，深度睡眠，醒来的时候你会非常饿。"

孩子按照指令做了，然后我让他醒来并把他交给他父母，私下里我又给了父母一些指示。两周后，这个孩子便成为一群医生的医疗示范对象，他的尿床好了，但并没有进行任何治疗。

在这一学年的最后一个月，男孩儿每天早上都会动作夸张地划掉日历牌上当天的那个数字。到最后几天，他神秘地对母亲说，"你最好做好准备。"

在第三十一天，他的母亲告诉他有一个惊喜要给他，他说："最好是黑白的。"这时，他的父亲带着一只小狗进来了。男孩儿兴奋极了，在喜悦中，他忘了问任何问题。一年半以后，他也一直都没再尿床。

像其他案例一样，在这个案例中，艾瑞克森诱导个体出现恍惚状态的手法，看起来就像是一种忽如神至的反应。但是不要忘记，对孩子进行暗示产生抚摸小狗的幻觉，这并不是一个孤立行为，而是通过之前的互动做了精心的准备，这些互动包括与男孩儿同仇敌忾地一起反抗父母，给出一系列暗示，出人意料地把父母赶出房间；而指着小狗，这个令人惊讶的动作只是互动中的最后一步，虽然看起来和前面的行为没有什么关联，但它建立在之前交流准备的基础之上。就像艾瑞克森使用大部分策略时一样，他会煞费苦心地为后面要做的事情打好基础，这些基础工作搭建了很多不同的可能性。这样，当机会出现时，他就可以从中进行选择，他称之为"播种"想法。这样，在一段不确定的状态之后，当他决定向某个特定的方向前进时，行动的基础早已经设置好了。

艾瑞克森还有一个同样涉及非正式催眠诱导技术的案例。一个十六岁的高中女孩儿总是吮吸她的大拇指，这让父母、老师、同学、校车司机和所有接触过她的人都很恼火。她自己也在教堂为此祈祷，并被要求佩戴一个标志，表示她是一个拇指吮吸者。最后在绝望中，她被带到艾瑞克森这里，尽管看心理医生对她来说是最后的救星，却让她深感耻辱。

艾瑞克森先和父母谈了谈，知道了一些家庭情况。他还了解到，学校心理学家向女孩儿解释说，她吮吸拇指是一种攻击行为。父母要求对他们女儿的治疗主要基于宗教方法，艾瑞克森拒绝了，并让他们承诺，在女孩儿成为他的患者后，"整整一个月内，无论发生什么，父母都不能干涉治疗，也不会对吸吮

拇指的行为提出任何警告"。案例如下:

女孩儿不情愿地和父母一起来到办公室,大声地嘬弄她的拇指。我让她的父母先离开,转身面对女孩儿。她把大拇指拿开,明确表示她不喜欢"神经病医生"。

我回答说:"我同样不喜欢你的父母命令我要治好你吮吸拇指。命令我!哈!这是你的大拇指和你的嘴巴,你想吸为什么就不能吸呢?竟然命令我治好你!我唯一感兴趣的是,为什么当你想通过吮吸拇指表现得有攻击性时,却像婴儿撒尿似的完全没有任何攻击力?我想告诉你如何吮吸拇指才能足够有攻击性,把你那见鬼的老爸老妈彻底气得七窍生烟。如果你有兴趣,我会教你;如果你没兴趣,那我只会嘲笑你。"

我用"见鬼的"这个词一下子吸引了她的注意力——她知道一个职业男性不应该对一个经常去教堂的高中女生使用这种语言。而挑衅她缺乏攻击性——这是学校心理学家教给她的一个术语——更加引起了她的注意。

提议要教她如何惹怒父母,又是用这么不礼貌的方式,这些彻底吸引了她的全部注意力,实际上她已经处于被催眠状态了。接着,我语气坚定地告诉她:"每天晚饭后,你爸爸会准时来到客厅,把报纸从头版读到最末一版,这时你就走过去,坐在他旁边,开始大声地有滋有味地嘬弄你的拇指,烦死他,让他在那二十分钟里度日如年。"

"然后去缝纫间,你妈妈每天晚上洗碗之前会在那里做一小时的针线活。你坐她旁边,用力大声地吮吸拇指,也让这位老太太烦到极点,觉得你在她身边的这二十分钟是如此痛苦而漫长。

"每天晚上都这样做,而且要好好做。在去学校的路上,仔细想想你最不喜欢哪个混蛋,一遇到他,就把大拇指放进嘴里开始嘬,看着他转身离开，一旦他再回头看，你就准备好继续嘬。

"好好想想所有的老师里面你最不喜欢的那个，每次他（她）看着你的时候，你就拿出大拇指开始嘬。我就是希望你能真带着那个攻击性。"

又说了一些无关紧要的闲话之后，女孩儿从催眠状态中被唤醒，先离开了。她的父母被叫到办公室，我提醒他们要绝对遵守自己的承诺。我说，如果他们严格遵守诺言，女孩儿的吸吮拇指行为就会停止。

在回家的路上，女孩儿一直保持沉默，没有吮吸拇指。父母非常高兴，打电话向我报告了他们的喜悦。但到了晚上，父母就大惊失色，女孩儿服从我的指令开始在他们面前大嘬手指，而父母也只得遵守我的指令，不能反对女儿吸吮拇指。第二天，他们颇为不悦地打电话告诉我这件事，我再次提醒他们要恪守承诺，只有这样他们的女儿才能康复。

接下来几天，这个女孩儿每天晚上都准时表演，但慢慢地，她开始感到厌烦，先是缩短时间，然后是推迟开始或者提前结束，后来就干脆不干了，最后她竟然彻底忘了！

在不到四周的时间里，无论是在家中还是在其他地方，这个女孩儿都不再吮吸拇指了。她对那些更适合自己的青少年活动越来越感兴趣，各个方面都有所改善。

大约一年后，我和她在某个社交场合遇到了，她认出了我，沉思了几分钟，然后说道："我不知道我是不是喜欢你，但我很感激你。"

与过去的治疗步骤相比，在这个案例中，治疗有几个非常显著的特点：仅通过一次治疗就解决了一个固着已久的习惯性问题，这已经足够不同凡响；更引人瞩目的是，艾瑞克森对自己的方法非常有把握，以至于可以直截了当地告诉父母，一个月后孩子的这个问题就能得到解决。当然，他也给自己留了一条退路，那就是要求父母必须恪守他的指令——不要被女儿激怒，不要训诫女儿吮吸手指的行为。如果他们不严格遵守这个指令，那么他就不能保证效果。就这样，他促使女孩儿和她的父母采取了不同以往的行为：在他的指令下，女孩儿被迫故意制造痛苦，父母被迫容忍女儿的挑衅。在大多数这样的案例中，艾瑞克森不会对症状做任何解释，他只是命令患者故意做出有症状的行为，让其发展到一个荒谬的程度。

在类似吮吸拇指的个案中，艾瑞克森会向那个孩子提出这样一种观念：仅仅吮吸拇指是不够的，他应该坐在父母身边，不仅吮吸拇指，而且要吮吸每个手指。他经常会让这个孩子看着钟表，要求他要吮吸够一定的时间。这样吸吮拇指就变成了一种责任，失去了原来的吸引力。这个方法的一个重要环节就是父母的参与，就像这个案例中那样，他们都愿意做出承诺，当孩子开始故意用他的症状激怒他们时，父母也依然恪守承诺，虽然极不情愿。

还有一个案例，也是通过一次会谈就解决了患者问题，艾瑞克森在其中使用了一种完全不同的方法，他没有使用催眠，但他认为他借用了催眠技巧。患者是一个十四岁的女孩儿，觉得自己的脚太大。母亲独自来找艾瑞克森，描述了孩子的情况。三个月来，这个女孩儿变得越来越孤僻，不想去上学，不想去教堂，也不想在街上被人看见。女孩儿不允许别人讨论她的脚，也不去看医生。母亲再多的安慰也无济于事，女孩儿越来越沉默寡言，艾瑞克森这样报告：

> 我和母亲商量好，第二天去了她们家，理由是我要给母亲检查身体，看她是不是感冒了。当然这只是一个借口，然而母亲不舒服，我建议做些检查，这也无可厚非。当我到她们家时候，母亲正在床上躺着。我给她做了仔细的身体检查，听了她的胸部，检查了她的喉咙，等等。女孩儿一直

在场，我让她去拿毛巾，然后让她站在我身边，看我还需要什么。她非常担心母亲的健康。这给了我一个观察她的机会。她的身材相当结实，脚也不大。

我在心里研究着这个女孩儿，思考能做些什么来让她克服这个问题，最后我想到了一个计划。在我给母亲做完检查后，我故意让女孩儿站在我的正后方。我坐在床边和妈妈说完话，缓慢地、小心地站起来，有些蹒跚地往后退了几步，结果我直直地踩到了女孩儿的脚趾。当然，那个女孩儿疼得直叫。我转向她，用一种非常愤怒的语气说："如果你把那些东西长得足够大，让人能看到，我就不会踩着你了！"女孩儿困惑地看着我，我则转身去开药方，打电话给药房。那天，女孩儿问妈妈是否可以出去看演出，她已经好几个月没去看了。她还去了学校和教堂，三个月封闭在家的生活宣告结束。在后来的随访中，我得知，那个女孩儿变得非常友善，也很讨人喜欢。她一直没有意识到我做了什么，她妈妈也没有。她妈妈只注意到那天我去她家时对她女儿很不礼貌，但她无法将此与女儿恢复正常联系起来。

很显然，这是一个基于催眠取向的治疗技巧。正如艾瑞克森所说："女孩儿没有办法拒绝有人恭维她的脚，也没有办法去质疑这句话——'如果她能把脚长得足够大，让人能看得见'。她也不能说我笨手笨脚，我是她母亲请来的医生，她无论如何都不能对我怎么样，除了接受我证实了她的脚很小之外，她别无选择。"艾瑞克森用催眠手法给患者设置了一个她无法拒绝的想法，这在他的治疗中很常见。在上面这个案例中，他是在一个社交场合用催眠达到了这个目的。

艾瑞克森针对孩子的工作有一个重要元素，也是他这类工作的基本前提：

孩子与父母是天然对立的；他们不是同一代人，必须假定他们之间会有冲突。这个前提对于喜欢从亲密无间的角度来看待父母和孩子的人来说，可能并不舒服。然而奇怪的是，往往就是这个假设——父母和孩子代表着相互冲突的不同利益——才让父母和孩子真正地走到了一起。正如艾瑞克森在谈话中所说："当你和一对夫妇谈话时，你可以问问他们喜欢对方的什么地方，当你和孩子说话的时候，你要问问他不喜欢父母的地方是什么。"

基于这一假设，艾瑞克森常常会加入孩子反抗父母的行列，这并不意味着他将孩子视为受害者，而是对于之后的治疗活动来说，这是与孩子建立关系的最佳位置；他也会加入父母抗拒孩子的行列，无论孩子是否知情。

当他与孩子统一战线时，他可能会直接去处理问题和症状，也可能会间接地通过一些隐喻进行交流。在下面的案例中，他和患者谈及某些肌肉的控制过程，从而影响到患者其他肌肉的反应，这是艾瑞克森通过类比或隐喻来诱导改变的典型方式。

一位母亲打电话给我，说她十岁的儿子每天晚上尿床的事。他们已经想尽了各种办法治疗他，却毫无效果。他们把他拖进来见我——真的是拖进来的，父亲牵着他这边的手，母亲牵着他那边的手，男孩儿则使劲往后拖着他的脚。他们把他按进我的办公室坐椅，我把父母推了出去，关上门，男孩儿在房间里大喊大叫。

当男孩儿喊"累了"，停下来喘口气时，我说："这真不是个好主意，我一点儿也不喜欢。"听我这样说，他很惊讶，犹豫了一下。我告诉他还是继续喊吧，他喊了一声，停了下来，我也喊了一声，他扭过头看着我，我说："该我了。"接着我说："现在轮到你了。"于是他又喊了一声，我也喊了一声，说又轮到他了。最后我说："现在，我们可以继续轮流喊，但那样会变得很无聊。我宁愿去轮流坐在那把椅子上，那边有把空椅子。"于是我们就开始轮流坐在椅子上。通过这样的方式，我设置了一种预期——由我来确定我们可以轮流喊叫，然后由我改变游戏规则开始轮流坐下。我说："你也看到了，你爸妈命令我要治好你尿床，可他们以为自己是谁，可以随意命令我？"他已经受够了父母的惩罚，所以我站在他的立场说了这些话。我告诉他："我更想和你聊聊其他的事，咱们别再说尿床了。现在，我该怎么和一个十岁的男孩儿聊天呢？你要去上小学了，手腕这么结实，脚踝也很结实。你知道，我是一名医生，医生总是对一个人的体格很感兴趣。你的肩膀很宽，不是那种含胸溜肩的人，你的胸部也很健硕，我敢打赌你很擅长跑步。以你的体型，你肯定肌肉协调性特别好。"我向他解释了协调性，并说他可能擅长那种需要技巧的运动，不是那种靠蛮力的，也不是随便什么笨蛋都能玩的那种游戏。我问他玩什么游戏，他说："棒球，还有射箭。"我问："你射箭有多厉害？"他说："挺厉害的。"我说，"嗯，当然，那需要眼睛、手、胳膊、身体的协调。"接着我又知道了他的弟弟踢足球，比他长得高，比家里其他人都高。我告诉他："如果只有肌肉和骨骼，足球当然是一项很好的运动，很多个子高大的男人都喜欢。"

于是我们又讨论了肌肉协调性的问题。我说："当你射箭时，把弓拉满、把箭瞄准，你知道你的眼睛瞳孔会做什么吗？它会关闭。"我给他解释说，有些肌肉是平的，有些肌肉是短的，有些肌肉是长的，还有些肌肉是圆形的，"就像你胃底部的那块肌肉，嗯，当你吃东西时，那块肌肉就会闭合，食物会留在你的胃里，直到完全消化。当胃想清除食物时，那块胃底部的圆形肌肉就会张开，排空食物残渣，然后关闭，等待下一顿食物进来消化。"胃底部的肌肉，一个小男孩儿哪知道胃底部在什么地方？反正一路往下就是了。

　　我们就这样讨论了一个小时，下一周的周六他独自进来了。我们又谈了一些关于运动的相关话题——丝毫没有提到尿床。我们谈到了童子军、露营以及小男孩儿感兴趣的所有事情。在第四次会谈时，他兴高采烈地走了进来，说："你知道吗，我妈一直想改掉一个习惯，很多年了，但她就是做不到。"他的母亲吸烟，也一直在努力戒烟。我说："没错，有的人很快就能改掉习惯，有的人是说起来容易做起来难。"然后我们就转移到其他话题了。

　　大约六个月后，他顺道过来探望我，进入高中时，又来探望过我一次。现在他已经上大学了。

　　在这个案例中，我只是和这个孩子讨论了他胃底部的那块圆形肌肉，讨论它如何通过关闭来容纳食物，当它要清除残留物时再打开，这当然是象征性的语言，但眼睛、手和躯体之间所有的协调配合都是真实美妙的存在。我们没有讨论过尿床，但它自己消失了。

虽然艾瑞克森在办公室里运用各种巧妙办法解决过很多疑难杂症，但偶尔他也会碰到处理不了的个案，下面的案例就属此类：

　　一个十二岁的男孩儿被送到我这里。我认识他的许多亲戚，所以我对这个家庭有所了解。他的继母向我报告说，一天早上，那个男孩儿手里拿着一条自行车链条下楼来，对继母说："我想看你跳舞。"她说："你在开玩笑吧？"他说："哦，不是玩笑。"然后他指着高脚椅上的婴儿说："你看到宝宝了？"边说边举起了链子。他让继母在厨房地板上跳了一个小时。他父亲带他来见我，我从未见到过比他更邪恶的孩子。最后我告诉他："嗯，我不喜欢你，你也不喜欢我。你故意用那种让我不爽的语气说话，所以我要请你父亲来接你回家，让他带你去看其他的精神科医生。"我很想揍他一顿，他的语气非常令人恼火，这是他故意惹怒我的方式。后来他父亲让我再见他一次，但我拒绝了。

很难判断艾瑞克森是基于什么来决定是否接受治疗一个孩子，似乎主要取决于他是否能完全摆脱孩子的挑衅、继而可以有效地开展工作。但显而易见，他的选择不是基于问题的严重性或家庭状况的不幸程度，正如下面一个问题儿童的例子所说明的：

一位母亲走了进来，要我接诊她的儿子。她说："他是个骗子，是个大骗子，整天在家里发脾气，说话难听得要命。"这位母亲非常痛苦，她说："他爸爸是个性变态，我不清楚他那些细节，他只偶尔和我上床，但经常一个人搞东搞西，用其他女人的衣服，用我的衣服，来干那些变态事儿。如果觉得他射到了我的衣服上，我就得拿去洗。他们父子之间关系很僵，他爸爸是个急脾气，常对着孩子乱吼乱叫。"

她说那个男孩儿不愿意进来见我，但是她对他说如果有必要，她会强行把他拖进来。她说已经带他去看了其他医生，他只冲着人家发脾气，那些医生什么也做不了。

所以她把孩子带到了我这里。他是一个长相非常可爱、声音温柔的男孩儿。他说："我想妈妈已经把我的一切都告诉你了。"我说："她告诉了我一些她知道的事情，但并不是关于你的一切，有很多关于你的事情只有你自己知道，这些她没办法告诉我，我想知道你是否会告诉我这些事情。"他说："我可能不会。"我说："我们现在先来确定一件事，我是宁愿坐在这里浪费时间和你无所事事，也不愿坐在这看你在地板上打滚儿发脾气。所以你想选什么？躺在地板上发脾气，还是坐在这里无所事事，或者我们进入正题？"

他说："不是这样的。"他忽然笑了。"我们可以无所事事，我们也可以讨论正题，我也可以发脾气。"他是一个非常机敏又聪明的男孩儿。

但是他从未对我发过脾气，虽然我曾让他非常生气。尤其是那一次，他讲到向邻居家扔泥球和水炸弹，我请他描述一下当他打碎那个水炸弹时，是不是觉得很骄傲、很快乐，有种胜利的喜悦，这一下激怒了他。我说："你可能想在这里发脾气，虽然你从来没有在我这里生气过，但这也是个很好的机会。现在，你打算怎么办，是发脾气还是告诉我你的感受？"他告诉我他非常生气。

后来他在家里的表现有所改善，也交到了朋友。现在，他在家里和学校都表现得很好，喜欢充实的生活，对自己以前的行为嗤之以鼻。

艾瑞克森的治疗没有什么固定模式，一切方法都因人而异，因情况而异，他认为只有带着体验去工作，才能明白如何对待每一个前来治疗的孩子。治疗的成功也有部分原因是他与患者一起工作时的执着精神，如果一个方法不起作用，他会尝试其他方法直到能够奏效；他对工作总是竭尽全力，会去患者家中或者任何地方来处理个案。下面的案例就体现了他的这种坚韧，以及他坚持以自己的方式而不是父母喜欢的方式与孩子一起工作的态度。

一个九岁的女孩儿，学习成绩开始下滑，越来越孤僻。当被问到发生了什么时，她生气地流着泪回答："我就是什么也做不了。"

之前她的学习成绩很好，但一到操场，就缩手缩脚，笨拙尴尬。她的父母只关心她的学习成绩，来向我寻求心理援助。因为那个女孩儿不愿意来办公室，所以我每天晚上都去她家跟她会谈。我知道她不喜欢某些女孩儿，因为她们总是玩"抓子"游戏（一种抛接子游戏，将小石子、金属或塑料块向上抛掷并抓住），或者轮滑、跳绳。"她们从不做有趣的事。"

我知道她有一套抓子游戏的玩具和一个球，但她"玩得很糟糕"。由于患过小儿麻痹症，我的右臂瘫痪了，于是我向她发起挑战，说我能比她玩得"更糟糕"，她接受了挑战。就这样一起玩了几个晚上之后，我们之间发展出了一种良好的竞争氛围，关系融洽，而且这样也相对容易诱发她进入一种轻到中度的恍惚状态。游戏有时是在恍惚状态下玩的，有时是在清醒状态下玩的。不到三个星期，她就玩得非常好了，可是她的父母很不高兴，因为我对她的学习成绩下滑这个问题明显缺乏兴趣。

玩了三个星期的抓子游戏后，我宣布我穿旱冰鞋去轮滑可以比她更糟糕，因为我的腿瘸了。与上面玩抓子一样的过程，而这一次，她只用了两个星期就明显进步了，她滑得很好。接下来，我又提出了要玩跳绳，看她是否能教教我。一个星期后，她就非常娴熟地掌握了跳绳技能。

然后我向她挑战自行车比赛，指出我其实能骑好自行车，而她也很清楚自己的水平。我大胆地说，我能打败她；只有她坚信我会打败她，她才会接受这个挑战。但是，她也的确答应会努力。半年前，她就有了一辆自行车，但从来没有骑到过她住的街区以外。

到了约定的时间，她骑着自行车出现了，但是向我提出了要求："你必须要诚实，不能让我。你要努力，我知道你能骑得很快，肯定能打败我。我会盯着你，这样你就不能作弊了。"

我骑上自行车，她也跟着骑上来。但她不了解的是，骑单车的时候我用双腿踩踏板是有障碍的，通常我只能用左腿。开始她怀疑地看着我，看到我用双脚艰难地蹬着踏板，行进速度却非常缓慢。最终她相信了，她超过了我，骑完了全程，赢得了比赛。

那是最后一次治疗性家访。她很快成了学校里抓子游戏和跳绳的冠军，她的学业成绩也赶上来了。

几年后，这个女孩儿找到我，询问我当时是如何让她骑着自行车超过我的。学习玩抓子、跳绳和轮滑都极大地增强了她的自尊心，但由于我的身体缺陷，她大大地怀疑自己的这些成绩。然而，她知道骑自行车是另一回事。她解释说，她知道我是一个优秀的自行车骑手，非常确信我能打败她，并且也无意在比赛中让她。事实上，她看到我真的很努力，而且最后她打败了我，这让她相信她的确"可以做任何事情"，带着这种信念，她开心地发现学校和其他一切困难都成了愉快的挑战。

艾瑞克森愿意利用他的身体缺陷作为治疗过程的一部分，而人们常常低估了他的残疾程度。在他十七岁第一次患脊髓灰质炎后，他一个人划着独木舟航行了一千六百公里，来增强自己的体魄。1952年，在患脊髓灰质炎第二次发作后，他在亚利桑那州依靠两根手杖，完成了一次更加艰难的徒步旅行。

这个小女孩儿的案例提供了一种独特的催眠诱导，叫作"抓子游戏诱导法"。同时，这个案例也体现出艾瑞克森为了能够促成改变，愿意做任何他认为有必要的事情：若是在街上骑自行车比赛是必要的，他就会去做。

艾瑞克森疗法的另一个典型特征是，当父母和孩子陷入斗争，两败俱伤时，他会设计一种方式让他们实现双赢。通常他会绕过冲突，以一种不同的态度对待孩子，如下例所示：

一个男孩儿被带到我这里，他本应该在学校读七年级，可他不会阅读。但他的父母坚持说他可以。他们强迫他阅读，其他一切事情都不许他做。他的暑假总是被各种家教课所占据，这让他更加抗拒阅读。

我开始和这个男孩儿一起工作时说："我认为你的父母相当固执，你知道你不识字，我也知道你看不懂的。可你父母非要把你带到这里，坚持要我教你如何阅读。我看咱们俩之间，就别想着那些识字的事儿了。但我要为你做些事情，做些你喜欢的事情。那么你最喜欢什么？"他说："每年夏天我都想和父亲一起去钓鱼。"

我问他父亲在哪里钓鱼。他告诉我，他的父亲是一名警察，平时喜欢在科罗拉多州、华盛顿州、加利福尼亚州钓鱼，甚至计划去阿拉斯加，沿着海岸线去钓鱼。我开始好奇他是否知道那些钓鱼点所在城镇的名字。我们拿出一张西部地图，试图找到那些城镇的位置。我们不是在读地图，我们是在找城镇的名字：你只是看着地图，你不用读。

我故意混淆了某些城市的位置，他就来纠正我。我想找到一个在科罗拉多州叫斯普林斯的小镇，却跑到加州寻找它，他又来纠正我。但他并不是在识字，他只是在纠正我。很快，他学着找到了我们感兴趣的所有城镇的位置。他没有意识到自己其实正在读着那些地名。我们在看地图和寻找感兴趣的钓鱼地点时，玩得很开心。他喜欢讨论各种鱼以及捕捉鱼时使用的各种飞虫。我们还在百科全书中查找了不同种类的鱼。

临近八月底，我说："我们跟你的老师和家长开个玩笑吧。你会在九月开学时有一场阅读测试，你的父母一定会担忧你的表现，你的老师也会担心。我们就这样，当你拿着一年级的阅读材料时，你要读得结结巴巴，一塌糊涂；读到二年级的书，你就稍微表现得好一点，读到三年级的，就再好一点，然后拿到八年级的书，你就漂亮地读完它。"他听后觉得这个主意非常精彩，就照我说的那样做了，后来他逃课跑到我这里告诉我父母和老师脸上惊恐的表情。

如果他没有出错地读完了一年级的书，这依然会被认为是一种失败，然而，当他故意误导大家，并在之后能把七年级以后的八年级阅读也完成得很漂亮时，他就成了大赢家。他让自己的老师和父母都目瞪口待，成了公认的胜利者。

由于艾瑞克森的大多数治疗都是指令性的，所以在他的治疗艺术中，有很重要的一部分就是说服人们遵循他的指令。他会利用各种方式让人们执行他的指令，其中之一就是先由某事开始，接着转移到另一件事情。他是这样描述这一过程的：

当我和一个家庭，或一对夫妻、一对母子进行会谈时，我会做一些特别的事情。人们来寻求帮助的同时就暴露了自己的态度，但他们也想保存颜面。我会关注到这一点，注意说话分寸，让他们认为我和他们站在同一立场。所以我会先谈论一个他们能够接受但有点儿偏离主题的事情，这会让他们的内心徘徊在希望边缘，摇摆不定，可为了自己的颜面，他们又不得不承认我的跑题没错，就是这件事儿。但他们也不想让我就这个"擦边球"的事情一直啰唆下去。纠结摇摆的感觉是不舒服的，于是他们会希望赶紧解决我刚刚提出来的这个边缘问题。既然想要解决方案，那么他们就很可能会接受我所说的话。他们渴望听到一个确定的结论，所以，如果你上来就给出指示，他们很可能会抗拒，但如果你一直不切入正题，他们就希望你回去，会欢迎你果断表态。

艾瑞克森用两个案例说明了这一策略，这两个案例中的患者都是十二岁的男孩儿。

约翰尼是被他妈妈带进来的，因为他每天晚上都尿床。他的母亲想帮助他解决这个问题，但他的父亲并不这么想。这位父亲是个严厉冷漠的人，他指责妻子"过分溺爱孩子"，所以当这个男孩儿去找爸爸时，他总会被推到一边，而母亲试图弥补父亲的行为。男孩儿的基本反应是"我想从爸爸那里得到爱，但他不给，妈妈总会帮我，于是爸爸更没有必要再给我爱了"。从这个男孩儿记事起，他的父亲就说过，每个孩子都会尿床，不尿床是不正常的，他自己就尿床到十几岁。当然，母亲对每天湿漉漉的床已经忍无可忍了，想做点儿什么改变它。艾瑞克森报告说：

> 我与父亲进行了一次面谈，以评估他的情况。他走进办公室，坐下来，声音洪亮，说起话来好像我离他二十米远。他问我是否知道所有的孩子都在十六岁左右才会停止尿床，他就是这样，他父亲也是这样，我肯定也是这样，其他男孩儿一定也都是这样长大的。要治好他儿子的尿床？这不是胡说八道吗？我安静地听完了父亲的这一通见解。他很喜欢这次面谈，还和我握了手，说很高兴有这样一个聪明的听众。
>
> 儿子和母亲一起进来的时候，母亲说："我丈夫告诉我，他已经把事情给你解释清楚了。"我说："是的，没错，他解释了很长时间。"她没说话，但她的表情就是在说："你看，我就知道会这样。"儿子脸上露出痛苦的表情。我告诉他们："对我来说，我会忘记他说的一切。不过你们不需要，当然你们刚才也不在这儿，你们只用大概了解他说了些什么就好。我要忘记他的话，是因为你、我，还有你妈妈的想法都更重要……是因为你、我，还有约翰尼的想法都更重要。"
>
> 看明白了吗？最后一句话，我先对着约翰尼说，然后又对着妈妈说，

211

这代表着我先联合约翰尼，接着再和母亲结盟。这样一来，约翰尼会支持我——因为我要忘记他父亲说过的话，而他也想忘掉；然后我又用同样的理由让妈妈和我结成了联盟。这样做等于让父亲靠边儿站了，但这并不代表我对他充满敌意。我认真的听完了他要说的话，母子俩也都知道，父亲已经回家告诉过他们了。我只是忘记这件事，没有特别的愤怒或痛苦。父亲因其过于极端的立场，不能被纳入治疗，所以在这个问题上，他需要先被放在一边。

当我评估这对母子的情况时，发现对于尿床这件事，约翰尼很明显对他母亲的态度充满了敌意。他很生气，频频为此和她发生争吵。我告诉约翰尼，有一个补救办法，可能他不喜欢，但绝对有帮助，并且很管用，肯定能让他克服尿床这个问题，可是他会不喜欢，但是——他的母亲会更不喜欢。现在约翰尼会做什么？如果他的母亲比他更不喜欢，那太好了，他可以忍受任何让他母亲更痛苦的事情。

我给约翰尼的建议相当简单。我告诉他，他母亲会在早上四五点起床，如果他的床是湿的，她就会叫醒他；如果床是干的，她就不必叫醒他。不过，如果他的床是湿的，被叫醒之后，他要站起来，坐在书桌前，挑本书开始抄写里面的文章，从四点抄到七点，或者从五点抄到七点。他可以练习写字，而他的母亲可以看着他做这些。这个男孩儿写的字真是很糟糕，需要改进。

对约翰尼来说，早上四五点起床听起来很可怕——但妈妈得比他起得更早；让母亲坐在那里看他抄写书本，听起来也不太愉快，但他只需要在尿床的早晨这样做——没有什么比那么早起床更让人难受的，尤其是还要抄写文章。

对这个指令他们执行了没多久，约翰尼就不再每天尿床了。他开始是隔天尿一次床，很快就变成每周两次，然后是十天一次，最后发展到一个月才有一次，但是妈妈还是要每天早上四五点就起来检查。后来约翰尼终于彻底改变了自己，他交到一群朋友，正好是在夏天，他和小伙伴们互相串门玩耍。九月开学时，他在学校的成绩也有了很大的提高，第一次有了真实的成就感。

这个治疗中的方法就是利用母亲对抗儿子，利用儿子对抗母亲。"我有一个办法，但你不会喜欢的。"这个方法听起来并不复杂，然后我把另一个条件扯进来——妈妈会更不喜欢。约翰尼听明白了这个方法之后，立刻欣然同意。渐渐地，改善书写开始成为他的主要目标，而不尿床只是一个顺带的偶然事件，不再是眼下最首要、最具威胁性的问题。

母亲看着儿子练字，会为儿子的成就感到骄傲，儿子也会引以为豪。当他们两个拿着抄写本给我看的时候，就是一对急切的母子，想要给我看看儿子写出来的那些漂亮的字。我会一页一页地翻阅，不时地指着上面的字母啧啧赞叹。

自从约翰尼不再尿床，他爸爸就提早下班回家陪他一起玩球。对男孩儿不再尿床这件事，父亲的反应是又惊又喜。他对男孩儿说："你比我更快地学会了不再尿床，一定是因为你比我聪明得多。"在承认儿子聪明的事情上，他是非常大方的。他还狠狠地斥责了我，认为并不是我这个精神科医生为他的儿子解决了问题，而是因为他遗传给儿子的超强智商。于是，在这个家庭中，不再尿床这件事，成了在父亲基因庇佑下的父子共同成就，男孩儿就这样得到了父亲的认可和接纳。

无论症状是尿床还是其他常见的儿童问题，在这样的家庭中，往往都存在着一个过度关注孩子的成年人，而治疗要让这两个人互相脱离。在上面那个案例中，母亲和孩子通过执行早晨起床抄写这个任务，促成了彼此脱离。在接下来的案例中，是一对父子通过执行某个共同任务，解决了一个令人恼火的问题。

　　两年来，一个十二的男孩儿一直在抠他额头上的痤疮，令它无法愈合。那里已经变成了一处溃疡。他的父母采取了各种惩罚措施来阻止他，老师和同学们也试图改变他，医生还向他解释了癌变的风险，替他包扎，尽量不让他接触疮口。这个男孩儿仍然会从胶带下面伸进手指去抠它，他解释说，他就是控制不住这个冲动。

　　父母尽了最大努力来阻止男孩儿，但他们对惩罚的方式存在分歧。父亲比较极端，剥夺了男孩儿所有的玩具，卖掉了男孩儿的自行车，折断了男孩儿的弓箭。

　　最后，父母把男孩儿带到我的办公室。我先和母亲做了面谈，了解了一些家庭情况，这样我就可以有所选择地进行工作。我了解到，在这个家庭中，这个男孩儿要做一些家务，他们家有一大片草坪和一个大花园是由他负责打理的。我还了解到，男孩儿对父亲的各种惩罚感到愤怒，特别是折断他的弓箭这件事，而母亲倾向于站在男孩儿这一边。我还发现那个男孩儿有拼写问题，当他写字时，很容易漏写单词中的字母。我喜欢检查孩子的功课，看看能从中发现什么有用的东西。

　　我和这对父子进行了面谈，一上来我就把重点放在如何定义所有权这个问题上。我从父亲折断孩子弓箭这件事入手："弓箭究竟是谁的？"父亲承认弓箭是男孩儿的，是父母送他的生日礼物。接着我又问："那么溃疡应该怎么治？"大家都同意应该用绷带包扎，用各种药物。我问父亲："那你打算怎么用弓箭治疗溃疡？折断弓箭能如何治疗溃疡？"父亲非常尴尬，儿子眯着眼睛看着父亲。在这场讨论中，父亲面红耳赤、坐立不安，我转向男孩儿，问他是否相信他的父亲至少是出于好意，只是做法有点儿愚蠢。他们俩都不得不接受这个说法。通过这种方式，男孩儿可以认为他父亲的行为很愚蠢，但他也必须相信父亲是出于好意。

然后我问，对那些无效的治疗措施和方法，我们是要继续深入讨论，还是干脆忘掉它们？我说："你的问题已经存在两年了，从弓箭被折断到自行车被卖掉，期间所有的方法都没奏效。我们要怎么办？"这个男孩儿认为我应该给出个主意。

我对他说："好吧，我会的，但你不会喜欢我出的主意。因为对于我要做些什么来清除这个溃疡，你一点儿都不会喜欢，你要的是溃疡痊愈，这是你真正喜欢的。"我说我想让他每个周末都努力去治疗自己额头上的溃疡——而他的父亲要替他做周末的花园杂务。男孩儿得意扬扬地看了我和他父亲一眼。

我们重新确认了男孩儿的家务职责，割草、耙草、清理狗粪、给花园除草等。我问了男孩儿做这些的时候，是谁负责检查。父亲说是他来检查男孩儿的工作。我说："嗯，周六，在治疗溃疡的间隙，你可以出去检查一下父亲在你的家务上做得怎么样。"

这时，男孩儿已经非常好奇周末他要做什么来治愈溃疡了，我却开始跑题，我慢吞吞、拖拖拉拉、磨磨唧唧地提出了治疗计划。当你这样做的时候，这个患者会倾身向前，渴望你赶紧说出重点，他想知道自己究竟要做什么。他相信你的陈述是经过深思熟虑的，他也知道你不会对他搪塞应付。他在等你讲出重点，而当你终于给出整套计划时，他会充满动力的接受。

我对男孩儿说："我发现你的拼写很差，是因为你特别容易漏写字

215

母。"然后我说："我想你应该在周六早上六点左右开始治疗你的溃疡。你知道如果一大早起来做这件事，你就会更认真的对待它，因为这是一件严肃的事情。当然，如果是五点五十五起床了，不妨就从那时开始，若是六点零五，也可以——早五分钟、晚五分钟有什么区别？"

我接着说："听着，你可以用钢笔写，也可以用铅笔写。有些铅笔芯是彩色的，但是用普通的铅笔芯就可以了。你可以用钢笔和墨水，圆珠笔也可以。我认为直纹纸是最好的，它可以是大约这么宽，也可以稍微宽一点儿，大约这么宽。我想你父亲可以给你一些足够宽的直纹纸。"

最后，我终于向他宣布："我觉得你应该写的这句话就是'我认为一直抠我额头上的痤疮不是一个好主意'。"我又逐字逐句地慢慢重复了一遍，说："现在，慢慢写，要认真工整地写。每写完一行就数一数，每一句都要仔细地慢慢地写，要检查每个字里面有没有漏写的字母。你不想落下任何一个字母，就像你不想让那处溃疡还遗留一点点伤口一样。"

我告诉他我不知道溃疡要多久才能痊愈，可我觉得他已经让这处溃疡破了两年，起码也要一个月才能好起来。不要每天都去照镜子，可以每三四天对着镜子检查一次，看看进展如何，这样伤口好了他就会发现。疮口愈合之后，也许他还想再多写一个周末。

他早上六点钟开始写，晚些时候再吃早饭。我私下告诉他妈妈，一定慢些给他准备早餐，这样他就可以在餐厅稍微休息一会儿。每两个小时，他会有个茶歇时间——食物主要是果汁或水，然后他可以检查一下父亲的家务做得怎么样，再继续回去写。我解释说，第一天早上，他的手可能会疼，那怎么办呢？我教他，在休息的时候，可以迅速握紧拳头再松开，来放松手部肌肉。这也会有点儿累，但会让肌肉更加灵活。我说我觉得晚饭后他应该停下一天的工作，可以不用再写了。但事实上，我并不在乎他是不是在四点钟就停下来休息了。对我来说，什么时间结束并不重要，也就谈不上为此而惩罚他什么。

这个男孩儿在每个周六和周日都写了一整天，给我交来了厚厚一叠写有那句话的直纹纸。看得出来，写的时候，他心里是满满的骄傲与愉悦。他根本不需要父亲督促，他对自己的字越来越自豪，父母为此又惊又喜。那个长句的第一千遍写得很漂亮。我明确表示，由我来负责检查他的书写，如果他想给他父母看也可以，但我是审核员。我检查了每一页，告诉他，我会走马观花地浏览一遍，但他也可以告诉我，他写的这些字里有哪些是我应该多关注一些的。这样的话，会让我检查得更细致，而不是浮光掠影。

男孩儿写得越多，就越觉得自己可以理直气壮地去检查他父亲的任务；写得越多，就越想写得更准确。各个方面都在改善。用这种方法，我消除了他对溃疡的强迫性掐挤，使其变成了强迫性的准确书写，后者是让他引以为豪的事情。

父亲说："我很清楚自己要做什么。我把那片草坪搞得漂亮极了，你想象不出来的漂亮。"结果男孩儿在草坪上发现了一片叶子，非常开心。父亲把草坪和花园彻底打理好了，花园的栅栏也修好了，所有的杂务都做完了，男孩儿也写完了他的句子。

一个月后，男孩儿的溃疡痊愈了；一年后，他的症状都没有再复发。那片可怕的慢性溃疡消失了，连一个疤痕都没有。

我把男孩儿写的那叠东西放在我的病历夹中，问他我应该保存多久，它会填满整整一个文件夹。男孩儿说他认为我可以保留几个月，我问到时候又该怎么处理。他说："哦，到那个时候就只是废纸了。"

在这些案例中，艾瑞克森没有像他在某些案例中的那样，直接处理父母之间关于教育孩子的矛盾。在处理父母之间问题的时候，要如何利用孩子？对这个问题，他是这样说的："当你纠正或治愈孩子时，父母就得到了一个陌生的孩子，于是他们必须回到没有孩子的夫妻二人战争中。孩子现在是一个陌生人，一个能够自给自足的人。"

虽然艾瑞克森会和孩子一起游戏，常常和他们一起对抗成人世界，但他绝不是一个以"宽容"方式抚养孩子的信徒。他会与父母合作，教他们如何与孩子做游戏，他会阻止父母对孩子过度严厉和毫无价值的惩罚，但他也会帮助父母对孩子设置严格的限制。当一个孩子行为不端时，艾瑞克森不会帮他去理解原因，他会教孩子正确的做法。他的想法常常听起来很老套。例如，如果一个孩子不吃早餐，母亲为此苦恼不已，艾瑞克森就会教她一个方法来解决这个问题。他会让这个母亲给孩子做一顿丰盛的早餐，如果孩子不吃，妈妈就把早餐放在冰箱里，到午饭时再端上来。如果继续孩子不吃，晚饭时她会再把早餐从冰箱里拿出来，一直到孩子吃完为止。

即使面对行为严重紊乱的儿童，例如自闭症儿童时，艾瑞克森也并不会把他们当成无法控制自己能量的缺爱儿童去处理。他觉得一个孩子的不安全感可能来自对各种限制的不确定性，对此能够采取的治疗性措施就是加强界限，要帮助父母去为孩子设置这些界限，而不是让儿童治疗师这样的陌生人去设置界限。对于儿童问题，他既关注孩子，也关注孩子所在的家庭环境。

下面的案例描述了艾瑞克森对有问题行为的儿童所采用的一种治疗方法：

一位二十七岁的母亲和她八岁儿子之间的相处开始陷入困境，儿子变得越来越叛逆，似乎每天都在寻找新的方式来反抗她。这位母亲两年前与丈夫离婚，理由充分，得到了所有人的支持。除了儿子，她还有两个女儿，分别是九岁和六岁。几个月来，她抱着结婚的意愿偶尔与其他男人约会，却发现儿子开始出人意料变得叛逆起来。期间，大女儿也短暂加入过他的反叛队伍。母亲愤怒极了，连吼带骂，各种威胁，甚至打屁股，同时穿插着循循善诱地讲道理。这些曾经对孩子们非常有效的方法，只纠正了大女儿的行为，儿子乔却对她的这些寻常手段置若罔闻、毫无反应，即使她频频体罚、没收他的玩具、哭泣、寻求其他家人的帮助，也都无济于事。乔只是得意扬扬地表示他只做他喜欢做的事儿，没有任何东西能阻止他。

儿子的不良行为很快就影响到了学校和四邻，基本上没有什么是他不能去破坏和捣乱的。学校设施被毁坏，老师们反对，同学们抵制；邻居的窗户被打破，花坛被捣毁。邻居和老师出手吓退了这个男孩儿几次，但也仅此而已。最后，男孩儿开始对家里的贵重物品大搞破坏，尤其是在母亲晚上睡觉后，然后他在第二天早上公然否认，这彻底激怒了母亲。

母亲把男孩儿带到我这里寻求治疗。当母亲讲述情况时，乔带着得意扬扬的笑容听着。等母亲说完，他就大言不惭地夸耀说我对他是没有办法的，我阻止不了他，他会继续做他喜欢的事情。我严肃而认真的向他保证，我不必做任何事情来改变他的行为，因为他是一个又高又壮的好男孩儿，这么聪明，完全可以自己改变这些行为。我向他保证，他的母亲会尽其所能给他一个机会来让他"自己"改变他的行为。乔听了之后感到不可思议，一脸嘲笑。我说我会告诉他妈妈一些简单的方法，让乔自己改变自己，然后就先让他离开了办公室。我以一种最友善的方式挑起了他的疑虑，想弄清楚我要教给他妈妈什么简单方法，这让他在等待母亲的时候，一直静静地思量着。

我把母亲单独留下来，讨论了一个孩子对这个世界的需求，他需要在这个世界里有人比他更强大，给他安全感。而到目前为止，她的儿子在用实际行为表达着自己愈来愈强烈的绝望，这个世界是如此不安全，唯一强大的人就是他自己，一个八岁的小男孩儿。然后我又细致全面地给妈妈布置了接下来两天的任务。

当他们要离开时，那个男孩儿挑衅地问我是否建议他妈妈打他屁股。我向他保证，除了充分地给他自己机会，让他自己改变行为，我不会有其他任何措施，也不会有人要改变这个。这个回答让他有点困惑。在回家的路上，为了阻止他干扰驾驶，他的母亲狠狠地揍了他。男孩儿的这种不当行为是预料之中的，我对母亲的建议是当机立断，不要费口舌，立即处理。当天晚上和以往一样，母亲继续让这个男孩儿随心所欲地看电视。

第二天早上，外公外婆接走了乔的姐妹，乔计划去游泳，向妈妈要求吃早饭，但是他看到母亲把一些包好的三明治、水果、一保温瓶果汁、一杯咖啡和几条毛巾带进客厅，他大惑不解。母亲把所有这些东西稳稳地放在一个厚重的沙发上，沙发上放着电话和几本书。乔要她立刻为自己准备早餐，并威胁说如果不快点儿，他就把家里搞个天翻地覆。母亲只是对他笑了笑，抓住他，迅速把他翻倒在地，然后把她的全部重量压在他身上。当他喊叫着让她下去时，母亲说反正她已经吃过早饭了，除了想办法改改他这些恶劣行径之外，她也无事可做。但是，她又说，她现在也不知道有什么办法，所以一切还是都取决于他。

这个男孩儿扭动着身子，拼命与他母亲的体重、力量以及灵活性进行着激烈的斗争。他大吼大叫，骂着难听的话，抽泣着，最后可怜巴巴地答应，要永远做个好孩子。他妈妈回答说承诺没有任何意义，因为她还没有想出改变他的方法。这再次激怒了他，但没过多久他就停下了，急着要去厕所。他母亲温和地解释说，她还没有想出来方法，所以他可以直接尿在这里，她递给他一条毛巾，让他擦干净，这样他就不会感觉到太湿。这引发了男孩儿另一场疯狂的挣扎，但他很快就筋疲力尽。母亲趁着男孩儿平静的间隙，给外婆打了个电话。乔仔细听着，母亲漫不经心地解释说，她还没想出什么办法来，但她真的相信乔一定会自己做出改变。当他听到这句话时，他拼尽了力气大声尖叫，于是母亲又在电话里对外婆说，乔忙着尖叫，根本没有时间考虑要怎么改变他的行为呢，她把话筒放在乔的嘴边，这样他就可以对着话筒尖叫。

乔陷入了阴郁的沉默，忽然又爆发尖叫，拼命挣扎，哭着恳求。对于这一切，他母亲一律温和地给出和上面同样的回答。随着时间一点点过去，母亲给自己倒了咖啡，喝了果汁，吃了三明治，她还读了一本书。快到中午的时候，男孩儿礼貌地告诉她，他真的需要去洗手间。母亲说自己也要去。她告诉乔，如果他同意上完厕所后，继续回到他在地板上的位置，让她舒服地坐在他身上，那他就可以去洗手间。流了几滴眼泪后，他同意了。从洗手间回来后他履行了自己的诺言，但立刻就开始了新一轮的挣扎，他想推开母亲。每一次近乎成功的尝试都让他更努力，也让他更疲惫。他休息的时候，母亲就在吃水果喝咖啡，随便打个电话，读读书。

五个多小时后，乔投降了，他干脆又卑微地说，她让他做什么他就做什么。他的母亲也干脆而诚恳地回答说，她的想法没有用，她不知道该告诉他做什么。他突然哭了起来，但很快，又抽泣着告诉母亲，他知道该怎么办。母亲温和地回答说，她很高兴听到这些，但她认为他还需要足够的时间考虑这件事，也许再想一个小时会更有帮助。乔静静地等着一个小时过去，而他的母亲静静地坐着看书。一个小时过去了，母亲提示了时间，但表示希望能读完这一章。乔颤抖地叹了口气，轻声哭泣着，而他的母亲则慢慢地读着她的书。读完那一章，母亲和乔都站了起来。他胆怯地想要些吃的，他妈妈解释说，现在不管是早饭还是午饭都已经太晚了，她建议乔去喝杯冰水，回床上好好睡一下午。

乔很快就睡着了，醒来的时候闻到了喜欢的饭菜香，他的姐妹们也已经回来了，他起床想和她们一起吃晚餐。

他的母亲义正词严地对他说，要养成好的吃饭习惯，先吃早餐，接着是午餐，然后是晚餐。不幸的是，他今天没吃早餐，也就错过了午餐，所以现在他也只能错过自己的晚餐了；但幸运的是，他可以在第二天早上重新开始。乔回到自己的卧室，哭着睡着了。那天晚上，母亲没有睡好，但乔第二天却睡到她准备好早餐后才起床。

乔和他的姐妹们一起走进厨房吃早餐，愉快地坐下来，母亲给他的姐妹们端上了松饼和香肠，而乔的面前只有一个大碗。他母亲解释说，她为他做了一份超级特别的燕麦粥。这是乔不喜欢的食物。他的泪水涌上了眼眶，但还是感谢妈妈为他做早餐，这是他们家里的规矩。然后他开始狼吞虎咽地吃起来。母亲说，她做了很多，他可以再吃一份。她还笑眯眯地说但愿他早晨吃不完，这样剩下的就够他中午吃了。乔果断而坚定地大口吃着，不想把燕麦粥留到中午继续吃，但是他妈妈煮得实在太多了。

早饭后，没有妈妈的任何指示，乔就开始打扫自己的房间。做完这些后，他问母亲是否可以去拜访邻居。母亲不懂这意味着什么，但还是同意了。乔走到隔壁按门铃时，她从窗帘后面看着他。邻居打开门，乔看上去和邻居说了一会儿话，然后继续沿街走去。后来她才知道，就像他曾一户不漏地威胁过邻居一样，他这次又挨家挨户地给邻居们道歉，并承诺他会尽快弥补自己的错误，他还解释说，这可能要花相当长的时间。

乔回来吃了午饭。午餐是拌了黄油的厚片燕麦粥。吃完之后，他主动帮忙擦干碗碟。下午和晚上，他的姐妹们在看电视，而他在温习自己的功课。晚餐量很多，但只有剩菜，乔静静地吃着，没有发表意见。临睡前，乔主动早早上床睡觉，而他的姐妹们则一如既往在母亲催促下才去睡觉。

　　第二天，乔去上学，给学校道歉，还做了保证，老师和同学满腹戒备地接受了。那天晚上，他和姐姐又为一些鸡毛蒜皮的小事争吵，姐姐尖叫着喊妈妈。当母亲走进房间时，乔明显地开始发抖。母亲让两个孩子都坐下，先让姐姐说发生了什么事，轮到乔发言时，他同意姐姐的意见。母亲向乔解释说，她希望他能做一个正常的八岁男孩儿，即使闯祸也是一个八岁男孩儿应该惹的那些麻烦。然后她告诉姐弟俩，他们的争吵一点儿价值都没有，应该停止，两个孩子都默默接受了。

　　乔母亲的教育背景，让她完全能够理解并根据我的指导，去处理她儿子的问题，这是一项相当困难的任务。她大学毕业，非常聪明，还承担着一些社区职务。在面谈时，我要求她尽可能完整地描述一下乔在学校和邻里之间搞的所有破坏，通过这些描述，破坏带来的伤害在她的心里被痛苦地放大了。（植物确实会长回来，他们也可以赔偿破碎的窗玻璃和撕破的裙子，但这些都无法成为她安慰自己的理由。）

　　接下来，我要她给我讲讲乔过去的样子——一个讲道理的、快乐的、懂事的孩子，其实也是一个非常聪明的孩子。我反复要求她把他过去和现在的行为进行比较，一次比一次简短，一次比一次切中要点。然后，我要她根据乔过去和现在的样子，预测一下乔的未来可能是什么样的。接着我提出了一些有用的建议，帮她为乔勾勒出一幅截然不同的未来图景。

　　通过这次讨论，我让她好好想想要如何利用这个周末，当她和乔在一起时，她究竟应该扮演什么样的角色。她对此一筹莫展，这让她完全处于被动地位，但我可以给她提供一个方案，充分利用她对儿子劣迹的怨恨和敌意，以及她压抑的内疚。这个方案中的每个步骤都会重新引导他们，让母亲通过观察，有预测性地用一种经过深思熟虑和精心策划的方式，愉快地挫败儿子，使他无法再强化自己的不安全感，也无法再证明她的无能。

听完我的方案，这位母亲直言自己六十五公斤的体重全压在一个八岁孩子身上太重了，这不行。显然她这么想是有道理的，而这也是我要赢得母亲充分合作的一个重要障碍。我对这个问题先避而不答，只是帮她一一罗列出她所有的反对意见，而这些意见都无法与她的第一个担忧相比，那就是她的体重太大，一个孩子可能无法承受。随着她的这个想法越来越坚定，我字斟句酌地与她进行了一番讨论，详细介绍了整个周末可能会发生什么，终于，她对我描述的场景有些跃跃欲试了。

等母亲似乎做好了心理准备，我才提出了体重问题，但我只是向她保证，她根本不需要从医学角度来担心这件事情，明天她就会从她儿子那里知道，她的体重对她儿子来说不会造成任何伤害。事实上，影响局面的不只有她的体重，还有她的力量、灵活性以及机敏的反应，甚至她很有可能因为不够重而在与儿子的抗衡中输掉比赛。（母亲不明白为什么在她看来这么一个显而易见不可能的事情，却有着不可拒绝的重要意义。于是，她只能用行动证明自己的体重确实不适合压在孩子身上。为了证明这一点，她需要儿子的合作。我敢肯定，那个男孩儿的攻击性模式绝不会被动屈服于他母亲的体重，母亲很快就会从儿子那里意识到她的那些质疑毫无意义，他的暴力会让她迅速接受我的建议。）正如这位母亲后来所解释的："他简直像匹小野马一样冲着我尥蹶子，我立刻明白了，要保住我的地位，我必须严阵以待。这就是一个比谁更聪明的问题，我知道我要来点儿真的了。于是，我开始预测和对付他的每一次反击，并以此为乐。这简直就像一场国际象棋比赛，当然我也确实钦佩和尊重他的意志，但从对他彻底的挫败中，我获得了巨大的满足感，就像当初他挫败我一样。"

　　"可是，有那么一刻我也很难受。当他从卫生间出来，躺在地板上，可怜兮兮地看着我时，我真想把他抱在怀里。但我记得你说过，不要因为怜悯而接受他的投降，除非问题彻底得到了解决。那个时候我就知道我赢了，所以我非常谨慎，叮嘱自己不要心软。这让后面的事情变得简单了，同时我真正明白了自己在做什么，以及为什么这么做。"

　　接下来的几个月，直到仲夏，一切都很顺利。然后，他和姐姐发生了一次争执，母亲的处理有些偏向姐姐，除此之外没有其他明显原因，乔平静但坚定地宣布，他没有"拿那种东西"。他说他可以"踩"任何人，尤其是我，他敢让他的母亲当晚就带他来见我。他母亲不知如何是好，赶紧把他带到了我的办公室。他们进来时，她有点儿不确定地说乔威胁要"踩"我的办公室。我立刻轻蔑地告诉乔，他的力气可能根本"踩"不动地板。乔生气地抬起脚，把他的牛仔靴狠狠地用力踩在铺着地毯的地板上。我傲慢地说，对于一个八岁的小男孩儿来说，他的劲儿已经挺大的了，他也许还能再踩一阵子，但肯定坚持不了太久。乔愤怒地喊道，只要他愿意，他可以用力踩五十次、一百次、一千次。我回答他，他才八岁，再怎么生气他也踩不了一千下，事实上，他连那一半的次数都踩不了。如果他试一试，那么他很快就会累坏的，他的劲儿会越来越小，越来越弱，他得换只脚来踩，还得歇会儿。更糟糕的是，我告诉他，当他休息时，他的身体还会晃来晃去的，如果不坐下，他根本就站不稳。不相信的话，可以继续踩脚试试。当他筋疲力尽时，他可以站着休息，但他会发现自己站不稳，身体晃来晃去，会想坐下来。乔愤怒极了，为了维护自己的尊严，他郑重其事地宣布要在这个地板上踩出一个洞，哪怕要踩一亿次。

　　我先让他的母亲离开，并告知她"四的平方根"后回来，她明白这是"两小时"的意思，但是乔听不懂她会什么时候回来，尽管他意识到这是一个成年人正在告诉另一个成年人某个特定的时间。母亲离开了，办公室的门关上了，乔用右脚保持平衡，左脚重重地踩在地板上。我装出惊讶的样子，说这次踩脚比我预期的好得多，但我怀疑他能否坚持下去。我说你很快就会没力气，然后会站不稳。乔轻蔑地踩了几下脚，以显示对我的不屑一顾。

在一阵猛烈的踩脚之后，乔数到了三十下，才意识到他大大高估了自己的踩脚能力。当他的表情明显流露出这个意思时，我大方地宣布给他一个特权，他可以用脚轻拍地板一千次，因为如果不晃动身子、不坐下来休息，他是站不稳的。陷入绝望的乔力图挽回尊严，他拒绝轻拍地板，并宣布他打算站着不动，并立刻摆出一个僵硬、直立的姿势，双手放在身体两侧，面向我。我立即给他看了看桌上的钟，告诉他尽管秒针的滴答声听起来很快，但分针会走得很慢，时针走得更慢。我转向我的办公桌，开始在乔的治疗记录本上做笔记。

不到十五分钟，乔就从一只脚换到另一只脚，扭动着脖子和肩膀。半个小时过去了，他伸出手，扶着他旁边的椅子扶手。然而，每当我似乎要抬起头来，若有所思地环视房间时，他就很快把手抽回来。大约一个小时后，我暂时离开了办公室。乔立刻利用这个空当，不停地换手扶着椅子，再也没有回到一开始他站立的姿势。

当他妈妈敲办公室的门时，我告诉乔："当你妈妈进来的时候，照我说的做。"他母亲进来坐下后，惊奇地看着乔，他僵硬地面对着桌子站着。我向母亲示意安静，转向乔，不容置疑地命令道："乔，让你妈妈看看你还能多用力地踩地板。"乔被吓了一跳，但立刻爽快地做出了回应，用力地踩起脚来。"好了，乔，现在让她看看你能站得多笔直。"一分钟后，我又接着下了两个命令："妈妈，乔和我之间的这次面谈是乔和我之间的秘密。乔，不要把办公室里发生的事情告诉你妈妈，你我知道就够了，好吗？"乔和他妈妈都点了点头。她看上去有点儿困惑；而乔看起来若有所思地笑了。回家途中，乔很安静，坐在他妈妈旁边。走到半路，乔忽然打破沉默，说我是个"好医生"。正如这位母亲后来所说，乔的这句话莫名地让她放下了心。她没有询问在办公室发生了什么，乔也没有告诉她。她只知道乔喜欢我、尊重我、信任我，并且愿意偶尔以随意闲聊或半治疗的方式来见我。乔后来一直都是个正常的聪明男孩儿，偶尔也会调皮，但都在可以接受的范围之内。

两年过去了，乔的母亲订婚了，乔很喜欢未来的继父，但他向母亲提出了一个很过分的问题——艾瑞克森医生认可这个男人吗？在确信我认可之后，他才放心地接受了。

在这个充满变化的世界里，理性与情感的波动裹挟着人们进入一种不确定的状态之中，这种不确定性随着人们不同的心境与时机而变化着。没有确凿无疑，没有永恒不变。乔就在这个过程中，努力学习什么是真正的强大、安全与信赖，他也扎扎实实地明白了不要光着脚踢石头、光着手拍仙人掌，做事情时不能用伤害自己的方式去达到目的。

第七章
婚姻与家庭的困境

当一对夫妻进入婚姻中期阶段，他们在应对困难时往往已经有了习惯的模式。这些困难有时可能来自孩子，但更多时候，配偶之间的相互指责才是公认的婚姻难题。这个阶段出现的典型问题之一，就是夫妻之间关于谁应该成为主导者而展开的权力斗争。所有学习型动物都会遵从天性，形成一个等级化组织，而婚姻中的一个长期困扰就是在这个关系的等级化组织中，究竟谁排第一，谁是第二。有些夫妇在这个问题上处理得比较灵活：在某些时候和某些领域，妻子占主导地位，在另一些时间或领域，丈夫占主导地位，更多时候他们还是像伙伴一样平等共处。但如果夫妻一方被迫只能以某种方式与另一方相处，并对这种方式产生不满，那么婚姻就会陷入困境。有时，配偶一方也会对另一方提出一些自相矛盾的要求，比如妻子常常希望丈夫更有掌控力——但她又想让丈夫按照她要求的方式来支配她。

当一对夫妻陷入这种权力斗争时，尽管双方都不想要这样的局面，但这往往也会持续很多年。作为斗争的一部分，他们会发展出各种各样的行为（包括症状），并以此作为武器来应对形势。艾瑞克森设计了各种方法来解决婚姻中这些周期性的习惯冲突。下面两个案例就阐述了艾瑞克森运用两种截然不同的方法，帮助两对夫妻解决相似的婚姻困境。在这两个案例中，主人公都是开餐馆的。每对夫妻都身陷无法解决的婚姻权力斗争之中，冲突的焦点都是由谁来管理餐馆。在第一个案例中，艾瑞克森只和妻子进行了面谈。丈夫没有直接参与其中。

这个人，我们叫他史密斯先生，五十多岁，一直在经营餐馆。他在高中时支摊卖热狗起家。在开餐馆的这些年里，他妻子每天都会盘问他各种餐馆的经营事宜。从他们订婚时就开始了，一直持续了这么多年。妻子说，她觉得自己必须每天检查一下，确定丈夫是不是一切都做得妥当。她的检查让丈夫很恼火，但他还是默许了。妻子每天大约会花两个小时，盘查一切，让丈夫复述一遍当天的营业状况，都采购了什么和安排了什么。

她说自己也不想用这种方式支配丈夫，倘若能停止这种检查，她愿意做任何事情。鉴于妻子对自己的行为无法控制，我决定利用这种强迫感，并将其转移到她自己身上，从而停止她对丈夫的强迫性盘查。我给她布置了一个任务，就是她可以照旧盘问，但是要把自己常问的问题列出一个单子，然后对照这个清单，根据她自己的日常活动再列一份同样的问题清单。每次她问完丈夫，就要再问问自己，今天自己都做了什么，今天自己做得怎么样，等等，她要像检查丈夫那样检查自己，然后自问自答，就像她会问丈夫餐馆里各种库存都是多少一样，她也要问自己家里的各种物品还剩多少，她可以回答说："我给家里订了七升牛奶，买了两条面包。"

丈夫仍然在被妻子盘问，但妻子接着就要扮演丈夫的角色，这意味着她除了向丈夫提问，还得回答自己的提问。她对一切确实都了如指掌了，但同时她就是个复读机。

妻子的反应可想而知：她很快就厌倦了整个过程，不再每天盘问丈夫。我最后一次见她是在治疗结束过了一段时间之后，她告诉我只有和朋友聚餐时她才去自家餐馆，并且再也没有盘问过丈夫，也没有向丈夫汇报过家里的情况。但她把自家豪宅打理得井井有条，丈夫非常满意。

这个案例的典型之处在于艾瑞克森安排了一个有强迫性冲动的人去体验另一种强迫行为，从而摆脱强迫症状。与众不同的地方在于，艾瑞克森在治疗中并没有让丈夫直接参与，而是让妻子用管理丈夫的方式来管理自己，从而放弃了一个持续多年的习惯。这个习惯曾激怒了丈夫，在婚姻中制造了痛苦与紧张。另一个艾瑞克森式的典型之处在于，他在解除妻子监控丈夫的习惯之前，首先确定了丈夫经营餐馆的能力没有问题。

在另一个非常相似的案例中，艾瑞克森和夫妇二人同时展开治疗，他通过一个简单的情境改变就解决了一个长期存在的婚姻冲突。

这对夫妻多年来一起经营一家餐馆，也一直为餐馆的管理争吵不休。妻子坚持丈夫应该管事，丈夫却抗议妻子从来都不放手让他管。正如他所说："是的，她一直告诉我应该由我来经营餐馆，可真正当家的却是她自己。她指挥我要这样、要那样。我就是个伙计，是门童，是清洁工。采购、记账、打扫卫生，所有的事她都冲着我不停地唠叨。我确实应该雇个人来打扫卫生的，但我妻子根本等不了有人来应聘，所以只能我先顶上了，于是就没必要雇人做了。"

妻子在陈述自己立场时，则显得非常通情达理，她希望由丈夫来管理餐馆，因为她更愿意待在家里。她有自己想做的针线活，还希望每天至少为丈夫做顿饭，做些他喜欢的饭菜。她丈夫回答说："她就是这么说说而已！你听到了，我也听到了，但是明天早上她就会出现在餐馆！"

我了解到他们晚上十点左右打烊，早上七点开门。我先问妻子谁会带着餐馆的钥匙，她说："我们俩都带着钥匙，但我总是先下车，他停车的时候是我去开门。"

我向她指出，她应该确保她丈夫比她早半小时到达餐馆。他们只有一辆车，但餐馆离他们家很近，只有几个街区，她可以半小时后步行过去。当她同意这个安排时，冲突就解决了。

艾瑞克森和一些同事讨论过这个案例，他的处理就是这么简单：让这个女人比她丈夫晚半小时到达餐馆，就解决了问题。鉴于艾瑞克森本人对这个解决方案的过程更加清楚，他是这样解释的：

丈夫比妻子早半小时到达，他带着钥匙打开餐馆大门，启动所有设备，为接下来的一天做各种准备。当妻子到达时，她完全插不上手。所有事情都在丈夫的掌控之下，有条不紊。

当然，她早晨留在家里推迟出发的那半个小时，可以用来清洗早餐碗碟，做些家务。慢慢地，如果能晚半个小时，那就能晚三十五分钟。事实上，当她同意这个安排的时候，她没有意识到自己是可以晚到四十分钟甚至一个小时的。就这样，她慢慢发现，没有她，丈夫也能把餐馆打理得很好。反过来，她的丈夫也发现自己完全可以管好餐馆。

一旦在这半小时的问题上让了步，妻子就会在晚上早早回家，为丈夫准备消夜，这意味着丈夫也接管了餐馆的夜间运营和打烊的工作。

妻子也在学习打理家务，这对她来说是一项更重要的活动。他们最终的安排是，妻子待在家里，如果员工生病或休假，她就去替班收银或者打杂，其他时候她不需要去餐馆，而她也的确没有去。

讨论这个案例时，有同事指出，这不是妻子一个人的问题，丈夫事实上也在一直请求妻子的帮忙，所以这是一场二人游戏。艾瑞克森同意这个观点，但他表示，帮丈夫发现他在这场斗争中也承担着责任，并不一定就能带来改变。用他的话说就是："告诉丈夫是他在邀请妻子，去管理他拖地、干活，我觉得对于解决问题无济于事。他是不会理解的。但当他自己能够对餐馆独立负责半个小时的时候，他会开始明白，自己是非常乐意掌管一切的。"

当一个妻子是掌控型的女性时，人们通常很难让她做出改变并坚持下去。对此，艾瑞克森指出，这个妻子愿意接受他的想法，并坚持到底，是因为艾瑞克森提出这个想法的方式并没有剥夺她管理餐馆的权力。艾瑞克森只是要求她确保她的丈夫比她早半小时到餐馆，仍然是她在负责掌控，所以她愿意接受这个建议。

当治疗师与一对夫妇打交道时，他会发现沟通中常常是由妻子来决定要谈什么，治疗师很难单独从丈夫这一方获得对问题的看法。因为每当丈夫被问到一个问题时，妻子就替他回答了，不给他说话的机会。治疗师要求妻子保持安静，让丈夫有发言权，这是可行的，但有些妻子并不会听从这样的要求。艾瑞克森有不同的方法来对付这类"掌控型"的女性。

当我问丈夫的观点时，妻子总是打断我，哪怕我要求她不要这样做。这时，我经常会使用些让她安静下来的方法。比如我会对妻子说："我还是想听你丈夫的观点，当然你也可以继续说下去，我知道这是因为你想帮我更好地理解他。但你今天有没有恰好带着口红？"当然，妻子通常都会带着一支口红。我让她从手提袋里拿出来，然后我说："好的，这对你来说似乎很可笑，但假设你这样拿着口红……"我演示给她看，告诉她，我想让她举起口红，用唇膏的尖端轻轻地碰上自己的嘴唇。"现在把它放在那里，只是碰着就行。我要问你丈夫一些问题，同时我想让你注意一下，你的嘴唇想怎么移动，我想你会觉得很有趣。"一个女人看着自己的嘴唇在口红上轻轻颤动，一定会被吸引住。通过这种方式，我让她的嘴有了更合适的用途。她不是很明白，但会觉得好玩。

当一个女人异常霸道，不让丈夫参与孩子的抚养时，艾瑞克森会以下面的方式和她结成联盟，说服她去看看如果丈夫更多地参与抚养孩子的过程，会发生什么。

当我面对一个在婚姻中过分强势的女人时，我会先称赞她，对她的能力表示欣赏。然后我会转而提出一个疑问：我无法理解一个像她这么聪明的女人，竟会没有注意到去利用丈夫的能力。我向她指出，从生物学上来说，男人是完全不同于女性的另一种生物，他的人生哲学与物理存在带给孩子的价值都是不同的。

对于一个女性来说，一次完整的性行为大约需要十八年才能完成。她必须先接受精子，怀胎十月，生产，给孩子喂奶。所有这些都涉及女性身体的转变。她得照顾孩子，训练孩子，抚养孩子，教育孩子，引导和保护孩子度过漫长的童年时光。从生物学上来说，这是女人天生的任务。当我的强势女患者听到这些后，她会顺理成章地接受自己在抚养孩子方面的主导地位。然而，就像她认为自己这个主导地位天经地义一样，她也一定会利用环境中的每个有利因素去履行责任，其中一个有利因素就是她的丈夫。他代表了另一种生物经验与生物学习的秩序，她的孩子必须生活在有男有女的世界里，学习与两个性别的人相处，这样孩子就会对两性的生物特征产生足够的认识。强势女性其实也意识到，为了孩子，她必须利用丈夫生物结构中那些与生俱来的、固有的东西。

艾瑞克森曾经听过一个案例，其中妻子对丈夫的控制欲如此之强，以至于如果她替他接起电话，而对方不肯说是谁，她就会直接挂断电话，似乎外界与丈夫的所有交流都必须通过她才行。当被问及他将如何处理这类案例中的丈夫时，艾瑞克森说，他更愿意从妻子入手。

> 我会和这位妻子单独面谈，委婉地让她明白自我完整的重要性。一个人必须对自己的一些事情保密，即使在亲密关系中也不能公开。我指出，妻子没有理由向丈夫袒露她月经初潮的日子，也许这对他很重要，但这仍然是一件隐私。接着我会和她讨论还有哪些事情应该保密：比如丈夫应该在她的生日到来前或圣诞节前对他要送她什么礼物这件事保密；或者丈夫正悄悄地拜托小姨子给妻子买礼物，这应该保密；暗地里联合邻家太太以确保他妻子在教堂会议上被选为该组织的主席，也要保密。拥有很多秘密，对一个人的生活完整性来说至关重要，我们甚至对自己也有很多秘密：有多少男人真的知道自己先穿哪条裤腿？
>
> 我会让这个女人明白，你当然可以对一切都了如指掌，但知道每件事，未必会让自己觉得舒服，应该为自己去规避那些让人不舒服的秘密，同时，为丈夫保留有意义的隐私空间。

夫妻之间，虽然更常见的问题是由于妻子过于强势而发生的权力斗争，但当丈夫过于强势时也会发生冲突。显而易见，问题不仅仅是婚姻"应该"怎么样，而是每对夫妇对这个问题的认知冲突。很多时候夫妻二人对这种关系模式都心照不宣：他们假装丈夫在管事儿，而实际上妻子负责家庭生活的大部分领域；而且每对夫妻都认为往上数两代的婚姻生活和现在是迥然不同的，他们在当下苦不堪言。例如，我们认为父亲角色在维多利亚时期更强大，更具统治地位，但是关于当时家庭结构的大部分信息，我们都是道听途说来的。我可以给你们举个例子，我曾经向一些二十世纪初在维也纳长大的老人打听他们的家庭情况。我很感兴趣在西格蒙德·弗洛伊德的时代，家庭氛围通常都是什么样子的。那个年代，弗洛伊德认为父亲是一个很强势而让人讨厌的角色。一位来自维也纳的老年女性告诉我，在她年轻的时候，父亲是一个非常有权力的人。她补充道："我们甚至不能坐在父亲的椅子上。"我出于好奇，问她，她的父亲是怎么不让孩子们坐他的椅子的。她回答说："哦，父亲倒没做什么，但妈妈说如果我们坐父亲的椅子，我们的屁股就会长疮。"看上去她父亲这个家庭掌权者的地位至少是受她母亲加持的。

进入中年的妻子在接受治疗时，会抗议说婚姻出现问题就是因为丈夫太过强势，从来不让她在任何事情上有发言权。艾瑞克森在下面两个案例中阐述了他处理这类问题的方式，无论案例中配偶的强势是直接粗暴的，还是巧妙隐藏的。

　　一个女人找到我，讲了她丈夫的一个严重问题。他们已经结婚很多年了，一直在存钱，想买房子，这是他们生活中的一件大事。然而，现在他们打算去选房子了，丈夫却坚持说她在这件事上没有发言权，至于选什么房子、买什么家具，都要他说了算。她告诉我，丈夫一直很专制，但在房子问题上，她坚决不想让步，一定要发表意见，这对她来说很重要。

对于这种存在具体诱因的冲突，有许多治疗干预措施可以使用，比如直接处理让妻子觉得无助的具体事件或者帮助夫妻澄清彼此之间的沟通障碍。艾瑞

235

克森倾向于关注引起冲突的具体事件，并以最简洁有效的方式解决它。

　　我安排丈夫单独来面谈，和他讨论了家里谁该当老大。我们都绝对同意，男方应该说了算。我们还同意，如果买房子，男人应该对房子的类型和装修有最终决定权。聊完这些，我话锋一转，开始讨论什么样的男人才是家里真正的主导者。他被我的问话激起了好奇，我暗示说真正的主导者是足够强大的人，可以让他的部下在小事上拥有发言权。我用这种方式说服他去负责一些更大更重要的事情，同时允许他的妻子决定那些细枝末节的事情。我们最后商定，他选出二十套房子和二十套家具，允许他的妻子在这个范围中进行选择。结果妻子很高兴，丈夫也很高兴，因为整个安排确实由他负责。

　　艾瑞克森以这种方式解决了问题，拓展了夫妻关系，以便双方有更多的空间和谐相处。而在另一个"霸道"丈夫的案例中，问题的呈现形式是不同的，因为这位丈夫特别和善。

　　这对夫妻已经结婚很长时间了，但两人始终处于一种暗中较量、说不出口的斗争当中。丈夫在一个富裕的新英格兰家庭长大，一切都不用自己亲力亲为。他对任何事情都一丝不苟，要求必须恰到好处，他的生活严格按照正确的礼仪规范来管理。而妻子在一个农场长大，习惯随意和散漫，喜欢野餐、露营，享受随心所欲的生活。
　　丈夫充满包容地、保护性地控制了他们生活中的一切，妻子对此怀有怨恨，却无法表达，因为丈夫的所作所为总是那么恰当、那么和气。这种怨恨不幸在他们的性生活中表现出来，妻子对丈夫很冷淡，于是丈夫出现了早泄。渐渐地，妻子会性饥渴，丈夫还是早泄，无法满足妻子。等丈夫能够控制他的射精时，妻子已经对性完全不感兴趣了，做爱时非常勉强，哈欠连天。

我是通过对他们生活中的几个不同侧面进行处理来解决问题的，比如去餐厅享受晚餐，他送她什么花，结婚周年要怎么庆祝。

妻子喜欢出去吃饭，丈夫也喜欢带她出去，但每次去餐馆总会以双方的不满告终，其间的一切努力都变得可笑至极。按理说，他会带她去任何她想去的地方，让她选择她任何想吃的东西，等等。但不知为何，结果却变成她从来没有去过她想去的餐馆，从来没有坐在她喜欢的位置上，也从来没有吃到过她想吃的菜品。可是，她又不得不承认去的也是一家不错的餐厅，吃了一顿不错的晚餐，一切都很棒。然而回家时，她常常充满了愤怒与无助。她丈夫也经常主动让她指出他的错误，但他那种方式让她根本说不出口。

在与他们两人的面谈中，我明白了这个问题。当她暗示说，她从来没有在餐厅里选到过自己想吃的东西时，丈夫反驳道："相信我，我不会做那样的事情，我绝对不会剥夺我妻子的权利。"然后他向妻子百般解释，说情况并不像她描述的那样，直到最后妻子当着我的面，不得不同意他没有那样做。

我问他是否愿意选一个会让妻子感到惊喜的餐厅去吃饭，他答应了。当然，因为他也想做正确的事。所以当他们下一次来面谈的时候，我已经提前为他们安排了一套指令：丈夫开车，妻子给他阅读指令。我拿着一张城市地图，列出了他要驾车路过的街道。从他们家开始，沿着一条长街穿过好多个街区，左转开过好多个街区，右转开过好多个街区，然后向北再开几个街区，接着转进右手边的第一家餐馆，很巧就是那家"绿湖"餐厅，是之前她提到过想去但一直没去成的餐厅之一。事实上，沿着我为他们规划的路线，穿城而过，又绕回到离他们家几个街区的地方，就是这家餐馆的位置。

我的指示不仅包括开车去餐馆，还包括他们进去后该做什么。他们要走过第一张卡座，走过右手边的桌子，走过靠墙的一排卡座，再绕过另一张桌子，最后在一张特别的餐桌旁坐下。女服务员拿来菜单。我已经给了妻子详细的指示。我指出服务员会先把菜单给她，然后给她丈夫一份。当他翻阅菜单时，她要说："让我们换一下菜单。"这看上去是件很简单的事，但会改变他的整个心态：她正在从他的菜单上做选择。当他问她想要什么时，她告诉他，要菲力牛排，三分熟，主厨沙拉配罗克福干酪，等等。丈夫反复看看自己手里的菜单，然后合上，问她，她可以为他点些什么。这个极其严谨的男人觉得他的菜单在她手里，因此他只能通过她来点菜。

那天的晚餐相当愉快。丈夫很高兴我设计的那些路线精准地把他们带到了绿湖餐厅，这个一丝不苟的人把那份路线图当成了一件艺术品来欣赏。下次他们出去吃饭的时候，丈夫打算还采用这种方式，说上次他们开车绕来绕去后正好碰到想去的餐馆，感觉很开心。"这次让我们用同样的方式，看看最后会停在哪家餐馆。"于是他又重复了一遍行车路线，开了相当长的一段距离，最后他说："我们再开十个街区，看到第一家漂亮的餐厅就停下来。"（我不让他们再去以前已经去过的餐馆）到了那条街，妻子指着其中一家说看上去不错，他立刻同意了。这是一间很大的餐厅，在这里，他没有什么固定菜式可点，他的妻子马上宣布要交换菜单，就像在绿湖餐厅一样。那天他们又吃了一顿愉快的晚餐。他始终都没想明白为什么妻子觉得他很专横，但他真的感受到了妻子第一次出来吃饭这么开心，并且第一次开口说喜欢和他在一起，这着实让他受宠若惊，也鼓励他继续用新的方式和妻子共进晚餐。

这对夫妇发生的一个重要变化是关于他们即将到来的结婚纪念日的。以前总是丈夫负责庆祝活动，妻子虽然不喜欢，却也无法反对。她告诉我，每年的纪念日庆典，丈夫的安排都是华丽的蛋糕、体面的宾客、优雅的祝酒词，搭配合适年份的香槟。

我和丈夫单独进行了面谈，告诉他，在这个结婚纪念日，如果他能给妻子一个绝对难忘的惊喜，那就太好了。当我向他描述了这个惊喜后，他一脸惊恐地盯着我。我告诉他租辆皮卡车，买个睡袋和其他露营装备，带上熏肉和鸡蛋，热狗和汉堡这些吃的，再给妻子买几条"李维斯"的牛仔裤和一双结实的鞋子（可以让小姨子帮忙打听尺寸），然后在纪念日前一天下午把车开进院子，对妻子说："这是你的衣服，穿上跟我走，我要给你一个惊喜。"那天，他全部按照我的指示做了。他们去了沙漠，在租来的皮卡车中睡了一晚。第二天，伴着前晚未熄灭的沙漠篝火，他们一起享用了结婚纪念日的早餐。接着我让他带着妻子去爬山，再一起做顿饭，然后开上那辆皮卡车，试着走丢一次。

他都一一照做了。他告诉妻子，他不打算开车回城里，而要随便找条路，哪怕不知道这条路通向哪里。那天他们的旅程很愉快。从那以后，他和妻子整个夏天都在周末露营。妻子非常喜欢那个周年纪念日，之前她已经错过了太多野餐和露营。

现在这个丈夫大概一年来见我三次，主要回顾一下自己和妻子的各种改善。妻子大约一年来两次，只是跟我聊聊最近的状况。我知道一些治疗学派会建议这种有苦说不出的夫妇，应该先彼此沟通，然后再自我修复。而我个人的观点是，最好能绕过这个问题，如果房子不干净，不用勉强打扫，搬进一间新的就好。

在夫妻权力斗争的案例中，如果艾瑞克森觉得有风险，他会迅速采取行动。他认为当患者存在生命危险的时候，必须要积极干预，不能仅提供建议。举个例子，一个母亲带着孩子来找到艾瑞克森，讲述了她丈夫的种种行径，艾瑞克森立刻叫她离开小镇，甚至不要回家收拾行李。她照做了，丈夫随后来找他，对艾瑞克森把他妻子藏到了他找不到的地方大发雷霆，接着这个丈夫承认他买了一把枪，打算杀掉妻子。后来艾瑞克森把妻子和丈夫一起带到他的办公室来解决问题。

艾瑞克森对自己处理患者的方法充满信心，部分也是因为对自己道德立场的自信。他对人们应该做什么有着明确的态度，但他也能容忍当下文化中的各种生活方式，他的道德立场并不僵化，他不像许多自由派知识分子式的治疗师那样质疑一切。

通常，艾瑞克森道德立场的基础不是一个抽象的想法，而是究竟怎样会让生活变得最愉快。有时，当配偶一方似乎在利用另一方时，他会采取措施改变局面。

　　我有一位患者的妻子，她以前结过十四次婚，可我的患者以为他的妻子只结过两次。我很喜欢那个患者，他是一个善良、坚强的人。他知道自己有力气，但并不想对自己温柔甜蜜的妻子使用暴力，她虽然犯过错，但很容易神经质，两次不幸福的婚姻，也不能都怪在她身上。

　　我单独和妻子进行了面谈，她本不打算和我讨论以前的十四次婚姻，但她莫名其妙地"一时冲动"告诉了我。她请我答应不告诉她丈夫。我指出她丈夫对她已经非常耐心和友善了：他原谅了她伪造支票，还帮她兑现；她发脾气，撞坏了汽车，他要付钱去修，可她还是和其他男人纠缠不清。我告诉那个女人，她丈夫现在正考虑是否应该继续和她在一起。我问她："你不认为你应该告诉他，你隐瞒了其他十二桩婚姻吗？"她说："不！"我回答说："那好吧，这是你的答案，你要说到做到。"

当然，她还是告诉了丈夫。她不想接受来自男人的命令，而我就在命令她"说到做到"。为了揭露我对她丈夫的隐瞒，她把之前的婚姻全部告诉了丈夫。

当丈夫得知妻子之前所有的婚姻后，这个男人的反应很与众不同，他问妻子："你在以前的婚姻中伪造过几次支票？"她告诉了他。"你跟别的男人出轨了多少次？"她也告诉了他。他说："好吧，我娶了你，即使你再卑鄙，我还是爱你。但是如果再有伪造，再有出轨，我就和你离婚。对于离婚我有充分的理由，因为你对我隐瞒了重要信息。"

妻子终于改过自新，她害怕失去第十五任丈夫。

面对已婚夫妇，艾瑞克森通常会尽量避免支持一方而反对另一方，他把这当作一条重要的普遍原则，但涉及暴力或完全不合作的情况除外。有时他会单独和配偶面谈，有时会同时会见夫妻二人，他常常是在他的等候室里做这个决定的。

当一对已婚夫妇等候在办公室外时，我出去见到他们，第一个问题几乎总是："你们谁想先和我谈，还是想一起谈？"然后我会注意观察他们的面部表情和头部动作。

如果我看到他们相互对视，仿佛在说"你想和我一起来吗？"，我就会邀请他们两个一起进来。如果丈夫吃惊地看着我，并用一个手势指着他的妻子，表明是她要进来，那么我就看她是否同样指着他。如果是的话，我就邀请他们两个都进来。如果丈夫指着妻子，而她看起来则一脸期待，我就先带她去办公室。

有时，丈夫会说："在你见我妻子之前，我想先见你。"或者妻子可能会说同样的话，她希望在她丈夫见我之前，我先见她。我不会总是遵从他们的意愿。有时候我会说："好吧，但是为了让我更好地了解你们，先给我五六分钟，让我观察一下你们在一起时的状态，然后我再决定见你们其中哪一个。"我这样做是因为如果他们对我应该先见谁过于独断专行，他们就是在试图掌握权力——而在办公室里，情况应该由我来掌控。接着，当我和他们在一起时，有时时间可能会延长到十五分钟或二十分钟，但基本上我总是保持在五分钟左右。然后我会让他们中的一个先出去，我会说："现在我要和你们中的一个人谈个五六分钟。"我一直会对此做出限制，这样就有机会去重新建构治疗过程。

有时，配偶一方会拒绝进入办公室处理问题，这一方通常是丈夫而不是妻子。不同的治疗师会用不同的方式处理这个情况。对不情愿的配偶，治疗师可以直接要求，这会有效果，但如果不行，艾瑞克森还有一种方法可以解决这个问题。

一个丈夫带着妻子来找我，他说已经五年了，他一周三次给妻子的心理分析师缴费，可他妻子的状态越来越糟糕，他已经很累了。他说他不会和我谈什么，他只是想让我和他妻子好好谈谈，看能为她做些什么。

和他的妻子进行了大约七次会谈后，我设法把他请来见我。在这类案例中，我经常使用的方法是这样的：每次和他的妻子面谈的时候，我会讲一些她丈夫可能不同意的观点，然后我说："不知道你丈夫在这个事情上会怎么想。"我提出的那些观点往往会让丈夫觉得我理解错了。每次与我面谈后，丈夫都会询问妻子我们都讲了什么，妻子就会提到我在那些小问题上对丈夫意见的好奇。在和他妻子进行了七次面谈之后，他要妻子为他预约，他必须得来纠正我的错误认知，于是我就能够和这对夫妻共同工作了。

有些时候，艾瑞克森认为夫妻两人一起进行治疗是非常重要的，他是这样描述这类情况的：

当你面前的这对夫妻对彼此既怀疑又愤怒时，你需要让他们一起来进行面谈。首先你要立刻明确自己的角色。如果丈夫先隐晦地讲了很多他怀疑的事情，我会转向妻子，对她说："看来他很相信自己讲的那些事，不是吗？"妻子听了这句话会暗想，"艾瑞克森医生是站在我这边的"。丈夫也会认为我是站在她那边的。接下来我对丈夫说："礼貌起见，让我们听听你妻子的意见吧。"妻子这个时候给予的反击，其中的怀疑与指责就不会那么隐晦了，因为她现在要防御了。等妻子说完，我又转向丈夫，原封不动地重复一遍之前我说过的那句话——"看来她很相信自己讲的那些事，不是吗？"妻子忽然意识到之前自己以为我站在她这边而不是丈夫一边，而她丈夫此刻的反应很可能与她一样，认为我站在他那边而不是妻子那一边。我给他们足够的时间来消化这个感受，然后说："现在，你们来找我帮忙了，你们双方都希望得到我的安慰与理解，一起找到事实的真相。我敢肯定，你们俩都不害怕事实真相。"这样，我把事实真相界定为我的看法。每个人都认为我站在他或她的一边，然后他们发现，我在他们竭尽全力的合作下站在了真相的一边。

　　总的来说，我认为应该对夫妻双方一视同仁，但有时我也会采取截然不同的态度。对于一上来就吵得最凶的那一方，如果的确是完全不可理喻的，我会对另一方说："他对自己说的话真是笃定不疑。但是，你知道他说的很多话，也许是全部，也许很大一部分，都没有确凿的根据。你想让他去了解那些确凿的事实，丢掉那些毫无依据的胡乱猜疑，就像他也想抛弃一切不适合他的东西一样。"

　　通过这种方式，对大吵大闹的那一方，我认可其有他自己的道理，并要求另一方采取绝对客观的态度。但我也告诉嗓门大的那位，他要拒绝所有不是真实客观的东西，而且要拒绝到底。好吧，这听起来似乎是我在刻意地引导和控制，事实上，我所做的只是让这个人有可能改变他自己的想法和观点。我只是要给他指出，"地图上还有几十条你没注意到的其他道路能走"。

当一对夫妇对一些内疚的事情难以启齿时，艾瑞克森会采用一些方式限制他们的交流，让他们可以恰当地讲出那些他们感觉有负罪感的事情。

　　有时和夫妻二人面谈时，我会不让他们相互对视。他们对这种限制的反应很强烈，总想偷偷看看对方有没有遵守，但又觉得这样不守规矩。于是他们就不知不觉越讲越多。你看，他们需要做点儿什么，又被限制，做不到，可又必须做点儿什么。因为他们不能互相偷瞄，就只能借助语言来交流。因为他们对偷瞄会感到内疚，那么他们表达出来的观点和想法就会带着负罪感。这是一个制造负罪感的情境，于是他们就会交流有关内疚的那些事情。但是，你必须要注意不能让他们借此相互报复或互相指责，比如，"他不愿带我出去吃饭"。这不是治疗师想要的东西，这是在找碴。

艾瑞克森会用各种方法来限定治疗室内的交流形式，但无论在房间内还是在房间外，他会很轻松地提出一些奇奇怪怪甚至不那么恰当的行为要求，来达到某些治疗目的。有时，他的方法看起来甚是荒谬，他可能会告诉患者驱车六十公里开到一片沙漠中，再找出一个去那里的理由。他甚至会鼓励患者在婚姻中做些荒唐事。

曾经我向他报告了一对年轻夫妇的问题。这对夫妇冲突严重，问题却很常见：丈夫对任何事情都没有主动性，无论做什么都希望妻子来引导。一个典型的例子就是：周六，当妻子打扫房间时，丈夫会跟着她从一个房间到另一个房间，看着她用吸尘器到处清扫灰尘。这让妻子很恼火，但又不知道该怎么办。无论她在哪里做什么，她丈夫都站在旁边看着她。她丈夫说喜欢看着妻子做事的样子。艾瑞克森讲了他会如何处理这个问题。他会单独与妻子面谈，指示她在接下来的周六像往常一样做家务，当她用吸尘器打扫完一个房间，他再跟着她时，她要说："好了，完成了。"然后去下一个房间。当她打扫完所有房间后，她要拿起吸尘器的集尘袋，回到每个房间里，在干净的地板上到处洒满灰尘，做完之后她要说："好了，就这样，下个周六再干。"接下来，她也不要和丈夫讨论这件事。根据艾瑞克森的说法，她的丈夫不会再到处跟着她了，而在接下来的这一周里，他们会因为某个重要的婚姻矛盾大吵一架。

如果一对夫妇之间的相处过于温和，当艾瑞克森想在他们之间挑起争斗时，他或者会不露声色地处理这个问题，或者会用一些极端手段引发一场争吵。要如何悄悄地处理这件事？他会这样对夫妇二人说："如果你是一个非常苛刻的女人，如果你是一个不太宽容的男人，那么你们认为和配偶会在什么事情上有分歧？"通过这样的问话，把他们往前推一步去表达不同意见。那么如何以更极端的方式引发一场战争？艾瑞克森表示："可以通过一些不可思议的行为来引发一场战争。让孩子给你擦鞋，等他擦完了故意往鞋上泼水，然后装傻地说'又脏了，不是吗'。那种不知所措的感觉让人不悦，继而一场斗争不可避免。或者要求妻子帮自己缝纽扣，快要缝好时，一把揪下来说，'真紧啊，不是吗'。破坏掉已经做好的事情，表现出令人费解的行为，在关系中是很有破坏性的。"

有时候，艾瑞克森不会在夫妇之间故意挑起新的争端，而是鼓励他们以习惯的方式继续争斗。这种被鼓励的战斗往往会使战斗性质发生变化。鼓励人们以他们习惯的方式去行事，这是艾瑞克森疗法技巧的典型特征，似乎来自他对患者阻抗的鼓励方式。下面案例解决的是一对夫妇的酗酒问题，展示了艾瑞克森是如何通过鼓励这对夫妇一切照旧，却以此促成了变化的。他报告说：

一对夫妻来找到我，妻子酗酒很严重，一直偷偷喝酒。每天，当她丈夫从办公室回家，总是看到她酩酊大醉。他们一到晚上就吵架，因为暴怒，丈夫在房子里到处找酒瓶。她也因为丈夫四处搜检快要疯掉了。找瓶子和吵架一样，成了一场各自施展本领的游戏。

我发现丈夫心目中的理想周末是坐在安乐椅上，读《商业周刊》《华尔街日报》，或随便什么书，而妻子的理想周末则是在院子里侍花弄草，在没人注意的时候偷偷喝两口藏在地下的那瓶威士忌。她非常喜欢园艺，也喜欢威士忌。

在和这对夫妻进行面谈时，我指示他们，回去之后每天晚上丈夫都要绞尽脑汁地去找藏起来的酒瓶，而妻子要负责藏酒瓶，并以此为乐。我告诉他们要一直保持这个过程——他要去找，而她要藏。如果他找不到，她就有权在第二天喝光那瓶酒。

就这样，我让他们玩了一段时间这个小游戏。但这不是一个好游戏，丈夫不喜欢自己像个没头苍蝇一样到处搜索，妻子却在旁边幸灾乐祸；而妻子也在这个游戏过程中被剥夺了她秘密藏起酒瓶的权力，藏酒瓶变成了一种有目的的任务，不再是有点儿内疚、有点儿羞耻的偷偷摸摸，没有了被禁止的快乐。我建议把妻子藏起来的酒瓶作为奖励，如果丈夫找到了，就归他，如果丈夫没有找到，那就是妻子的。那一刻，他们大惊失色，他们没有想到，在过去十二年里，自己一直在给对方发奖品。

接下来的步骤是让他买辆房车，带她去峡谷湖钓鱼——不带威士忌。我选择划船作为娱乐，因为我发现她在湖区长大，她非常反感湖泊和钓鱼，而他也讨厌钓鱼。

我告诉他们，独自一人躺在没有威士忌的小船里，漂浮于湖面上，会让她保持清醒，这对她的健康有好处；而对丈夫来说，到户外呼吸点儿新鲜空气，而不是懒散地、无所事事地翻报纸，这也是件好事。

可想而知，他们迷恋上了房车，但不是去湖边坐船钓鱼，而是周末去野营。他们都很喜欢野营，她不再喝酒，彻底清醒了。他们开始每个周末都去找合适的露营地，非常享受，再也不吵架了。

这个案例呈现了艾瑞克森的另一个典型技巧，他要求这对已婚夫妇买辆房车，去湖上钓鱼，希望借此改变他们周末的行为模式。艾瑞克森不想让他们待在家里互相回避和酗酒，而是想让他们走出去，开启一种新的周末活动。但是他选择湖上垂钓——这对夫妻都不喜欢，于是他们在他设定的框架内做了另一个选择，开始在周末去露营，这是两个人都喜欢的事情。就这样，这对夫妇在面对不同的周末活动时，做出了"自发的"选择。

除了鼓励人们像往常一样行事，艾瑞克森还会通过让他们为改变做好准备，来预期他们的变化。如果人们正在做那些只有在改变发生时才会做的事情，改变就更有可能发生。

艾瑞克森另外一种处理酗酒的方式，就说明了这种治疗方法。由于艾瑞克森认为酗酒这类严重问题往往涉及的不止一个人，因此，对这种案例，他通常与患者的家人一起工作。和其他治疗师一样，他发现当酗酒者戒酒时，其配偶的反应会很消极，这常常会迫使患者重新开始酗酒。艾瑞克森会对配偶的这种反应进行处理，作为改变的一种方式。

当一个酒鬼戒酒时，他的妻子就再也没有机会唠叨他了，她往往会感到失落，甚至失去了生活目标。有时我处理这种情况的方法之一，就是和这对夫妻一起工作。我让酗酒的丈夫明确一下问题所在。他会说："如果我老婆可以一直不唠叨我，我想我不会是个酒鬼。"我对妻子的建议是："我不确定你是不是真的在唠叨他，我估计你是对他过度饮酒表达了一些合情合理的失望。但这在过去也耗费了你大量的精力，那么当他慢慢改善的时候，你打算如何使用这些精力呢？"

我劝她好好想想这件事，同时，我说的这些话给了丈夫一个机会来观察妻子，让他看看她在其他地方都做了什么。于是丈夫必须戒酒，这样妻子才能把精力用在其他地方。你要始终把这两者联系在一起，但你没有必要告诉他们这之间的关联。当你让妻子把时间和精力用在其他地方时，你也是在让丈夫给妻子这个机会。

我会指出："每天早上醒来时，你的精力是有一定配额的，一天的劳作下来，到了夜里睡觉时，你就会很累了，所以你要休息，去补充能量。那么等他戒酒了，你打算怎么使用这一天的精力呢？"

有时候我会对整个家庭采取同样的方法，因为当一个酒鬼渐渐好转时，家庭中总会有各种反应。我可能会问女儿同样的问题："当你的父亲不再是一个酒鬼时，你将如何使用过去你花在希望他不要喝酒、躲避他、苦口婆心帮他改正错误的那些时间？"如果这个孩子还是学生，我会让她说："好吧，我可以用那些时间来学习几何。"有一个妻子这样回答："现在我有机会为教堂做些事情了。"

如今，成瘾的情况不仅发生在许多年轻人身上，也发生在他们的父母身上，比如他们对自己使用的药物成瘾，最常见的是镇静剂。许多精神病学家将这类药物视为安抚和稳定人们情绪的一种方法。与他们不同，艾瑞克森认为这不是一种正确的生活方式。有时，患者找到艾瑞克森，希望他可以帮助自己戒除药瘾。他如是表达：

> 我不给人开镇静剂，通常我的任务是让患者远离镇静剂。当有人向我要镇静剂处方时，如果我拒绝，他们就会去找其他医生，并最终得到那些药品。因此我不会把他们拒之门外，但我使用一些方法，让他们从我这里拿不到。
>
> 例如，一个女人来找我，相当绝望地问我是否能给她开个处方，让她继续服用镇静剂。我说："好的，当然可以。"并开始在我的桌子上搜寻。"我的处方本就在这里。"我一边说，一边翻着最上面的抽屉，但没有找到；翻第二个抽屉，依然没有；桌面上，还是没有。我会表现得很积极，但就是到处找不到处方本，与此同时，我们已经开始交谈了。就这样莫名其妙地，面谈结束时她就离开了，我们都忘记了开镇静剂处方这件事。如果她已经囤积了很多镇静剂，那她就得动用存货了，因为下次面谈，我依然会忘记给她开处方。

我忘了，她也忘了，而且也没想起来提醒我，而当她在两次面谈之间想起来的时候，只会告诉自己"我得提醒他给我开处方"，而不是去找其他医生。但显而易见，我忘了不是存心的，她忘了也不是故意的。这样，我就可以让她把开药方的需求一直集中在我这里，而不是去找其他医生。

在有些案例中，当患者对镇静剂上瘾而我必须提供一些时，我会提供制药公司寄给我的样品。我表示这样可以为他们节省支出，因此，他们就只从我这里拿药，我就能够控制他们服用镇静剂的数量和频率。

有时，艾瑞克森用他称为"正常疗愈"的方法来治疗镇静剂上瘾者。在下面的案例中，他报告了如何使用这种疗法去处理一个相当严重的问题。

一位外科医生发现一名妇女因过度服用镇静剂而肝脏受损，他打电话找到我，询问是否愿意接纳她为患者。这名妇女看到一片树叶落下，或者一张纸片掉在地板上，就得服用镇静剂。当她和丈夫一起走进我的办公室时，她努力让自己看起来像个正常人。我看得出来，不管她表现得有多么想和我合作，一旦我暗示她有点神经质，她会立刻变得充满敌意，冷淡起来，她希望被视为正常人。她每周接受几次精神治疗，原因不明。当我和她交谈后，得知她有音乐专业的学位，她丈夫似乎是一个头脑冷静的人，是个理科博士。鉴于她主要对古典音乐感兴趣，我告诉她，治疗她的镇静剂问题，无论采用任何方法，都应该带有相当的古典主义色彩，那是在她生命中已经持续多年的东西。

我指出，从她的容貌、她交叉双腿的方式，以及她用双臂裹紧自己的样子来看，她显然服用了太多镇静剂，而且正饱受其害。我说我有各种各样的镇静剂，我肯定她会喜欢，她丈夫也不会反对。我说它们会非常有益，但在服用之前她必须做大量的准备工作。是什么样的工作呢？我说，每当她特别想吞下一颗镇静剂时，她必须先坐下来，大声地讲出她知道的所有污言秽语。她认为这是个好主意，她丈夫也同意。我的建议对她产生了作用，她感到只要体内的镇静剂排泄干净，自己就没有什么不能克服的大问题了。在约好了下次见面的时间后，他们高兴地离开了。

当我提到让她尽吐污言秽语的时候，我对她是这样解释的：对她来说，孩童时期和青春期的生活一定像一个人间地狱，她在心里压抑了太多想骂出口的脏话。她同意我的意见，并给我讲了在她婚后的第一年，母亲对她横加干涉的各种细节：母亲的要求、期望以及跋扈的言行。我告诉她，从穴居人时代起，骂脏话这种"古典艺术"就一直存在，是一种有效的释放情绪的方式。她很乐于和我谈论这些，并采用了我的解决方案。这是对一个正常问题的正常解决方案。

在夫妻俩的下一次面谈中，我问道："你们觉得还有什么需要讨论的问题吗？"他们都表示同意我的观点：往日已逝，要理性对待。

家庭团体咨询

人们普遍认为，家庭治疗是始于二十世纪五十年代初的治疗方法，即对家庭成员进行团体面谈。大约在那个时候，许多治疗师开始选择这个方法，艾瑞克森就是其中之一，但他的家庭治疗工作并不为人所熟知，因为他很少发表关于这方面的文章。尽管他的治疗取向会偏重于将精神病理学问题界定为家庭问题来进行处理，但他并不经常对一家人进行团体面谈。他做团体咨询的方式非常独特，与其他家庭治疗师的方法大相径庭。比如来到咨询室的某个家庭，母亲独断专行，且高度防御，不给其他家庭成员表达的机会。在这种情况下，许

不寻常的治疗

多家庭治疗师的处理方法或者是要求这位母亲保持安静（通常不会奏效），或者忍受她的干扰，又或者把家庭分成几个小组分别处理，这样，其他家庭成员才有机会倾诉心声。艾瑞克森会用一种完全不同的方式来处理这个问题。

一位父亲来找我，问我是否愿意见他的家人。他是背着妻子偷偷来的，他说自己非常不开心，他的儿子们惹上了一些官司麻烦。后来他把全家人都带来了，很明显，母亲觉得家里其他人都没必要说话，由她来处理一切就好。

我告诉母亲，她必须要为一个异乎寻常的情况做好准备。我让她把手放在膝盖上，用心感受她的手，然后让两个大拇指相距大约六毫米，牢牢地盯住它们，不要让它们靠近或偏离。我说保持沉默对她而言会非常费劲，但无论家人说了什么她都要闭嘴。我向她保证，我会让她稍后做总结发言，但现在我只想让她牢牢盯住自己的拇指，不要说话。然后我转向父亲，也让他闭嘴，让大儿子和二儿子都闭嘴。接着，我告诉这个家庭中年龄最小的孩子，那个意见最不重要的孩子，可以开始表达他对家庭其他成员的意见了。大家都宽容地听着，尤其是母亲（尽管她撇着嘴），因为那毕竟只是个小孩子在说话。然而，一旦母亲接受了这个孩子的发言，她也就承认了另外两个儿子说话的权利，当然还有她丈夫说话的权利。她必须认真听，因为她要最后做总结陈词，得回应前面家人所说的话。我不时地转头问她："你真的在听吗，妈妈？"她一说话拇指就会动，所以每次她要说话时，我都会指着她的拇指，她不得不安静下来，继续听下去。如何摆放大拇指并不重要，重要的是在她做任何事情之前，她得先停止这个动作，而我并没有允许她停止。

通过这样的方式，对家庭中的交流进行限制，从而帮助他们更加易于

252

交流。限制只是暂时的约束，因为如果你听了小约翰尼的话，接着听老二威利的话，最后听老大汤姆的话，每个人都会激发其他人更强的沟通意愿，因为他们都被给予了能够表达的权利。当轮到母亲说话时，她确实得面面俱到，因为她是最后总结的人。平常她可能讲上一个钟头，都是毫无用处的废话。但在这种情况下，她必须对别人提到的每一点都有所回应。这种简单的设置，获得的信息量是惊人的。

这是艾瑞克森非常喜欢使用的方法，让某一个家庭成员进行自我斗争，而不是和其他家人进行斗争。这个母亲擅长表达，但不擅长将拇指分开一定距离。当她努力向艾瑞克森证明她能做到的时候，她发现自己正在配合倾听家人讲话，而这正是艾瑞克森的目标。

当艾瑞克森与整个家庭进行团体咨询时，他喜欢用所处的空间位置来定义他们每个人，然后将他们从一个椅子转移到另一个椅子上。他还会用其他方式去鼓励家庭成员进行有效交流。

当一个家庭中的某个成员不参与谈话，而我觉得他或她应该讲话时，我会慢慢把他引出来。我会转向那个人说："我不知道这里其他人讲的那些事情里，有多少是你有不同看法的。"然后我会转向其他人，让他们先说，接着再回来对那个人说："毫无疑问，有些事情你一定有话可说。"我又立刻转头和其他人交谈，回来再继续问他："你已经想好了要重新讲讲哪些事儿吗？"说完不等他反应，我又和别人说起话来。等到这个人能回答之前，我已经三次绕过他去和别人交谈了，这无疑会让他感到沮丧。

在言谈中受挫也是鼓励某人说话的一种方式。有时，与一个对表达有情感障碍的人交流，我会接二连三地问："你叫什么名字？多大了？从哪儿来？你支持哪个棒球队？"每当患者挣扎着想张口回答某个问题时，下一个问题又接踵而至，这样他们会更容易有回答的冲动。和一个沉默的患者交流，问完一个问题，稍做停顿，不要给他回应的机会，紧接着问下一个，问完之后，还是稍等片刻立即进入下一个问题，不要等太久。这种过于热情的问法，会让他们的回答欲望频频受挫，直到最后他们会说："你能先闭嘴吗？我的回答是……"他们必须丢掉自己的交流方式，去接受一些新东西，而这些新东西就是你带来的。

　　有时，在首次面谈中，帮助别人打开话匣子是必要的。人们来告诉你他们的问题，却不太愿意深入讨论。处理这种情况的方式之一就是告诉他们："这是你第一次和我面谈。你想告诉我一些让你非常痛苦的事，换句话说，我猜那是一些你宁愿不告诉我的事情。如果它们令你难以启齿，就不要说。先拣那些不那么伤痛的事情谈吧，把你不愿告诉我的事放在心里。"于是这个人开始讲自己的故事，一个小时结束时，他会说："嗯，其实我已经给你说了所有我本不想说的事。"他们要做的无非就是选择，他们会想："这个我敢不敢说？那个我可以先瞒着，但我觉得可以跟他讲讲下面这件事。"最终他们总是会选择说出来，只是推迟而已。

　　对于已婚夫妇，你可以用类似的方式处理这种情况，你说："嗯，我想听听你们两个的故事。但有些事你肯定会有所保留，因为那些事你宁愿让妻子告诉我，也不愿自己告诉我。"这样你实际上是在说："你是愿意自己告诉我，还是希望别人告诉我？"这就是面对现实。在有些案例中，患者说我不应该打探那些他不想告诉我的事情。我对此回答说，如果他自然而然地说出了那些事，就不会指责我在刺探了，他往往就会在不知不觉中谈起那些事了。

治疗师还可以通过一些简单的指令，要求家庭成员保持克制，从而促进他们之间的交流。

我会把母亲、父亲和儿子召集在一起，要求他们对那些不想让其他人知道的事情务必保持克制，一定不要说出来。换句话说，我让每个人说话的时候都要非常注意。当每个人都对自己特别谨慎的时候，他们也会变得非常关注对方。母亲对自己的话充满警惕，同时她会去观察那父子俩会如何露出马脚。这样他们彼此吐露的就是愤恨，而不仅仅是相互指责。你不需要额外做什么，就控制了他们接下来要做的一切，让他们就你所感兴趣的事情进行互动，也能避免他们形成某种不必要的联盟来对抗你。

虽然艾瑞克森有时会与整个家庭或者夫妇一起工作，但他往往更喜欢通过与其中某个成员进行个体咨询、间或与其他成员进行面谈的方式来解决家庭问题。当他开始着手解决某个问题时，他会谨慎布局，以促成改变发生。下面这个案例就描述了艾瑞克森在治疗中的安排与设计，并阐释了他如何看待理解与改变之间的关系。艾瑞克森对"顿悟"没有兴趣，并评论道："帮助患者去更多地理解和认识他自己，与他的自我改变并没有什么关系。大多数精神病学家想让患者更有自知之明，却从未让患者明白他究竟能够做什么。一个人知道自己为什么去做某件事并不重要。你去看看那些快乐的、适应良好的人，他们在生活中从来不会费心分析自己的童年或与父母的关系，他们没有这方面的烦恼，也不会为此烦恼。"

但艾瑞克森也看到了某种领悟是有价值的，比如他说："如果你可以帮助患者超越当下个人情感的羁绊，去客观地看待事物，他们就能获得不同视角和新的领悟，从而推动自己做出改变。"下面的案例就阐述了这一观点。

我曾经有个女患者，是一位持续出轨的有夫之妇，而她的丈夫似乎对此毫不知情。她告诉我，她希望丈夫发现这些事情，这样他们就能要么分手，要么坦诚地重建婚姻关系。我告诉她我会在周六下午一点钟见她丈夫，我要她先暂时出城，直到周日早上再回来。

她的丈夫——让我们叫他杰拉德——进入办公室后，就开始不停地反复对我强调他有一个多么善良、多么可爱的妻子。他只是搞不懂他们为什么会发生冲突，究竟出了什么问题。

他谈到了他们的婚姻生活，说每次他不得不出差时，妻子都很孤独，所以他有个朋友就会来拜访。他很高兴朋友能来做客，因为他不想让妻子觉得寂寞。他提到有个朋友曾经把一管牙膏留在了浴室的洗手台上。还有一次，他注意到那里有一个用过的刮胡刀刀片，但并不是他常用的那个牌子。

他提及那些来访的朋友，好像都是星期六来，晚饭后离开，星期天再来，晚饭时离开，和妻子一起听唱片，聊天。

他还说到自己对妻子的各种让步、对持续不断的争吵与摩擦的妥协。后来他吐露妻子有阴虱，她是在镇上贫民窟做义工时不小心染上的。他还说，有次出差回来，他发现家里的早餐和平常的完全不同，还没收拾的早餐盘子看起来就像他的妻子吃了两份早餐。

他从一点钟开始谈，一直到六点钟，他才说："你知道吗，如果她是其他女人，我会觉得她有外遇。"我问："那你妻子和有外遇的女人有什么不同？"他怔怔地说："天啊！能有什么不同？她就是出轨了！"他一下子变得非常沮丧，挥动着双手，痛苦地大吼大叫。他反复回忆着之前提及的每一个细节，浴室里的牙膏、刀片、早餐，他重新明白了这一切。

整个下午，我一直希望他能说些什么，让我可以问出那句话。这就是为什么我让他一遍又一遍地重复他的故事，在其中寻找机会，把他从一种固定的思维模式中拉出来。一旦他认识到他妻子就是"红杏出墙"，他会对这个令人痛苦的新领悟束手无策，而这就是能够发生改变的契机。

第二天我约了他和他妻子一起来面谈。我对他的妻子说："现在，请你保持安静，你丈夫有话要说。"因为前一天她出城了，他们还没有来得及交流，我也不想让他们有沟通，她只需要听着。

丈夫讲述了整个故事，没有放过任何一个细节。他冷静地、从容不迫地提到了牙膏、刀片、早餐，还有超市账单上的一些物品，那是她为某个男朋友做饭时需要的特殊食材，等等。妻子紧张地坐在那里，心烦意乱。她没想到丈夫能这么敏感地发现了这些证据。但在杰拉德对那些事情的讲述中，有一些是误解，而她也只能接受，因为我要求她必须保持沉默。我不想让她为自己辩解，否则她会改变当下的局面。她是想为自己辩护的，但从情感上，她也明白"我还不如接受这种耻辱"。她在用丈夫提供的武器惩罚自己。

当杰拉德说完之后，我告诉他的妻子："你去另一个房间，我会问你丈夫接下来要怎么办。"我和他开始单独面谈。妻子的默认让他知道这一切都是真的，他说："我该怎么办？"我说："你要好好想想，是继续婚姻，还是离婚，还是分居？"他说："我很爱她，我想让这一切都过去。"我告诉他："这只是一时冲动的话，一周以后我们再来谈。这一周里不要见你的妻子，你自己好好想想。"

他回家了，在我的建议下，妻子去住酒店了。差不多有一周的时候，我为她安排了一个面谈，同时也为他安排了一个面谈。我将两个面谈安排在同一时间，但他们不知道，都以为只是单独来见我，所以他们毫无准备地进来了。

他们进来后，我问了妻子一个问题，这是丈夫如果想过的话一定会问的问题。我问道："在我们开始讨论你们的未来之前，我想先问你一个问题。过去一周你一直住在酒店里，你的床上只有你一个人吗？"

她回答说："有过几次诱惑，但我想我丈夫可能想要我回去。我也知道自己想回家，我不想为了几分钟的快乐而冒险。"

他们对那些外遇避而不谈，于是我不得不分别向他们问一些私人问题。我先问丈夫："那你的好朋友杰克怎么办？"他答："他曾经算是我的好朋友，但接下来不可能了，我会和他断交。"我转而问妻子："比尔呢？"她和半打大学男生都有过暧昧关系，我提到了丈夫特别强调的那几个，她表示都会断绝往来。

我将他们的对质安排在我能够掌控的情况下进行，是因为我不希望他们回到以前的行为模式。他会想："如果我说了这些，那就会……"她会想："如果我回应了那就会……"这只是既往模式的重演。我安排他们对质、分离、再次对质，在这种紧张的局势冷却下来之前，他们没有机会争吵。其实让他们不再沉湎于过去并不难——我暗示他们我想知道的是未来，而不是过去。这是你们关系的结束还是一段新关系的开始？如果是结束，那么我们就此画上句号；如果想建设一段新的关系，那么你们想从哪里开始？

他们两个一起回家了，外遇的问题没有再出现。一年后我见到他们，他们正在攒钱，计划生孩子。后来他们也生了孩子。几年来，我一直对他们进行随访。之后，有一次我和丈夫聊天，他回忆起婚姻里的一些往事，评论说："就是在那时，我意识到我确实被戴绿帽子了。"他略带戏谑地说。

　　虽然有些婚姻问题显而易见是夫妻斗争的一部分，但另一些问题则是作为一种个体症状出现的。夫妻中有一方出现症状，显然也是其婚姻状况的产物。艾瑞克森对这种情况采取的处理方式，既消除了个体症状，也解决了婚姻问题，其手法颇为巧妙。下面就此详细介绍一个案例。

　　一个患者找到我，她总是莫名其妙地窒息、气喘、缓不过气来，感觉自己下一秒就要死掉了。这些窒息、气喘是什么时候出现的？她说白天或晚上的任何时间都可能出现。但没过多久，我就从她的描述中发现，她的症状往往是在睡前发作，如果中午或晚间有访客，有人讲了下流段子，她也会发作。于是我通过暗示，让她认为自己正在把症状与某些邻里或朋友的社交活动关联起来，从而使她避免将症状与卧室发生关联，同时我又尽力让她仔细思考在社交聚会上听到的那些下流故事。通常情况下，我不会让这个患者把这些故事讲出来，我们要压制这种叙述欲望，这样做的目的是摆脱叙事过程中患者下意识对禁忌的强化，我要让那些被她抑制的东西自己呈现出来并且发挥作用，而不是再去压抑其他什么东西。我们拒绝听那些故事，抑制她讲述，但并不抑制她顺畅呼吸。不过，试图剥夺她惯用的抑制模式也没有意义，不妨给她大量使用抑制的机会。所以我通过暗示让她克制自己不给我讲那些故事，同时我又指示她抑制她自己。不管怎样，她都不会再给我说什么了，那就换我来说。于是我向她指出，夜里的这种窒息和气喘一定让她很难入睡，会不会是睡前洗澡时，淋浴间的蒸汽加剧了她的症状？她要思索一下我的问题，但她没意识到的是，此刻，她脑海中实际呈现的是裸体的自己。这个问题让我能够使她以一种裸体的状态来思考自己，我不必要求她脱掉衣服就可以达到这个目的。然后我问她，当她从淋浴间走出来，站在浴室垫上，淋浴间温暖潮湿的空气突然变成浴室相对凉爽的空气，这种皮肤温度的突然变化会不会让她呼吸加快，更容易窒息或气喘发作？如果是的话，那么她用毛巾擦干身体，擦热它，情况会有所改善吗？这个女人就这样在我的办公室里而不是在一扇浴帘后面，漫无边际地思索着赤身裸体的自己，同时在坦诚地与我交流着。

接着我继续问她，卧室里有什么东西会让她窒息、气喘、那么痛苦？她在睡觉前一小时或一个半小时会出现症状，所以，这应该是对卧室里某样东西所产生的心理预期。这个东西就在卧室里！不是将要拿进卧室的东西，而是就在卧室里的东西。

我猜测她的问题与卧室有关，这个看法来自我对她的观察：进来之后，她非常用力地抚平裙子，小心翼翼地把脚藏在椅子下面，拘谨而僵硬地保持着一个坐姿。她穿着高领衬衫，头发整整齐齐地梳向后面，是相当古板的发型，并且我知道她只有一个孩子。她的一举一动都表现得极端刻板、拘束甚至卑微——我不知道她实际上是不是这样，但她看起来就是僵硬、呆板、保守的，并且每晚都会莫名地窒息、气喘。

我所讨论的内容，让她已经可以面对这样一个场景——赤裸的自己坐在这个房间里，和一个陌生男人讨论洗澡之后自己裸露的皮肤。这个过程来得如此之快，不费吹灰之力，这将引导她准备面对接下来关于卧室的许多问题。嗯，她的症状极有可能存在于我们讨论的某个内容中，也许是我已经提及的，当然她拜访亲朋时也会出现症状，似乎预示着它不一定只与她的卧室有关，但事实上这只是她的掩饰，以避免我意识到她的症状可能与她的丈夫有关，而我也正在帮她一起掩盖可能与她丈夫有关的所有事实。于是我打算因势利导，帮她隐瞒。那么，卧室里究竟有什么东西？嗯，有窗户、窗帘、椅子，还有梳妆台。接着我饶有兴趣地问了她一个问题："你的嫁妆箱子还在吗？"你知道吗，嫁妆箱是一个年轻女孩儿面对婚姻、面对性、面对每一个未知的可能性和禁忌时，所有犹豫与迟疑的体现与象征。幸运的是，她的卧室里确实放着自己的嫁妆箱。我之前并不知道，但我想确认一下。

当她提到嫁妆箱时，我问它是雪松制成的实木箱子，还是那种有着漂亮的雪松纹贴面的箱子又或者是组合式的——内里是雪松纹路贴面板，外面包着雪松木或者胶合板——箱子。我已经忘记那是个什么样的箱子了。她告诉我它很漂亮，然后我问："你们结婚多久了？""大概十二年。"我说："你的嫁妆箱里一定发生了很多变化，尤其是你女儿出生后。""你的嫁妆箱里一定发生了很多变化"——没有进一步的说明，也没有进一步的分析，但这是一个极其漫长的停顿，一个深思熟虑的停顿，让她有足够的机会在意识与潜意识层面去思考有了嫁妆箱以来的所有变化，他们已经结婚十二年了。

卧室里还有什么？当然还有地毯。当然还有地毯。能看出来这句话意味着什么吗？着重强调一个习以为常的东西，"当然还有地毯"——很明显，地毯上还有一张床，但我是通过那句"当然还有地毯"来强调卧室里还有张床。当然还有其他的东西——还记得吗，我提到过梳妆台、窗帘和椅子，我们都知道还有其他家具，我并没有把它们完整地列出来。这是一项中断的、未完成的任务，我的患者也很清楚这一点，她并不想真的提到床，我满足了她，但还是有必要提一下，毕竟这就是她来找我的原因。所以，尽管没有完整地提到所有卧室家具，我还是通过这句"当然还有地毯"有所收获——"当然"的意思就是，"嗯，这是卧室，卧室里应该有的东西，你不必每样都说出来"。现在，我的患者就明白我将要询问卧室里的私密行为了。精神科医生是干什么的？我的患者受过高等教育，她很清楚关于性的问题已经箭在弦上。我必须问她在卧室里都做些什么。我问："那么，晚上临睡前换下的衣服，你是会把它挂在椅背上，还是放在房间里某个特定的地方？"我其实是问她在床的哪一边脱衣服。左边？右边？还是床尾？但我并没有真的说出这些，而是问她挂衣服的地方。例如，你把你的衣服挂在椅背上还是扶手上？好像这个问题很重要，事实上这确实是一个重要的问题。"背"和"手"这两个令人敏感的词已经悄悄进入潜意识开始探究了。没有任何人注意到这一点，因为我怀疑这个女人对性冲突有恐惧或焦虑。我们开始讨论这个问题，当她脱下衣服的时候，她把衣服放在哪里。然后我的问题又回到了浴室："我确实不太清楚你的新陈代谢怎么样。有的人晚上睡觉怕冷，会穿上睡衣盖着毯子，也有的人怕热，睡觉时喜欢穿得很少。有的女人喜欢比较清凉的睡衣，那种短衣短裤，但另一些女人喜欢长睡裙或者长袖长裤的睡衣，这通常代表着皮肤对温度变化的反应。"到现在我们讨论的仍然是睡眠与体温、皮肤感觉、穿衣多少之间的关系。接着我就可以对此加入一个评论："婚姻中的一个常见问题就是彼此生理反应的差异，比如关于睡眠时的温度问题。有时丈夫想要多盖几条毯子，有时却不想要。当丈夫和妻子的生理反应一致时，就没必要你盖一条毯子，而他盖两条毯子。但我刚刚说过夫妻之间对此往往存在着差异，很难彼此适应。"她回答说，乔（丈夫）喜欢裸睡，而她喜欢穿着很长的睡袍。通过对她每一处抑制的层层挖掘，我不动声色地获得了想要的信息。

接下来，我和她谈论了不同的睡眠模式。"有些人睡得很香，有些人睡得很轻，有些人睡得很沉。我不知道这种窒息和气喘对你的睡眠有什么影响，但是我想让你考虑一下你女儿和丈夫的睡眠状况，然后猜测一下你自己的睡眠状况。"她告诉我，她的女儿即使地震来了、房子烧着了，也都能睡着。"我指出："你看，如果你有第二个或第三个孩子，你肯定会注意到他们有不同的睡眠模式。顺便问一下，你的女儿是计划之内的孩子吗？你是只想要一个孩子，还是想要很多个？"当我问"你的女儿是计划之内的孩子吗？你是只打算要一个孩子吗，还是想要很多个？"，我实际上在问什么？我问的是他们对性生活是否有非常明确的计划，他们是否仍在按照计划过性生活？但是我真正问出口的却是非常随意的问题，就像那种好朋友之间的关心。她回答说生孩子的事情是计划好的，他们疯狂地想要更多的孩子，但好像总成功不了。"好像总成功不了"，所以她非常直白明确地提到了性生活，但我立刻把话题转到了长睡袍上，"你晚上脚会冷吗？"这下我们都知道什么是"脚冷"（临阵退缩）了①。"有没有什么特别的事情会加剧你的窒息或气喘？比如你老公和你吻别或道'晚安'的时候？"她说："我们不吻别或互道'晚安'，因为他吻我的时候总想抱我，我受不了胸前那股压力。"我对此表示同情，并指出这当然也会干扰做爱，不是吗？但是你看，这是一个有点儿离题的观察结论。我们真正讨论的是晚安之吻，我却顺带着提到了拥抱的不舒服会干扰性交。但这样解释能够让她保存了颜面，可以接下来放松地和我讨论。我这是告诉她在解释性障碍的时候可以如何保护自己，与其让她自己在那个问题中苦思冥想，我更愿意让她用我的方法来为自己辩解，因为我可以控制局面。如果用其他方式来讨论，她可能就会表示自己的性生活没有任何问题。我就这样让她性生活中的困境浮现了出来，接下来我的陈述基本是这样的："你看，迟早我都会讨论到你和你丈夫关于性交适应性的问题，不如我们现在就开始。我不确定我们需要了解多少细节，但我想说，你心里所有那些不

---

① "cold feet"，英文俚语"失去勇气"的意思。——译者注

寻常的事情就足够我们讨论了。嗯，我不清楚你是享受性爱还是高潮有困难。但我想，你的胸部不适可能会影响你的满足感。我想知道是否还有什么其他特别不寻常的事情是你要让我了解的。"她说："嗯，我想当我告诉你我总是在黑暗中脱衣服的时候，你一定会笑话我的。"

我先让她考虑一下自己的想法，再考虑一下她来找我的目的。嗯，她习惯了自己的思维方式，对她来说那是绝对安全的。于是她开始依据自己的思路，思考她来找我的目的。来找我是她自己的决定，对她来说，这也是安全的，所以她才会告诉我一些不寻常的事情，然后让我不要嘲笑她。我问她，如果一件事能支配一个人十二年婚姻生活中的一举一动，无论它是什么，能随便被嘲笑吗。她说不可以。我说的那句"支配一个人十二年婚姻生活中的一举一动"，只是对她十二年性生活进行总结的一个美好说法而已，事实上，这十二年婚姻里她都做了什么？接着我问："你老公能理解你这种拘谨的行为吗？""他不能。""你是在责备丈夫对你的拘谨不耐烦，还是认为他就是个直男，只会像个男人一样思考和行动。"

关于她的行为，我有一个非常关键的问题。一个得在黑暗中才能脱衣服的女人——这意味着她的丈夫想开灯，他想看他的妻子脱衣服。所以我又问了一句："当然你一个人在家要睡觉的时候也这样，是不是？"我这么说是为什么？她不可能真的承认自己那么怕丈夫，我也不希望她这样来羞辱自己，承认自己在这段婚姻关系中如此不情愿，因为她肯定会因此而谴责自己，她已经在疯狂地谴责自己了。所以我指出，即使她一个人在家，她也会这样做。

现在我对她脱衣服的行为了解到更多，之前我提到过窗帘，于是我转回去继续询问窗帘。我发现它们是非常特别的窗帘，她会在一个窗户上同时装着遮光帘、威尼斯百叶窗和普通布帘，她还在浴室的窗户上装了非常特殊的防水帘和磨砂玻璃。在得知所有信息后，我问她："你现在想想，当你准备睡觉前，如果你要做一件最可怕的事情，那会是什么？只是想想，不用告诉我，想想就好。我认为这会为你的问题打开一个全新的视角，但我不是很有把握，而你不用告诉我，因为我想让你无所顾忌地去想这个问题。"她坐在那里开始想，脸上红一阵白一阵，当她又脸红了的时候，我说："你真的不想告诉我，是吗？"于是她不得不确认自己是否真的不想告诉我，但其实我那句话蕴含的意思不过是——"尽情幻想吧，不管它是什么，装扮好它，因为你真的不想让我知道。"最后，她突然大笑起来，说道："这太荒谬了，我真想告诉你。"我说："好吧，你要确定是真的想告诉我，但如果真的这么有趣，我也很想知道。"她说："如果我不穿衣服跳着舞走进卧室，乔会死掉的。"我说："那我们可不能让他死掉。"我们不能让他死掉。你明白了吗？我们给乔一些刺激的东西，但不会让他死掉。就这样我快速有效地搭建好了治疗根基。接着我说，那你得做点儿什么，当然你很清楚如果光着身子跳着舞走进卧室，乔肯定不会死掉，但你可以想象他会有其他反应的。她战战兢兢地说："是的。"我说："你可以幻想一下，能做的事情其实有很多——你可以在黑暗中脱衣服，赤裸身体。你丈夫会关上灯，对吗？因为他那么善解人意。你可以在黑暗中光着身子跳着舞进入卧室，他甚至发现不了。"你能看到这对她的性态度有什么影响吗？我实际上是在告诉她完全可以实现这个荒谬的幻想——你会觉得很有趣，你可以非常非常安全地体验自己内心的许多感受。就这样，我让她开始真正面对现实中的自己，以及真实的自我感受。当然接下来就要让她"左右为难"了——我告诉她，我认为她不应该"太早"这样做，我非常强烈地警告她今晚、明晚甚至下周都不要做这件事，但再接下来的一周——随便什么时间都可以啦。

　　她问我做这种幼稚的事情会是什么感觉，我告诉她，她有一种方法可以找到答案。当她女儿去幼儿园的时候，她一个人在家，可以拉上窗帘，自己体验一下赤身裸体的美妙感觉。然后我又讨论了裸泳的乐趣，如果人们能够感觉到划过身体的是水而不是泳衣，人们就会意识到泳衣其实有多累赘，什么都不穿去游泳更舒服。如果她不相信，那可以穿着泳衣去洗个澡，就会发现泳衣有多么碍手碍脚。然后我问她喜欢什么类型的舞蹈。嗯，她喜欢圆舞，也跳过方块舞，还学过一点儿芭蕾。她很喜欢跳舞。顺便说一句，她还做经常做些编织、刺绣、针线活，她会制作杯垫和围巾作为圣诞礼物。她很喜欢做针线活，我立刻问她，有没有给自己做件睡衣？我指出，她应该为自己做件睡衣，至少要"赶"一件。后来我还提过这个字，那是裁缝的术语——赶件衣裳，赶件衬衫。在后来的一次面谈中，我提到把她的睡衣赶到她脖子上，然后再赶到床头。最后她确实跳了裸舞，她很喜欢。她给我讲了这件事，说这是她有生以来第一次那么高兴地进卧室。她说自己咯咯笑着睡着了，她的丈夫很纳闷她在笑什么。

　　当小孩子做了他们认为大胆可笑的事情时，是什么感觉？他们会对自己傻笑，尤其当这些事情还不能告诉别人时，他们会一直咯咯地笑个不停——她就这样咯咯地笑着睡着了，她没有告诉她的丈夫，也没有窒息和气喘，就这样睡着了。她带着那种又滑稽又大胆，还有点儿不好意思的感觉上床的时候，不可能还惦记着窒息和气喘。但她对告诉丈夫有很大的顾虑，更不想向他卖弄风情。她有很多禁忌，那些禁忌都很可笑。然后我指给她看："你知道吗，你那样傻笑的时候，你丈夫一定很纳闷。真遗憾，你们没有做爱，因为当时你肯定有心情做爱，说不定还会咯咯地笑。"她听了后，脸上若有所思。然而，这只是我随口一说。接着我又问她还会做什么，她真的喜欢那种身体自由的感觉吗？当她裸舞着进房间的时候，是在哪里穿上的睡衣？她说："我先把它当围巾挂在脖子上，上床前我把它穿上了。"

我开始直截了当地和她讨论性的问题，我问她："你对和丈夫的性生活有什么感觉？你看，我们真的需要认真面对你现在适应不良这个残酷的事实了，只要你认为你可以和我讨论这个问题了，就告诉我，直接让我知道或者暗示我都可以。如果我太笨，听不出来，你一定要提醒我。"在接下来的面谈中，她说："我想让你告诉我关于性生活的所有知识——男人应该如何表现，女人应该如何表现。"然后她详细描述了自己的性冷淡、性恐惧、焦虑，以及那种窒息和气喘。一想到性器插入，一想到处女膜破裂，她就噎得说不出话来，于是她的窒息和气喘就会发作，她的丈夫乔则笨拙而愚钝地待在一边，又急又怕，手足无措。后来她告诉我她母亲在这方面给她的教导极其刻板甚至愚蠢，以至于让她在高中和大学期间有着强烈的性压抑，回避任何可能的学习机会。她也从来没有真正思考过什么是高潮，她让我描述一下女人的高潮应该是什么感觉？我告诉她，每个女人都有属于自己的高潮。"我只能向你描述各种各样的女人告诉我的那些感受，但这并不代表着你也要和她们一样。你要去体验它，要去开发它。现在，你想让我如何帮助你和你丈夫恢复正常的性行为？你已经用窒息和气喘来反抗它很久了。假设我让你用这种窒息和气喘的行为去做完全不同的事情，结果会如何？"

有多少患者讨厌你把他们的症状从他们身上拿走？有多少家庭还把因慢性阑尾炎而切割下来的盲肠装瓶珍藏着？你是否曾经听别人这样告诉过你："这是医生取出的阑尾，你知道我这阑尾炎发作了多少次吗？"他们视自己的问题为珍宝，但他们也不想因为珍藏这些问题而带来麻烦和风险。我对她说："让我们把你的窒息、气喘都放进样本瓶里——你可以拥有它，它是你的。"她告诉我她想用她的窒息和气喘来做什么。她说：
"我们有一对认识多年的夫妻朋友，我不喜欢他们。他们总是来，总是想
喝酒，又总是喝得醉醺醺。他们还特别挑剔，非要我们拿出最好的威士
忌。但乔喜欢他们，我不喜欢。乔一直都不知道，那对朋友中的丈夫，每
当他妻子不在的时候，一有机会就总提到最近又发现了哪个漂亮的金发女
郎。我知道他肯定出轨了。我想摆脱他们，不想和他们成为朋友。"每次
那对夫妇来访，她都会出现窒息和气喘，但现在她疏远了他们。

　　现在安（患者）讨论性的时候非常自由。她会赤裸着身体上床，做爱
之后再穿上睡衣。她喜欢穿着睡衣睡觉，但也喜欢不穿衣服做爱。她和丈
夫一周会有三四次性生活，有时是在周末晚上和清晨，有时是当他们独处
时。她的女儿在星期天下午会去小伙伴家，那是一段完美的自由的二人时
间。她当着丈夫的面给自己的母亲做了一些晨衣和短睡袍，母亲收到的时
候目瞪口呆地坐在那里。安说："你知道，我为母亲感到难过，因为我完
全了解她是什么感受，但我真的希望她不要那样想。"

这个案例详细地展示了在患者做好准备去面对自己的问题之前，艾瑞克森
如何用心地保护她。他会在面谈中认真筹划，让患者不会直面一个自己无法承
受的情境。但是，他对患者也足够灵活，如果他认为这是对患者最好的方法，
也会迫使他们正视这个问题。以下案例就阐释了这种对抗式的方法，它也预示
着随着年龄的增长，艾瑞克森处理问题的方式愈加简洁与高效。这个案例中的
每个家庭成员都有一个相当严重的问题，并对之前的治疗产生了阻抗。艾瑞克
森对他们进行了大刀阔斧、直截了当的改变。在家庭取向的心理治疗中，如果
治疗师能够改变一个家庭成员或其家庭关系，他就有可能成功地改变下一个关
注对象。

一个男人进来说："我头痛得厉害。从七岁就开始了，我忍着疼痛读完了小学、中学和大学，还创立了自己的事业。我做得很好，但就是整天头痛。我去看过几百个医生，拍了几百张X光片，花钱无数。他们每个人都告诉我一切正常，主要是我脑子有问题，我知道肯定是我大脑出了问题，但他们不是我这个意思，他们说我是疯了。我最后还是决定来找您，因为您是一名家庭治疗师，而我这个家庭确实有很多困难。我希望您不会像那些医生一样侮辱我。另外，我来这里还有一个原因，我发现自己染上了毒瘾，没有可卡因和镇痛药我就熬不下去了。"

听他讲完了整个故事，我的总结让他出乎意料："你从七岁就开始有这种头痛了，每天都痛，晚上睡觉痛，早晨起床痛，结婚那天痛，六个孩子出生的时候也痛，每个孩子学会走路时、上幼儿园时，你都在痛。你是一个诚实的商人吗？你真的认为你是一个有道德的诚实的商人吗？"

他一脸震惊。我说："诚实有很多种，不是只与金钱和物质有关的。因为在你的故事里，你把这个从七岁开始的头痛维持了这么多年，你为什么不把这个疼痛还给那个七岁小孩呢？都这么大年纪了，还抓着儿时的头痛不放，竟然痛了三十年，你究竟要干什么？"

他试图解释，但我坚持己见，就是他抓着七岁孩童时期的头痛不放，所以我就是要痛骂他。

他做生意其实很诚实，为了维护自己的商业声誉，他不得不同意我上面的总结，以证明他在描述自己头痛这件事情上没有骗人，所以他虽然觉得我对他的总结不合理，但他也不能对我说的话既同意又反对。

他必须坚称自己做生意是诚实的，这对他很重要。但把商业诚信的声明和指责他一直固着于儿时头痛两件事放在一起进行比较，这其实是不合适的，可他没法反驳我。

如果不这样引他入局，先从他作为生意人的声誉入手，那么接下来我就无法有效地去讨论头痛问题。你要用他们没有办法反击你的方式开始。

他气鼓鼓地离开了办公室。当天，他在晚饭时注意到自己没有头痛，但他认为等睡觉时就会痛了，痛了就吃药。但睡觉的时候也没有痛，他更不需要吃镇痛药。他想第二天醒来的时候肯定会痛，他就会满世界找药，但第二天他仍旧没有痛，他很吃惊。

他在2月26日第一次来找我，4月17日，他再次来到我的办公室，略带尴尬但又充满歉意地说："恐怕你是对的，是我抓着小时候的头痛不放。上次回去，我等啊等，每天都在等，但真的没有再头痛，现在我终于确定我没有毒瘾，也没有头痛，我不需要镇痛药了。"

我说："嗯，从2月26日到4月17日，你花了这么长时间才确定自己没有头痛，你进步得相当慢啊，不是吗？还有一件事，你提到你的家人不太开心。告诉我，你给你的妻子造成了什么样的痛苦？是不是把她变成了一个可怜的泼妇？六个孩子里你祸害了几个？"

他说："嗯，最大的男孩儿不太好管；第二个孩子是个女孩儿，很胖；第三个是个男孩儿，十四岁，还在读一年级，为了教会他阅读，我们已经花了几千美金；第四个是个男孩儿，有兔唇，说话不清楚；另外两个还太小，现在还看不出来有什么伤害。"

我说："既然你已经明白了自己抓住小时候的头痛不放造成的这些伤害，你最好让你的妻子一起来治疗。你清楚我可以纠正你的不诚实，现在让你妻子来找我，我来改善你对她造成的伤害，记得让她带上那个胖女儿和十四岁还在读一年级的男孩儿。"

我花了四个小时，非常粗鲁地告诉那个女人，她就是个十足的泼妇，她应该为自己感到羞耻。她惊骇不已，试图为自己辩护。我却不放过她，一直在侮辱她。女孩儿和十四岁的男孩儿试图捍卫他们的母亲。我对女孩儿说："现在你站起来，转过身去！你多大了，你有多重，你难道看不出来自己就像个马屁股吗？"

女孩儿暴怒，离开了办公室。我告诉那个十四岁的男孩儿："你，回到家，拿份报纸，从上面抄一百个词，一页抄一个，以此类推，抄够一百个。两个词不能挨着。这一百个词要来自一百个不同的地方。"

我转向母亲说："至于你，你这个做妈妈的，你就想想你是如何从一个善良、可爱、漂亮的小姑娘变成这么一个喋喋不休、争吵不断、大喊大叫的泼妇的，你真应该为自己感到羞耻。你不是小孩子了，应该懂事了。"经过四个小时激烈的言语交锋，母亲终于忍受不住了，说："我不想再听下去了。"便冲出了办公室。她家在二十五公里外，她上了车，离开时，我看到了车后面喷出的浓烟。从时间上看大约是他们开了二十五公里后，电话铃响了，是她的声音。她喘着气说："我从车库一路跑进屋来给你打电话，在回家的路上我就意识到其实你说的是实话，在这之前我火冒三丈，但现在我明白你说的确实都是事实。那么，我们下一次什么时候见面？"

我和她约好了第二天见面，我说："把你丈夫带来，把你十四岁的儿子带进来。务必让他抄完那一百个词。"

第二天，这对父母都来了。我说："现在，你们能估计一下在私立学校、心理学家和特殊教师的补习辅导上都花了多少钱吗？"父亲说："嗯，政府支付了一部分费用，因为学校董事会觉得他们得让一个男孩儿学会阅读，所以他们支付了三分之二的费用，每月我们需要花费一百多美元吧。"我说："好，我们来看看这个男孩儿都抄什么。他能认识字母的大小写，知道句子打头的字母要大写，他还在句子末尾的单词后面加了一个句号，你们难道不吃惊吗？要我说，这个男孩儿会阅读，只是他自己和你们都没意识到。如果你把这个男孩儿交给我，我会让他读完八年级。现在是四月，学校会在五月底放假。六月份让他来找我，我会让他自己发现他完全能够阅读。7月1日，如果他还读不了八年级的课本，我就接管他的教育。特殊学校就不要去了，你去求孩子现在的学校校长，让他给孩子发一张八年级文凭吧，他们肯定乐意送走这个麻烦。我来负责这个男孩儿。"接着我给这个男孩儿约了一个单独的面谈。

当他进来后，我说："比尔，现在从这儿走到那儿，好的，然后从那儿向后走到那边，现在向右侧转身，再向左转，正面朝我走，再背过身倒着朝我走，然后面对着我向后走，再背对着我向前走。"当他照着我的指令一一做完之后，我说："你现在可以从八年级毕业了。无须怀疑，你是会走路的。你的家离我这里二十五公里远，从明天开始，你要先迈右脚，再迈左脚，一步步地走完这二十五公里，九点钟到我这里。来这儿之后，你可以随便选个房间，喝口水，带个三明治，在这里读书到四点。你带什么来打发时间都可以，但不能是玩具。"

终于有一天，我们体验到了胜利的滋味，那天，他下午四点钟走进我的办公室，对我说："我能再待一个小时吗？分数学起来很有意思。"他在我那里开始学习课本，后来他进了高中。

刚来的时候，他连扔球都不会，从来没有学过，也从来没有和其他孩子一起玩过，他只是在旁边站着看。那年九月，他进入了高中，因为我这样告诉他："比尔，你现在能够每天早上走二十五公里，九点钟到我这里。然后下午再步行二十五公里回家，每天都累得想立刻上床睡觉，妈妈会给你准备一顿丰盛的晚餐，你正好也饿了，吃完可以直接上床睡觉。

到九月份你也完全可以这样做，九月、十月、十一月、十二月，感恩节、圣诞节，还有每个周末。然后一月、二月、三月、四月、五月、六月、七月、八月、九月、十月、十一月、十二月，一直延续下去。这样的生活你在我这里，想要待多久就待多久。或者你还有另一个选择，你可以去读高中，祈祷自己能通过所有考试。"

他以及格和良好的各科成绩进入了高中，第一学期就加入了网球队，现在他高三了。

父亲在五月份又发作了一次头痛，当时他的一个生意项目失败。他妻子打电话给我，说她丈夫又头痛了，我说："等他回家，让他给我打电话。"他打来电话，我问："从你家到你的办公室有多远？"他说："十八公里。"我说："那你明天尽量早点儿出发，步行到办公室，新鲜空气会治好你的头痛。"

胖女儿也结婚了。但刚结婚半年，她就两次离家出走，还曾把丈夫锁在公寓外面，结果有次丈夫强行破门而入。后来，趁他不在，她回了娘家。母亲说："结婚六个月，两次离家出走，一次把门反锁，门也被砸坏了，现在又跑回娘家，她这个婚姻实在没法继续下去了。"她把女儿带回小两口的公寓，让她收拾好一切，并留了一张纸条，说再也不会见她的丈夫了。然后，母亲把女孩儿带到我面前，说："你把我们其他人都治好了，看看我女儿怎么办？"

我对她说："你去隔壁坐着，不要把门关得太紧。"然后我转向女儿说："给我讲讲你的丈夫。"在大约四十五分钟的时间里，我听她讲了一大通她的丈夫有多么优秀，她有多爱他，他们所有的争吵只不过是一时闹脾气，其实一切都还蛮甜蜜的。四十五分钟后，母亲进来："我一直在听我女儿讲她丈夫有多好。"她转向女儿说："这跟你告诉我的可真不一样啊，我觉得我就是世界上最大的傻瓜，完全是我多管闲事。现在跟我回家，别再跟我和你爸讲你这些事儿了，也不要打电话跟你公公讲。你想在我们家待多久都可以，但你要自己解决婚姻问题。要么好好过，要么离婚，你爸和我都不会干涉。我们管你吃饭睡觉，但不会再给你一分钱。"

女孩儿刚进到办公室时，一直沉浸在自己的世界里，根本没有注意到我叮嘱去隔壁的母亲"不要把门关得太紧"。

但是我这种略嫌专横的处理方式，还是让这位母亲忍不住问我："我到底为什么能允许你这样对待我们？"我回答说："因为你身处麻烦之中，对此你我都心知肚明。对那些麻烦，你无法为自己辩解，但你知道应该摆脱它们，所以你会照着我说的去做。就像吃药，你不知道它是什么做的，但你就是会吞下去，因为这是医生给你开的药，这就是为什么你会允许我这样对待你们。"

第八章
给家长"断奶"

人生慰藉之一，就是几个世纪以来人类的问题依然如故，我们从中感受到了一种持续性的安心。然而，我们也在学习用新方法思考旧问题，寻找机会获得改变。在本书中，尤其是在这一章里，我就尝试展现这些能够解决旧问题的新可能性。

让我们来看看一百五十年前伟大的催眠师安东·梅斯麦对一个案例的判断和治疗方法吧，我会将其与当代催眠师米尔顿·艾瑞克森在今天使用的方法进行比较。梅斯麦这个案例报告写于十八世纪，他写道：

> 我为十八岁的帕拉迪斯小姐进行治疗。她从四岁起就完全失明了，由此她领到了一份救助金。她得的是黑内障，伴眼肌抽搐。此外，她还患有抑郁症，肝脾功能失调，这经常让她精神错乱、暴躁易怒。她认定自己疯了。

梅斯麦把这位年轻的女士和其他患者一起带进他的家，在他妻子的帮助下对患者进行治疗。

帕拉迪斯小姐的父母，亲历了女儿的治疗过程，目睹她在视力方面取得的进步，急切地把这件事公之于众，让大家知道他们有多么高兴。可是帕拉迪斯先生渐渐开始担心他女儿的残障救助金以及其他几项福利可能会被取消。于是，他要求女儿中止治疗并回家。但女儿在母亲的支持下，不愿意停下治疗，怕自己还没有完全治好。父亲坚持己见。这次的家庭争端让女儿再次情绪失控，这不幸导致她的症状复发。然而，这对她的视力没产生太大影响，她的视力仍在继续恢复正常。当父亲看到她逐渐好转时，他开始频频对女儿施加压力，并强迫他妻子带走女儿。女孩儿坚决拒绝，母亲生气地从搀扶女儿的人手中一把拽过女儿说："该死的，你和这房子里的人串通一气！"母亲一怒之下，推搡间将女儿的头撞向了墙壁。

后来，这个父亲客气地要求把女儿带走，去了乡下的住处休养。梅斯麦报告说：

> 第二天，我听说她的家人声称她仍然什么都看不见，又犯了病。他们就这样带着她到处展示，强迫她假装得病，假装看不见。[1]

梅斯麦从他所处的时代背景出发，认为问题出在帕拉迪斯小姐身上。因为他的治疗对象是个体，所以梅斯麦认为家庭对于女孩儿的问题来说是无关紧要的，他们只是他治疗的障碍，也是他的困惑，因为他们不欢迎他成功地帮助他们的女儿获得改变。

如果我们把时间往前推一百年，我们会发现西格蒙德·弗洛伊德也以同样的方式思考过类似的问题。

---

① 埃伦沃尔德，《从医学人到弗洛伊德》（纽约：戴尔，1956）。

　　许多年前，我为一个年轻女孩儿做分析治疗。在那之前的很长一段时间里，由于恐惧，她不能出门，也不能独自待在家里。在犹豫了很久之后，患者承认她是被偶然发现的一些不伦情感所困扰，她母亲和一个有钱的家族朋友有染。她非常不明智地——或者说非常聪明地——将我们分析过程中的一些讨论，用行为暗示给了母亲：她改变对母亲的态度，坚持只有母亲才能保护她，使她免受对孤独的恐惧，并在她试图离开家时把门顶住。母亲自己以前也有神经紧张，但是几年前在一个温泉疗养院治好了——或者，换句话说，她在那儿认识了一个男人，开始了一段婚外情并很享受这段关系。这位母亲开始被女儿的强烈要求弄得疑神疑鬼，后来她突然明白了女儿究竟在恐惧什么。她生病是为了让她的母亲成为囚犯，剥夺母亲与情人保持关系所必需的自由。母亲立刻决定为女儿结束治疗，并送她到一个收留精神病患者的机构。多年来，这个女孩儿一直被指称是"心理分析的不幸受害者"，我也因为这个不成功的治疗而深受各种谣言的困扰。但我保持了沉默，因为我认为自己应该遵守职业伦理的保密原则。几年后，我从一个去过那家机构的同事那里得知，那个女孩儿患上了广场恐惧症，而母亲和那位有钱朋友之间的亲密关系是众所周知的，很可能是她丈夫也就是女孩儿的父亲默许的。为了这个家族"秘密"，女孩儿的治疗被牺牲了。

　　像梅斯麦一样，弗洛伊德也认为问题在这个年轻女孩儿身上，母亲只是为了她自己的目的干扰了治疗，可能也有父亲的配合。谈到家庭时，弗洛伊德说：

　　　　在心理分析治疗中，亲属的干预是一种绝对的危险，而且是一种我们不知道如何应对的危险。面对患者内心的阻抗，我们清楚这是必然的，但我们如何保护自己免受那些外部抵抗的干扰呢？无法用解释来说服家人，也不能引导他们远离整个事件。如果我们信任了患者家人，就有失去患者对我们的信任的危险，因为患者（理所应当会）要求他信任的人与他站在一边。对家庭生活中的矛盾与纠纷有所了解的人，都会很容易发现，那些患者的至亲往往对患者的康复不太感兴趣，而更愿意患者保持原样……这些亲戚们……对医生的职业努力不应该充满敌意。但你要怎么引导这些根本无法理解你的人与你合作呢？由此自然也可以得出结论，患者周边的社会氛围和文明程度对其治疗前景有着相当大的影响。

即使我们可以考虑把绝大多数的失败都归咎于这些令人困扰的外部因素，这也依然是我们对作为一种疗法的心理分析的功效的悲观展望！①

梅斯麦和弗洛伊德都认为自己懂得如何处理个体患者，但他们不知道如何对待患者的亲属。哪怕弗洛伊德也承认过，如果不能处理好患者的家人，治疗可能就会失败。他们两个都是和一位年轻女士一起工作，并且都发现当患者有所改善时，患者的父母就会抵制他们，让女孩儿停止治疗。为了解释父母这种令人困惑的行为，两个治疗师都在根据自己的兴趣寻找答案。梅斯麦觉得是帕拉迪斯小姐的父母担心她的福利金被取消，甚至怀疑他们可能有什么针对他的

① 西格蒙德·弗洛伊德，《心理分析导论》（纽约：诺顿出版社，1929年）。弗洛伊德对自己无法处理家庭案例的个人解释是很古怪的。他说："在战前的几年里，许多国家的患者蜂拥而至，我可以不再依赖或者在意来自家乡的任何喜欢或不喜欢的声音，那个时候我制定了一条规则，那就是不诊治任何依赖直系亲属、未能独立生活的患者。但每个心理分析师都不能做这样的设置。"这样的设置本质上就是在消灭每个人以任何依赖的方式与他人建立关系。

政治阴谋；弗洛伊德找到的理由是患者的家庭在试图掩盖其母亲的不伦恋情。面对类似的问题，其他治疗师也会找出各种各样的理由来进行解释。然而，在二十世纪的数百个案例中，我们发现有严重问题的青少年在获得改善时，他们父母的这种反应是非常有代表性的。这不能单从经济或者道德角度去解释，这里有一个更普遍的因素在起作用。当孩子接近适合离家的年龄时，"问题"不是孩子，而是这个家庭已经进入了危机阶段。如何与亲属打交道对治疗而言至关重要，因为他们才是问题所在。这里提到的梅斯麦和弗洛伊德的案例，在许多家庭治疗师看来，就是孩子长大并开始离家时，这个家庭生命阶段中的典型问题。这个时候，新问题出现了，旧问题变得更加极端了。介入这种情况的治疗者不是在和某个人工作，而是在处理家庭生命的一个阶段。在这个时期，困难可能以各种形式呈现。

本书前面的章节，主要侧重于家庭中年轻人的困境，他们试图脱离父母，建立自己的生活，而要做到这一点，父母也必须要脱离孩子，本章会对后者着重讲述。人类不仅是唯一有姻亲的动物，也是唯一必须经历从照顾孩子到以同龄人的身份对待孩子的物种，这种转变是非同寻常的。当孩子们长大并开始独立生活时，家庭必须发生重大改变。

梅斯麦和弗洛伊德未曾意识到的是："症状"是人与人行使各种功能时的契约，其中就包括保护功能。不仅父母会抵制一个精神紊乱的青春期孩子的症状改善，而且如果不对这个家庭采取措施，孩子也会抵制这种改善。孩子的症状越极端，其改变就越有可能在家庭中引发灾难。一旦理解了这个观点，各种解决问题的方法就显而易见了。治疗师可能会进行危机干预，并在这个风雨飘摇的时刻召集整个家庭的成员，通过与母亲、父亲、孩子以及其他亲戚共同推进治疗，或同时使用所有方法。如果他试图通过住院或给孩子开药来稳定局势，那么他的治疗极有可能失败。但如果他把注意力放在整个家庭上，把孩子带向属于他自己的正常生活状态，同时保持孩子对原生家庭的参与，那这种方法最有可能成功。

艾瑞克森在家庭生命的这个阶段有多种危机处理的方法。他与一位年轻女性及其父母一起工作的方式可以与梅斯麦和弗洛伊德的案例形成对比。关于处理这个问题的方式，他是这样描述的：

这个年轻女子是由她父亲带来见我的，她患有急性精神分裂症。第一个星期，父亲一直陪着女儿，以确保他妻子不会赶来把女儿带回家。后来我见到了这位母亲，我把女儿安排在镇上住下，而她的父母则返回了加州的科斯特。

这个姑娘严重肥胖，大腿和臀部胖得可怕。她看起来性格也很孤僻，并带有一种脱离现实的模糊幻觉。她的触觉和视觉失调，她能感觉到椅子的扶手，但在视觉上却看不到。据她说，从幼年开始，她母亲就讨厌她，曾经常常趁她父亲不在时打她屁股。她母亲说她长得太丑，没有前途，而她父亲是个自私自利的坏蛋。她的母亲坚称自己曾经很漂亮，就是因为生下这个可恶的女儿，自己的美貌才被毁了。

我的难题就是要如何让这个女孩儿认识到自己是个漂亮姑娘，而且她不必暴饮暴食。我还表示很想知道她的大腿是不是非常美，只是它们现在被包裹在厚厚的脂肪里。

我和母亲也谈论了她的女儿。她说她并不想要孩子，当她怀孕时，她和丈夫就不喜欢这个孩子。母亲给这个女孩儿留下的深刻印象就是，自己是一个非常不受欢迎的人。当女儿年纪尚幼，在浴缸洗澡的时候，这位母亲就会取笑她又胖又丑。当我和女儿谈论她母亲时，我称她母亲是一个又肥又懒的女人。我问她，究竟为什么她的父亲要和这么一个肥胖的邋遢女人在一起。她整天大吼大叫地打孩子，孩子毕竟是他们爱情的结晶啊。我说这些话的时候，女儿便紧张起来。当我让她足够紧张时，我开始尝试分散她的注意力，我问她："你的胳膊肘放在椅子扶手上舒服吗？"她听到后去摸索着找扶手。我说："是的，你确实看不到椅子扶手，但是你的胳膊肘可以找到它，你完全可以用胳膊肘来享受一下椅子扶手的舒服。你的胳膊能找到椅子的胳膊，你也能找到你的胳膊。"我这样来慢慢地培养她的感受力。

当她因为对母亲的批评而紧张时，我会分散她的注意力，调节她的情绪。我不想让她情绪激动之后用她过去的方式驱赶情绪。我可以来调节它们，转移它们，掌控她的情绪走向。于是，我开始从另一个角度批判她的母亲，加剧她的情绪，并再次转移她的注意力。我对她说，当她母亲拒绝和她父亲做爱时，她的父亲会不会想要去找一个情妇，我觉得这没什么不对的。我又把她的情绪调动了起来，她开始理解父亲的需求和权利。这主要集中在父亲可以与他选择的任何一个女人做爱上，包括她母亲。当然事实上，父亲从来没有外遇，母亲却一直从中挑拨，让女儿相信父亲出轨了。通过加强她的情绪，再提到她父亲的权利，我慢慢地引导她开始想要保护自己的父亲，开始倾向于认同他的权利，这也是我所希望的。对她来说，除了肥胖和被指责之外，她很难与母亲产生共鸣。但她的父亲是个好人，当她开始捍卫他的权利时，她就能够开始认同他所有的优点。你开始捍卫我的权利，然后会发生什么？你会成为我的盟友，成为我的一部分。

从这段描述来看，艾瑞克森似乎只关注女儿，就像其他忽视家庭背景的治疗师所做的那样。但就女儿与父母的三角关系而言，如果不干预父母的生活，女儿就无法实现自主性。随着女儿情况的改善，父母通常会让孩子停止治疗。

孩子会再次出现症状,父母最后往往以离婚收场。这与女儿对父母的看法无关,而是当她做出改变、不再是他们之间的交流工具时,父母出现了真实的人生反应。然而,艾瑞克森不仅与这个女儿进行工作,也一直与父母保持联系,帮助他们在女儿的改变中生存下来。正如他所说的:

我告诉那位父亲,让他和妻子分居,搬到另一处地方。偶尔他妻子表现得合乎他心意了,他会回家和她做爱,如果情况允许,他会在家里多住上一两个星期。这位母亲是一位优秀的高尔夫球手,在很多方面也是一位了不起的伴侣。我安排母亲在我给女儿治病的时候定期给我打电话,她把我当成一个说话严厉但不失客观的父亲般的角色。当她做错事时,她会打电话给我,我会鞭策、敲打她。所以我在诊治女儿的同时,也和父母保持着治疗关系。

我和这个女孩儿一起做了很多工作,教她认识到自己被肥胖掩盖的身体其实有各种优点。我会赞美她的身体,虽然它们完全被衣服和脂肪覆盖着,但一定非常迷人。她从没有见到过自己曼妙的身材是什么样子,减肥成功那还是相当遥远的事情,所以此刻我可以自由地讨论它。我让她用一种健康的自恋态度,去欣赏她的乳房、腹部、大腿、阴唇、大腿内侧柔软的皮肤。我很想知道厚厚的脂肪下面,那个漂亮的女孩儿究竟是什么样子的。现在她已经结婚了,很幸福,今年夏天她就要生孩子了。她嫁给了一个我非常认可的小伙子。结婚前,女孩儿问我:"我要不要请妈妈参加婚礼?"她害怕妈妈会过来制造一场大哭大闹、歇斯底里的景象,将所有家人都贬低一番,可她还是觉得应该邀请母亲。我说:"你要直言不讳地告诉她你的真实想法。让她安静地坐好,闭上嘴巴,听你说话。然后你非常郑重地对她说,你欢迎她来参加婚礼,但她要有个好母亲的样子——举止得体、泰然自若、彬彬有礼。"这个女孩儿真的就这样实话实说了，她妈妈吓了一跳，但后来在婚礼上表现得非常好。

艾瑞克森对此案的处理方式，显而易见是在帮助这个家庭顺利度过一个发展阶段。与其只关注这个女孩儿，在她初现好转的时候就任由她被父母带走终止治疗，还不如连同父母一起进行治疗。在解决女孩儿症状的同时，与其父母持续地建立支持性的关系。通过让父亲搬出去，再按照自己的意愿偶尔回来短住，艾瑞克森重新建构了他们的婚姻。艾瑞克森没有让父母随着女孩儿的好转而自发地分开，这种情况在很多案例中都会发生，而是安排他们暂时分居，让女孩儿搬出去并步入婚姻，然后在新的家庭关系基础上让父母重新在一起。

与许多家庭治疗师的处理方式不同，对于这个家庭，艾瑞克森并没有让他们定期来做团体咨询。他会对有些案例会采用团体治疗的方式，有些则不会。在早些年间，家庭治疗师通常认为父母和孩子应该继续生活在一起，治疗会侧重于澄清他们之间的沟通，帮助他们达成相互的理解。当这种方法失败时，很多治疗师会改变策略，将孩子转移到另一个正常的环境（而不是精神病院）下，比如离开家搬进一处公寓或寄宿在其他地方，同时继续整个家庭的治疗。如果把孩子留在家里，让他只是与家人说说话，这并不能解决孩子要离开家的危机。艾瑞克森认为，在这种情况下，不要过分强调和睦相处的意义。在1958年的一次谈话中，他反对把孩子留在家里的想法，"（搬出去住）他就可以学会以不同的方式对待他的父母"。他说："一个年轻人生活在那样一个家庭中，能真正学会以不同的方式对待他的父母吗？在那种环境下，他终其一生都在重复学习如何与父母相处，而这些经验往往是失败的，他们会习得太多和父母关系紧张的沟通方式。在我和父母持续工作的时候，我通常会安排年轻人和父母分开。"

尽管艾瑞克森通常更愿意进行个体治疗，偶尔才会做团体咨询，但有时，他也会让整个家庭的成员一起来进行面谈，以改变孩子和父母的互动方式。下面是他用家庭团体咨询的方式来处理的一个轻症案例，讲述了他如何迅速促使父母和年轻人以更成熟的方式来尊重彼此。

一对父母带着女儿找到我进行咨询，我约他们一起来面谈。家里的其他孩子基本都已成年，已经离开了家。这个最小的女儿正值青春期，可以说是脾气暴烈。父母同样急躁易怒，三个人吵得不可开交，谁也不听谁的。

我看到这种局面，就让先他们坐下，要他们一个一个来谈。我给他们提出的要求是当他们中的一个人说话的时候，另外两个人要闭嘴。每个人讲话的时候，我都鼓励其畅所欲言。我不记得我让他们说话的顺序了——有时我会变来变去。但在这个案例中，我是让女儿最后发言的。

每个人都表达了自己的感受，也都听了别人的倾诉。于是我说："好吧，让我想想。"几分钟后，我转向女儿说："我想让你用五到十分钟的时间，看那座钟表的秒针，仔细考虑你想对父母说的每一句话——愉快的、不愉快的、无所谓的。按照你想说的顺序来，要直截了当、诚实坦率地说。现在，我也会看那座钟表，应该需要十分钟左右。我认为你在这么长的时间内能完成所有的思考，然后你就会知道接下来的十分钟你要怎么过了。"

看起来我是在让她考虑她准备说的话，但实际上，我正在改变这个家庭的交流情境。我说："十分钟结束时，你就会知道接下来的十分钟你要做什么，你要怎么做。"女孩儿就这样改变了。

十分钟结束时，她说："我想对他们说的话都已经说了，他们就是不听。但他们都很清楚我说了什么。我也知道，重复它们一点儿意义都没有。"我问那个女孩儿："你介意去另一个房间等着吗？"女儿离开了房间，我转向父母："女儿的陈述与你们自己的想法一致吗？她说她已经把该说的都说了，你们没听进去，再说下去没意义。"然后我说："现在你们两个都保持安静，好好想想。五分钟后，你们会知道接下来的五分钟你们要怎么办。"我给了女孩儿十分钟，但我只给了父母五分钟，他们是成年人，这是我给他们的特权。

五分钟后，他们开口了，大致意思是："停下来想想我们一直说的那些蠢话，真的会觉得一切都是徒劳。你也注意到了，我们三个人之间根本没有尊重。在这间办公室里，我们当中肯定没有一个人表现出对其他人的尊重，你是唯一一个看起来懂得尊重的人。"我说："我们需要告诉女儿你们的想法吗？"他们回答说女儿应该和他们一样对此很清楚。我把女儿叫了回来，说："你爸妈觉得你们不如都回家吧，他们说知道自己应该做什么，你也知道你应该做什么，他们认为你和他们一样能理解这件事。"我只见过那家人一次。但是我从其他渠道知道，这个女孩儿后来适应得很好。

让父母从孩子那里"断奶"，障碍之一就是父母对孩子的担心、关爱和过度保护，这阻止了孩子和父母转而建立更像同龄人的关系。最具破坏性的父母不是那些虐待孩子的人，而是过分溺爱和保护孩子以至于不能让孩子走向独立的人。在人生的这个阶段，父母越是关爱，给予越多扶持，就会让孩子和父母相互脱离的治疗任务越发困难。下面这个进展受阻的案例就说明了这类典型问题。

不寻常的治疗

　　一名医生打电话给我，问我是否能见见他儿子。他儿子是一名高中生，可他越来越不像话了。父母给他买了一辆汽车、一架音响、一台彩电，还给他非常多的零花钱，可这个男孩儿变得越来越挑剔、自私，他把整个家搞得鸡飞狗跳。

　　我说如果父母在场的情况下，我可以见见这个孩子。他们带他来到我的办公室。我让那个男孩儿坐下来并且闭嘴，我想听他的父母讲讲他的劣迹。父母勉强说了些孩子的恶劣行径。他们说话时，男孩儿得意扬扬地看着他们。我问他："父母讲的都是真的吗？"

　　男孩儿说："才不是，他们漏讲了很多呢。大概是他们怕丢人。我撕过妈妈的内裤，在他们面前打飞机（自慰），冲着他们说下流话，在晚餐里撒尿。你知道我老爸会怎么做吗？他会立刻给我五块十块的，而我妈就会哭。"

　　我说："嗯，你父母想让我接受你为患者。我不是你父亲，也不是你母亲，我在身体上也不如你，但是你会发现我的大脑比你的大脑更聪明、转得也更快。如果你想成为我的患者，你必须在一些事情上听我的，我可不会像你父母那么仁慈。他们想去度假旅行，要离开两个星期，当他们离开时，你可以留在这里做我的患者。你会住在这附近一家不错的汽车旅馆，房费是一个月一百四十五美元，你可以点任何你想吃的东西。你会过得很舒服，但你每天必须来见我一两个小时。我们来看看等你听完我说的话之后，还能不能像现在这么镇定，因为我估计你不会喜欢我要说的话。现在，你想不想看看自己能否在父母度假的时候陪我两个星期？"

　　他说："我可以试试，但是除了房租和伙食，零花钱呢？"我说："我们会酌情考虑的，我会告诉你零用钱是多少，但也就这么多。你爸爸不会喜欢，可能你也不会喜欢。你一周可以有二十五美元，一分也不能多。你没有信用卡，也不能借钱。"他说："嗯，看看你能使出什么招数。这也挺有趣。"

我转向父母说："他同意了。现在你们开始假期旅行吧，结束时过来看看他怎么样了。"于是父母离开了。

这个男孩儿头几天读了很多书，读得很好。他和我谈论书籍，我们一起讨论他究竟想从生活中得到什么。他可以享受折磨父母的乐趣，但是他们死后他还能做什么呢？他准备做什么？如果有的话，他父亲会留给他多少钱？

几天后，他说："嗨，我说，花那么多钱住一间只有一张床的屋子没意思。我要去找房子，我要去找工作。"于是他找了一套公寓，和两个年轻人合租。他们都十八九岁，有工作，都在努力赚钱上大学，不喝酒也不吸毒。他搬去和他们一起住，决定找份工作，并且真的很快就找到了一份。

大约在他父母回来的三天前，他对我说："我已经给我爸妈搞了那么多麻烦，我成不了事儿的，我不想再见你了。"在接下来的两天里，男孩儿非常不情愿地在我的逼迫之下来到办公室。后来我安排他在父母回来的第二天来找我。他父母也来了，我对他说："现在，好好跟你的父母打个招呼。"他说了一句脏话。我说："脱掉你的鞋子和袜子，去隔壁房间，坐在地板上，去好好想想。"

我悄悄地和父母谈了谈，告诉他们："你们一直在摆布着这个男孩儿，这让你们之间已经出现了斗争。"我讲了这些日子以来这个男孩儿做过的所有值得称赞的事情，他读过的书，找到了工作，还干了好几天。接着，当他意识到父母即将回来时，他又得面临那些和以往一样的毫无意义的废话，于是他又开始反抗了。我现在不得不继续和他进行面谈，但我不

287

想管了。

父母试图告诉我他本质上是个好孩子，也许是他们太大方，太宽容了。我说："嗯，我现在处理不了他了，我只能让你们以最糟糕的方式，发现你们曾经对待他的方式有多么愚蠢。"

我让那个男孩儿进来坐在他鞋袜的对面，我说："你要和你的父母一起回家，现在到那边去拿你的鞋子和袜子，坐回到椅子上穿上它们。"男孩儿坐在那里不动，看上去一脸挑衅。

房间里一片寂静，我耐心地等待着。最后父亲走过去，捡起鞋子和袜子，给了男孩儿。他妻子说："哦，不，不要那样！"他问她什么意思，她说："无论发生什么，你总是先妥协的那个，总是软弱地对他让步。"我对男孩儿说："现在你想做什么？我不想接待一个自作聪明、故意捣乱的家伙。你要配合，我就配合，否则你还是和你爸妈一起回家，继续想想你那没什么指望的未来吧。我觉得你的未来就是男校、监狱，或者精神病院，说实话也不远了。"

他说："好吧，我和爸妈一起回家，我要更独立，我不用家里的车，我可以走路。我会找到一份工作，卖掉一些东西，这样我就有自己的钱了。"

我说："好啊，我猜你该回汽车旅馆收拾行李了，我要和你父母谈一会儿。"他走后，我说："你听到你儿子说的话了。"父亲说："我觉得这很神奇。"母亲说："你确定他是认真的？"我告诉他们："他的意思就是可以毫不费力地给你们许诺整个世界，不停地用花言巧语重复这些承诺，但他一件事都不会做，而且他还有很多狐朋狗友，他会加入他们。"母亲说："我觉得不会那么糟糕，他会遵守诺言的。"

这个男孩儿没有兑现任何承诺。他变得令父母越来越头痛，他们最终把他送到了州立精神病院。男孩儿从医院给我打电话，问我愿不愿意接受他做患者。我说我愿意，但他必须和我一样认真对待这件事。他说，他在那个恶心的地方和那些恶心的人待了几个星期，吃了那些恶心的食物后，他真的准备好接受治疗了。

他父母来见我，说他们毁了自己的儿子。我指出他们还有另外两个孩子，他们也会如此纵容吗？他们说不会了。

后来，我接到父亲的电话，说他们感谢我为他们所做的一切，以及我为这个男孩儿所做的一切，他们会正确地对待另外两个孩子。父亲还转介了其他患者给我。

几周后，那个男孩儿打电话给我，说过几天他就出院了，询问我会不会接受他做患者。我说我会，但他知道这有条件。他听到有希望能见到我，很高兴，但我之后再也没有听到他的任何消息。

对于这个男孩儿，我没有看到任何希望，但从另一个角度，我在他父母身上看到了希望。如果他们已经牺牲了那个男孩儿，他们就不得不以正确的方式对待其他的孩子。从他们的熟人那里，我也证实了这一点。

在这个案例中，艾瑞克森把注意力集中在男孩儿身上，他对父母的问题关注得相对较少。他尝试直接让这个男孩儿过上正常而富有成效的生活，但失败了。而在其他案例中，艾瑞克森会通过与父母中的一方或双方的咨询工作，让男孩儿搬出去，但在这个案例中，他没有这样做。不管这个男孩儿的不良行为在婚姻和家庭中的功能是什么，都没有得到处理，艾瑞克森发现自己处于类似于弗洛伊德和梅斯麦的情况中。在这种情况中，家庭被视为治疗孩子的障碍，而不是需要治疗的问题。

这个案例的一个特殊之处在于男孩儿和父亲的纠缠。通常当孩子出现问题时，父母中的一方会以过度纵容的方式与孩子纠缠在一起，而另一个家长被排斥在比较边缘的位置上。治疗通常会将边缘位置的父母转移到更中心的位置，以打破另一方父母与孩子过于紧张的关系。在大多数情况下，对孩子过度保护和投入的往往是母亲，父亲则是处于边缘的那个人。但在这个案例中，作为医生的父亲对孩子的生活过度卷入。可以说，父亲对男孩儿的过度保护，与男孩儿对父亲的保护相匹配，他表现为拒绝离开父亲。艾瑞克森对此没有进行干预。

艾瑞克森经常直接与孩子一起工作，并成功地让孩子脱离家庭。在一些情况下，他采用的方法是让这个年轻人批判性地看待父母，并思索自己所希望的人生方向。父母只是在一旁辅助孩子去探索自己的真实兴趣。下面的案例就使用了这种方法。

      一个来自新英格兰家庭的女孩儿被她母亲带到凤凰城来见我。这个女孩儿之前经历了一次不幸的意外，她和一个朋友驾车出了车祸。在这次事故中，她受了一点儿轻伤，但四个不同的家庭开始相互起诉。女孩儿也做了两次手术，我认为这没有太大必要。她花了几个月的时间和心理医生谈论她的童年，我也认为没有必要。心理医生把她介绍给我，因为他感觉这个女孩儿没有丝毫改善，并且一直伴有非器质性原因的疼痛，即使催眠疗法也无法消除她的这种疼痛。

      她愁眉苦脸地走进我的办公室，左臂吊着，像是要终身残疾的样子。她目前的生活像一个不能离开父母的残障人士，然而她身体上真的没有任何问题。

      这个治疗更像是一种随意的社交闲聊。我设法让这个女孩儿批判性地思考她的父母、她的妹妹，以及在开始上大学之前，自己在昂贵的私立学校是否真的学到了什么。她以前从未真正地审视过自己的生活，也没有思考过要如何生活。我指出车祸给她留下了瘢伤和毫无意义的手术。那么接下来她到底想要什么？是继续回忆过去，还是去思考未来的五十年？她想从未来得到什么？我告诉她今后的时光应该换一种模样，比如不再与父母争吵，不再继续打官司。她应该好好想想自己到底喜欢什么。她说起了结婚，说妹妹违背父母意愿嫁给了一个年轻人，现在要生孩子了。她说父母正在接受这件事。我问她，为什么父母最终必须接受女儿长大成家这个事实？

在其中一次面谈（那是在复活节期间）的最后，我问她是否听说过新英格兰人喜欢冬泳，并说当她回到汽车旅馆时，可以去游泳池试试。

后来女孩儿的妈妈来见我说："我不知道你对我女儿做了什么。她在游泳，在潜水，玩得太开心了，简直不像是我养的那个女儿。"我同意母亲的说法，她不是了。

经过十九个小时的治疗，包括一些一次两小时的面谈，女孩儿和她母亲回家了。在他们离开之前，我让这位母亲和她的丈夫谈谈，让他们不要再纠缠于车祸诉讼了，应该庭外和解或者撤诉。

女孩儿回到大学。这位母亲写信给我，问我是否愿意接受家里其他人来治疗。我写道，如果是你女儿的功劳，那我很荣幸。后来，这位母亲来见了我六次，我们讨论了她的另一个女儿。母亲刚刚开始接受这个女儿的婚姻。我问这位母亲，那个时候她是不是做了言行不当的事情，现在需要补救，她表示认同。我让她写下之前人生中做过的所有蠢事。她写了下来，我们笑着谈论了这些事，尤其是她应该好好享受却自寻烦恼的那些时刻。在我这里结束治疗之后，她去看望了那个已婚的女儿，她非常开心。

艾瑞克森通过这个案例阐述了他的观点，即父母应该如何允许孩子去过他自己的生活，以及对某种社会情境所导致的问题要如何处理。这个女孩儿放任父母在他们的内斗以及与其他父母的斗争中利用自己，甚至到了身体功能失常的地步，女孩儿没有批判性地看待自己所处的这种情境，也无法走出这种情境进入自己的生活。艾瑞克森的方法就在于鼓励女孩儿走向她想要的生活，同时让她的父母不再与她纠缠不清。

在其他案例中，当一个年轻人正在逐渐脱离父母时，艾瑞克森可能会直接与父母进行工作，而很少与孩子会面。在下面这个案例中，艾瑞克森就用迥然不同的方式处理了一对父母过度保护和纵容的问题。他报告说：

> 一位年轻女士来找我，表示非常害怕自己的父母。她有一对占有欲很强的父母，对她过度呵护。她上大学时，她妈妈帮她洗衣服，做针线活，监督她的周末生活。然而，最让她感到不安的是，作为她高中毕业礼物的一部分，她的父母在自己的房子上加盖了房间，这样当她结婚时，她就可以依然住在那里。她说她不知道该怎么办，因为父母希望她和他们住在一起，可她并不愿意。但是他们已经投入了全部的积蓄，而且对她又那么无微不至。这个年轻女士有一种感觉，她被父母困住了，即使结婚，她也永远无法离开他们。

治疗师可能会以不同的角度看待这个问题，并选择不同的干预方式。他可能会通过对这位年轻女士进行干预，帮助她反抗父母，但这有可能会破坏家庭。加盖的房子将继续作为父母和孩子之间失败的情感象征而存在着。或者，他可以通过对父母进行干预，让他们明白，自己在把女儿当作一个无助的附属品，试图剥夺她的权利，主宰她的整个未来。这种方式不好说到底能不能让这个女士获得自由，但它会让加盖的房子成为父母是个坏家长的耻辱柱。而艾瑞克森通过与父母的工作，以一种特殊的方式解决了这个问题。首先，他建议女儿先顺其自然，让他来面对父母。这是艾瑞克森在解决问题时愿意承担责任的典型风格。

　　父母一起来见我，我们的谈话很愉快。我对他们关心女儿的幸福表示赞许，他们为女儿的未来很操心，于是我提及了女儿会恋爱、订婚、结婚、怀孕、生育。在讨论中，我强调了他们比其他父母更愿意为女儿这些未来的人生大事负责。大多数父母，当女儿被抚养成人后，就会觉得他们的任务完成了，但这对父母盼望着能继续负责下去。他们的女儿就住在自家楼上，他们可以期盼着等她有了孩子后一直照顾她。他们能随时随地照看婴儿，他们不像大多数父母那样不喜欢这种额外的忙碌。他们可以听到婴儿在夜里啼哭，当然也许他们已经为加盖的房间安装了隔音墙壁呢。啊？不巧，他们没有。于是，我对他们又大加称赞，表扬他们愿意忍受一个小婴儿带来的各种麻烦，像年轻时照顾襁褓中的女儿一样继续照顾外孙。然后我们又谈到未来的外孙开始学走路，当然，住在一起，他一定会随时进出他们的房子。我们一起回忆照顾一个蹒跚学步的孩子是什么感觉，所有易碎的东西必须放在高处，房子必须重新布置，而其他祖父母一定不会愿意这样牺牲他们的生活方式。

　　听完这些，这对父母开始对是否真的希望女儿住得这么近有点儿犹豫了。

　　我继续推波助澜，分别和这对父母一起预测将来他们在养育孙辈的时候可能有的种种问题。他们在女儿身上的分歧会转移到孙辈身上，只要他们和女儿继续住在一起，他们就得继续面对这些分歧。

最后，他们两个一致同意还是专心做祖父母就好。

经过这次讨论，他们决定不让女儿一家子和他们一起住了，但此刻又面临着另一个窘境。房子的扩建耗资巨大，他们可能不得不让女儿住在那里。通过商讨，我们"自发地"想出了一个好主意：加盖的房间可以出租给一些安静的成年人，租金可以存在银行，做他们未来孙辈的教育费用。

后来，女儿结婚了，在父母毫无保留的支持下，去了一个遥远的城市。当女儿有了孩子后，她的父母来找我，分别询问我对方多久可以去探望一次。我说，外婆每六周或者两个月去探望一次，每次半天就够了；外公也一样。

当被问及这对父母是否会受益于治疗中获得的那番"领悟"时，艾瑞克森从扩建的房子入手进行了回答，他说："现在我们作为旁观者，看着那加盖的房间，会认为那是他们想继续主宰女儿的未来，这是多么可怕的一件事，扩建的房子就是对他们的控制欲看得见摸得着的证据。但父母不这么看，他们会觉得那为孙子的未来留下的一个不错的收入来源。究竟哪个更好？愧疚感有必要吗？我不相信只有通过痛苦和折磨才能得到救赎。"

由于艾瑞克森从不同的发展阶段来看待家庭，他认为父母的一个主要转变就是迈出下一步，成为祖父母。他经常在孩子应该离开家的时候，对父母使用这种转变方式，使孩子得到解脱。

有时候，在与过度溺爱的父母打交道时，我会恐吓一下——"当你的儿子到了你的年龄，他和他的孩子也会有同样的问题吗？"其实我是在指责他们即使未来做了祖父母，如果不做出改变，他们的孩子也会一直面临困境。只有现在把这个问题处理得当，他们才会在做祖父母之前解决儿子未来路上的困难。

当你让他们考虑成为祖父母时，丈夫会想："妻子会成为什么样的祖母？"妻子也会有同样的疑问。你可以让他们在还没有意识到的时候，就潜移默化地接受改变自己的想法，并用批判的眼光看待对方。想要在祖父母级别处理彼此的竞争和矛盾，就得先让自己的宝贝生个孙子。作为祖父母，夫妻二人可以分别以祖父母的身份来面对彼此能力的不足。在他们这场预料之内的战斗中，孩子就能够顺利离开，自我发展。

艾瑞克森并不相信指出人们应该改变既往的行为模式就能对治疗有所帮助，所以他通常不建议父母忽然改变问题行为，而是让他们依旧我行我素，他只会有时去改变战争发生的位置。在对患者进行催眠时，他偶尔会这样说："你愿意现在进入恍惚状态，还是等一会儿？"这种提问方式让患者面对的是何时进入恍惚状态，而不是要不要进入恍惚状态。这类似于他将父母冲突从人们是否是好父母的问题，转移到他们是否会是好祖父母的问题。在接下来的案例中，他就成功地将一位母亲的注意力转移到如何成为一个好祖母。

在我治疗的一个家庭里，有三个男孩儿，他们的年龄分别是二十三岁、十九岁和十七岁。治疗的重点是要让老大搬出去住，老二开始自食其力，老三要出去读书，和他大哥一起住。在这个家里，父母争执不断，母亲总是掌控着家中的一切。父亲是一位艺术家，他甚至觉得连自己选择何种艺术形式来工作都做不了主，因为妻子接管了他的一切事宜。

当我设法让儿子们离开家去上学时，父亲开始担心母亲。我聚焦于母亲，指出她此刻正在迈出人生最重要的一步——从过去的贤妻良母，过渡到未来的好祖母。我向她强调，她现在已经占据了准祖母的位置；不是妻子或母亲，而是为儿子结婚生子做准备的人。于是她开始在准祖母的位置上活跃起来，尽自己最大的努力，因为她是一个事事喜欢完美的女人。要做一个好祖母，这个目标虽然有些影影绰绰，但又真实可信。她开始放松对儿子们的管控，因为她不再是一个母亲，而是一个准祖母，她与丈夫的斗争也减少了，因为她有了一个更重要的任务要完成。

当一个母亲对孩子的生活过度卷入，迟迟不能放手时，艾瑞克森并不认为这是一个母亲可以理智处理的问题。他解决这种情况的方法在不同案例中会有所差异，但当他直接与母亲单独讨论这个议题时，他的处理方式是比较独特的。有一次，有人就这样一个案例询问他的看法。一位母亲紧紧抓住自己的女儿不放，自己却毫无察觉。这位母亲总抱怨说，女儿一直是她的负担，但她的行为方式却让女儿始终无法离开她。当这个女孩儿十八岁离家上大学时，要真正走向独立时，在女儿的鼓动下，母亲决定和女儿一起去上学。女孩儿曾有精神分裂症发作史并住院治疗过，多年来，随着女孩儿进出医院，母亲发现她既无法与女儿和睦相处，也无法离开她，但她似乎没有意识到是她无法将自己与女儿分开。其实许多精神病医生已经向她指出了这一点。艾瑞克森就此说到，他绝不会去尝试让母亲意识到是她自己无法让女儿离开，他提供了不同的办法：

我使用的一个方式，是向这位过度溺爱孩子的母亲，就其女儿的成长和发展提出质询。我对母亲说："你想让你的女儿成为一个独立的人，这非常好。但是有很多事情我想不明白，你得帮帮我，比如为什么女儿似乎不愿意离开你，出了什么问题？当她从一个小女孩儿慢慢长大，进入青春期时，你注意到她身上的第一个变化是什么？她是否因为乳房发育而转身的姿势有了变化？你注意到她的骨盆变化了吗？她有没有在洗完澡后，从淋浴间里问你要条毛巾，从而让你知道她已经长了阴毛？她对口红的态度是什么？她愿意向你学习如何涂口红以便让嘴唇看起来更丰满吗？"

就这样，我带着母亲重温了女儿青春期生长发育的所有变化，并始终强调女儿是一个与她完全不同的人。通过这种方式，母亲对女儿在大学里的同龄人有了格格不入的感觉。强调女儿的成长，把母亲一步步确立为一个成熟的成年女性。她会思索，自己女儿正在发育的阴毛与乳房，对另一个男人来说将更有意义，比对女儿的父亲更有意义。

对于一个占有欲很强的母亲来说，女儿进入青春期是一个令其震惊的体验。我不会帮这位母亲去意识到，随着年龄增长，是她自己愈发离不开女儿。我要强调的是，女儿是如何开始吸引一个十五岁的男孩儿，然后是十六岁、十七岁和十八岁的男孩儿的。女儿并不像母亲那样，吸引的是父亲那种类型的成熟男人，女儿所吸引的是年轻的男孩儿，而这凸显了母亲优越的成熟感，所以她可以顺利将自己和女儿区分开来。我推动这位母亲认识到：女儿也许是鱼，而她也许是飞鸟。当你真的是一只鸟的时候，谁还想缠着一条鱼不放呢？

在有些案例中，面对一个过度溺爱儿子的母亲，我会设法让儿子自己搬出去居住。当妈妈发现后，我会阻止她的任何干涉。她的确很想把儿子带回来，我会持续和她进行面谈，但绝口不提她儿子的生活状况，这让她很沮丧。她没有办法让她的宝贝回家，除非她先和我讨论这件事，并能让我承认我错了。

事实上，一个男孩儿在十几岁的时候就开始离开他的母亲，在那之前，他是母亲的宝贝，一个未分化的人，但进入青春期后，他就变成了一个男性——注定要属于另一个女性了。

艾瑞克森还会用下面这种方式来鼓励母亲对孩子放手，他是这样劝说这位母亲从孩子那里"断奶"的：

> 有时你会发现一个孩子已经到了离家的年龄，但他离不开。他既无法离开父母，也不能和他们和睦相处。当他想靠近父母时，他们把他推开，而当他离开时，他们又拉他回去。在这类案例中，我所做的就是让父母彻底迷失方向，这样，当孩子想离开时，他们就不会再把他拉回来。
>
> 我曾经尝试将一个家庭里的儿子从父母家中带出来，去和他的哥哥住在一起。我用一种非常特别的方式与那位占有欲过强的母亲进行交流。她总是说我不理解她，每当她说"但你不懂"时，我就马上说，只要她儿子住在家里，她就有机会懂他。我反复地这样做——她一说我不理解她，我就立刻提起她儿子住在家里的一些事情。当她说我在某些方面确实理解她时，我就说："对于你小儿子要搬出去和他大哥一起住的事，我还在犹豫。"当她觉得我理解她时，我就说些她儿子要搬出去的事情。最后是母亲自己坚持让小儿子搬出去和哥哥一起住，并且很高兴自己能考虑到这一点。

父母对孩子都有情感上的依恋，但孩子对父母婚姻关系的稳定也具有作用。因此，如果让孩子脱离家庭过独立的生活，就必须改变父母这种婚姻关系。父母常常认为孩子的问题与他们或者与他们的婚姻无关，这个家里除了那个行为怪异的孩子，一切都很好。"如果不是萨姆生病，我们本是很幸福的家庭。"在他们的表述中，孩子往往是他们婚姻中唯一的争论焦点，也是他们生活中唯一的挫折。在这个问题上形成统一战线，父母就有了解释所有困境的理由。艾瑞克森经常会把问题转移到婚姻关系上，他的方法之一就是打破父母之间那个虚假联盟。

当一对夫妇来到我这里时，如果很明显他们之间有问题，他们却只强调孩子的事情，那么你就需要处理父母二人所建立的这个统一战线。你要不动声色地拆散这个联盟。我的方法之一是对妻子这样说："你看，要想对我解释清楚这些事，你得直截了当地说，因为作为一个男人，我确实无法理解你说的那些事情背后的隐含意思。"丈夫听了露出沾沾自喜的微笑。此刻，这个女人会做什么？她会马上站到战场的另一边。作为女性，面对她丈夫和我，她要与我们这些可怜可悲的男人划清界限。而她的丈夫会觉得我是个有智慧的男人，理解男性立场，于是他和我形成了新的统一战线。这样，我就解除了他们之间的联盟。

如果要让妻子站在我这边，我会找个机会，放弃自己原来那个可怜的蠢男人形象，摇身一变，成为一个中立的第三方，对他们之间的斗争感兴趣、但绝不参与。我是站在双方的立场上的，可以在他那边，也会在她这边。作为一个客观的、饶有兴趣的中立方，我的确也可以理解女性的立场，让妻子有机会改变对我的感觉。即使她已经把我当成一个蠢男人，但接下来她会发现我还算有点儿智慧，可以弥补一些我在她心中的形象。她可不想在一个愚蠢的男人身上浪费时间。她来找我是因为我是一个聪明、客观的人，我的愚蠢给了她拒绝的机会，但反过来，如果我聪明，她就有义务接受我。

当一个家庭中的问题日益恶化时，某个家庭成员往往会被赶进精神病院。有时这只是权宜之计，但更多时候，这个家庭成员先是短期住院，下回再来就是长程治疗。这个过程不断重复，直到这个人成为一名"职业"的慢性住院患者。像大多数精神病学家一样，艾瑞克森是在精神病院接受的职业训练。但与大多数精神病学家不同的是，他发展了很多针对慢性住院患者的有效方法。他在罗得岛州立医院和伍斯特州立医院工作的时候，以及他在韦恩郡总医院负责精神病学研究和担任培训主任的时候，创立了许多处理"精神病人"的方法。有时，他的目标是设法让患者在医院里成为一个更有用的人，有时是让患者重新回到社会。

在精神病院，患者和工作人员常常会卷入权力斗争，这最终导致患者自我贬低或自我毁灭。艾瑞克森的方法通常是进入斗争内部，帮助患者成为一个有所作为的人。正如他所说，"你要像经营一份共同事业一样照顾患者的需要。"接下来的案例是艾瑞克森在和患者之间发生的一场生死鏖战中最终获胜的过程。在看这个案例之前，艾瑞克森对医生滥用善意的评论也是值得一读的。

> 精神科医生和普通医生，常常认定他们很了解什么才是对患者有好处的。我记得洛杉矶有个百万富翁对我说："我等了很久才见到你，我要请你出去吃饭，去你喜欢的餐馆，点你喜欢的菜，你尽管点，没有限制。"当我们坐在餐馆里看菜单时，我看到他们碰巧有咸牛肉和卷心菜，只要一美元六十五美分，我就点了。那人大惊道："你不会喜欢吃这个的。"他告诉服务员取消订单，拿两份十二美元的牛排来。服务员端上来的时候，我说："这是那位先生的，他点了。现在请去拿我的咸牛肉和卷心菜。"那个人靠在椅背上说："我这辈子从来没有见过你这样的人。"我说："是你让我点我自己喜欢的菜，我就是喜欢咸牛肉和卷心菜，我想我这种喜欢程度要多于你对那两块牛排的喜欢程度。"

艾瑞克森非常关注患者选择属于个人的方式，比如选择自己想吃的食物，这在下面的案例中得到了证明。这个案例展示了如果一个人想靠绝食来自我毁灭，治疗师可以做些什么。

一个年轻人——我们称他为赫伯特——因严重抑郁住院治疗。他本来体重达一百一十公斤，但渐渐地，他开始拒绝进食，住院六个月后体重降至三十五公斤。赫伯特一直躲在角落里，一动不动，虽然也讲话，但他总是极尽讽刺挖苦之能事。

因为赫伯特不吃东西，所以人们必须用管饲法让他进食。他对此冷嘲热讽，坚称自己没有内脏，也没有胃。因此，在接受管饲时，他说不知道食物都去了哪里，因为他没有内脏。即使看着管中的食物慢慢消失，他还是认定这不过是一场"戏法"。食物不在房间里，但也不在他身体里，因为他没有胃。

整整一个星期，每次我用管子喂赫伯特时，我就告诉他，我要让他向我证明他有胃，并且他也会向自己证明他感知到了管饲。他会自己发现所有的证据。每次我喂他的时候，我就会重复这些话，我说他会向自己证明他有胃，然后向我承认这个证据，并且证据都是他自己找到的。赫伯特听了之后，对此总是冷言冷语，认为我说的这些话根本没有道理。

一周后，我把一种特殊的混合物放入管饲设备中。我放了蛋奶酒、生鱼肝油、小苏打和醋。通常情况下，进行管饲时，要先把空气排出去，这样只有前段一点空气被压下去。但是我把那些混合物冲了满满一杯，倒进管中，结果大量空气进入他的胃。

我拔掉了管子，"嗝！"赫伯特打了一个嗝。我能闻到，工作人员也能闻到。赫伯特用自己的嗝证明了管饲物确实进入了他的胃，而且是自己证明给了自己。从那以后，他再也没有对自己有胃的事情提出异议。但他还是不愿自己进食，因为他说他没有办法吞咽。

他的体重慢慢增加了，我把治疗重点放在吞咽问题上。我又用了一个星期，每次给他管饲，我都告诉他下周一他就能吞下一些液体。我说下周一清晨，餐厅桌子上会有一杯水和一杯牛奶。当餐厅大门打开时，他会第一个排队进去，这样就可以喝光其中一杯，或者把两杯都喝了。他对我的话不屑一顾，说他根本没有办法吞咽。但是，既然我第一次已经成功地让他证明了自己有胃，我就能再成功一次。

星期天晚上做管饲时，我在里面加了很多食用盐，然后把他锁在房间里过了一夜。第二天早上五点，他渴了一整夜，想冲到浴室去喝水，但我已经提前叮嘱工作人员把浴室都锁上。他想起了餐厅里的两杯液体，于是跑到餐厅门口排在第一的位置。餐厅一开门，他就冲过去喝了那杯水，然后对我说："你觉得你很聪明，是吗？"

我对赫伯特说："你有胃，而且也可以吞咽，所以我想你是能在餐桌上吃东西的。"他抗议道："我不能吃固体食物。"我说："至少可以喝汤，不管汤里有什么东西，都会随着汤里的液体一起流下去的。"

我让赫伯特坐在桌旁，不喝完汤我就不让他站起来。他不喜欢坐在那里，就只好吃起来。我又做了一些安排敦促他吃快点儿。我让一个患者坐在他旁边，那个患者不吃自己盘子里的食物，总是偷旁边人的食物。他会伸出手，把他的脏手指伸进赫伯特得吃完的汤里，捞出汤里的东西吃掉。赫伯特不得不吃得飞快，以免那个患者把脏手伸进汤里。他吞咽得越快，汤被搞脏的就越少。而我只是不断往汤里加各种配菜。

接着，我派赫伯特去医院附属的农场，让他去锯木头，那种直径庞大的硬木头。我告诉他，那把锯糟糕透顶，太钝了，他得和一个伙计一起干。可是那个家伙只拿着锯子不出力，只让赫伯特一人干活。天寒地冻，当你努力在一段硬邦邦的大圆木头上拉着一把钝锯子，而另一个人乐得清闲时，你会越干越饿。我告诉赫伯特会给他一份特别的午餐。他说："你又要准备怎么折磨我了？"我告诉他这可不是折磨：厨师正在庆祝生日，他可以和厨师坐在一起。

我叮嘱厨师准备了大量她最喜欢的食物。这位厨师重约一百五十公斤，非常喜欢吃东西。我让她摆了一张小桌子，放了两套餐具，然后把赫伯特叫来坐在旁边看她吃。赫伯特从农场回来已经又冷又饿了，看着那些固体的美味佳肴，他说："真是太折磨人了。"厨师毫不在意地继续开心地大吃大喝。最后赫伯特对她说："你介意我吃一点儿吗？"她说："随便吃，想吃多少就吃多少。"赫伯特吃了很多固体食物。厨师非常出色，做了肉、肉汤还有土豆。就这样，赫伯特的饮食问题解决了。这种方法基于一个简单的理念，每个人都经历过这样的场景：看着别人吃东西时，会不由自主地想"天哪，看起来真好吃，我也想来点儿"。

因为赫伯特还认为自己不能动，所以我可以把他放在任何地方，而他就会一直待在那里。很长时间我都小心地不去改变那个位置。我让他在那里看了一场纸牌游戏。

赫伯特住院之前一直是个嗜赌的人，也不是为了钱，而是因为他喜欢打牌。他会打各种纸牌游戏，并且认为自己是专家。由于赫伯特不肯动，我就让他站在那个角落里，在他面前摆了一张牌桌，找了四个患有严重麻痹性痴呆的患者。他们对打牌都似懂非懂，一个玩扑克，一个玩桥牌，还有一个玩皮纳克尔纸牌。有人问："什么是野牌？"另一个人会回答说："我赌你有两张王牌。"他们把一张牌放在另一张牌上，两张牌却毫无关联。我对赫伯特说："你看，你真应该来玩一下。可遗憾的是你不能动，也不能转身，更不能打牌，但是你可以看。"他说："你总是能想出折磨我的酷刑。"我让他站在每个玩家后面，这样他就可以研究他们的玩法，我说："你看，牌有很多种玩法的。"

这个乱七八糟的纸牌游戏进行了几个晚上，赫伯特实在忍受不了，他投降了，说："如果你能找来三个知道自己在说什么的好牌手，我就一起玩。"他不能容忍对一个打牌高手的侮辱——只能看着一群笨蛋玩牌。

赫伯特和我这样交手了几个回合，他每输掉一场战斗，都会意识到其实我对他是个正常人的判断没说错。于是，在输的次数足够多之后，他高高兴兴地离开了医院，独自生活去了。

艾瑞克森在1940年代末离开了医院，开始私人执业，并在办公室以类似的方式处理精神病患者。尽管他开始更多地参与到家庭治疗中去，但他对某些特殊行为的态度仍然是先接受它，再以其本来的方式改变它。在最近的一次访谈中，他谈到了这种方法。

访谈者：让我们谈谈青少年精神分裂症吧。假设有人打电话给你，说有个十九二十岁的孩子，之前一直是个非常好的男孩儿，但在这个星期，他突然开始戴着一个大十字架在家附近散步。邻居和家人都很难过，你能做点儿什么吗？你认为类似这种奇怪的行为会是个什么问题？

艾瑞克森：如果那孩子来看我，我会做的第一件事就是查看十字架。我会用一种非常微小的幅度来改善症状。只要有一点点变化，就可以有更大的变化。很快，我会让他开始考虑换另一个十字架的好处——他至少应该有两个，慢慢地他应该至少有三个，这样他就可以每天选择戴哪一个了。当有了越来越多的十字架时，他就很难表现出一种精神错乱的强迫性行为模式。

访谈者：你会认为这是孩子在用某种表达方式暗示他有一个疯狂的家庭吗？

艾瑞克森：我认为这种解释没用。"这个家庭快把我逼疯了，他们才是我不能忍受的十字架。"了解这些无济于事。

访谈者：所以即使存在这个前提，你也会直接去处理十字架，而不是马上和他的家人开始工作是吗？

艾瑞克森：是的，因为这家人会干涉他们的儿子，他们会更加严厉地惩罚他。那孩子已经够孤独了。他背着一个他无法忍受的十字架，独自戴着它，公然示众，但整个环境都在拒绝他。他非常孤独，他需要的是一个更好的十字架。

访谈者：你会先和他开始工作，而不是他父母。

艾瑞克森：可能要过很久，我才会把父母带进来。

访谈者：但是十字架变得越来越多，父母们会对此做出反应的，不是吗？

艾瑞克森：嗯，是的，他们会的。但是我的办公室是个保存十字架的好地方。

采访者：大多数人认为像这样的男孩儿暗示着一个疯狂的家庭，他们会立即去处理这个家庭，认为他会随着家庭的改变而改变。

艾瑞克森：也许我可以举个例子。当有人向你呼救，你去施以援手的时候，发现大路上有很多巨石挡道，但旁边的弯路上只有一块石头。你走了那条弯道，因为你被一种社会责任召唤，感到必须马上做点儿什么。巨石挡道的大路就是那一家人，而只有一块石头的弯路是那个得病的小孩儿。你给这个小孩儿一个空间，让他可以自由自在地做自己。在这里，他的一切异常行为不会被拒绝而是被尊重，这些行为应该被好好地关注，而不是继续被破坏。所以你要先面对他，然后再与他的家人打交道。

当孩子脱离家庭失败后，随着年龄的增长，他们会继续与父母在一起纠缠不清。如果脱离过程进行得不顺利，四五十岁的人也会像青少年一样与父母牵扯不断。有时他们会到处躲避家庭，成了满脑子古怪想法的社会边缘人；另一些时候，他们又明明白白地和父母纠缠在一起，父母和孩子都无法摆脱对方。

一旦我们认可这个断奶过程是相互的，那么就很明显，不仅父母在用一种关爱而支持的态度牢牢抓住孩子，而且孩子也紧紧地附着在父母身上。在这种系统的运行中，分离似乎会是灾难性的。对于其中所有的参与者来说，这种可悲的关系可以持续到相当大的年纪。下面这个例子就说明了艾瑞克森是如何通过干预，使一位母亲和她长期带着问题的儿子实现了分离的，哪怕只是部分的分离。

　　我一直同一对母子在进行工作。这是一位七十岁的母亲和她五十岁的患有精神分裂症的儿子。母亲是个强势的女人，毫不夸张地说，是她把儿子拖进了我的办公室。她和儿子不能单独行动，必须要经常在一起。母亲告诉我，她想在图书馆里独自读书也不行，因为儿子必须得和她在一起，哪怕离开一小会儿，他就会哼哼唧唧地抱怨。

　　当着儿子的面，我告诉母亲去图书馆借本书，然后开车带着儿子去沙漠，把他从车里扔出去，再沿着沙漠公路开出五公里，停下来坐在车里好好读书，直到儿子走回她车边。听完这个提议，母亲立刻反对，让她儿子在烈日下的荒漠里行走实在太辛苦了。我劝她试试，并告诉她："听着，你的儿子会摔倒，会跪着往前爬着走，他还会无助地坐在那里，等着激发你的同情心。但那条路上不会有路人，他能找到你的唯一方法就是沿着公路往前走。他可能会试着惩罚你，让你坐在那里等上五个小时。但请记住，你手里有本好书，而他在那段时间里除了走路一无所有，他还会饿的。"

　　母亲听从了我的指示。儿子果然使出了各种伎俩，但最终还是不得不走完了那五公里。他母亲说："你知道吗，我开始喜欢这种户外阅读了。"她儿子渐渐走得越来越轻快,她就没有那么多时间看书了。我又提出建议,当他主动要求步行时,她可以把距离缩短到两公里,因为他是自愿的,所以可以少走一段。

母亲对儿子的进步感到惊讶,之前她曾想把他送进医院,来找我是想看看还有没有别的办法,但现在她开始从儿子身上看到了一些希望。接下来她想尝试一下让儿子打保龄球,她想帮助他,但一定不会再用从前那种软弱的母爱方式去帮忙了。

我知道儿子应该锻炼。从我让他开始走路的时候,就知道他要去找些他更喜欢的运动。他喜欢玩保龄球这个提议,并开始去尝试。无论他是想走路还是投球,我只是在引导他去选择自己想做的事情。通过这种指令,把要他做的类似事情建立一个组,比如"锻炼"类,然后你在这个组里先挑选一个项目给他,就像上面那个"在炎热的沙漠中步行",这不是他很乐意做的事情,你要让他"自发地"在这类事情中上找到另一个(和沙漠行走相比更愿意做的)项目。患者群体往往不想去做那些对自己有好处的事情,这些事情其实可以让他们乐在其中并能成功,但他们起初对这类事情总是很抗拒,所以你需要去激励他们。

艾瑞克森在处理父母和孩子相互脱离的问题时,看上去是把这个阶段的治疗当作一种"成年仪式"了。大多数文化中都有这样的仪式,其作用不仅是让年轻人迈入成人世界,也是要求他的父母要像对待成年人一样对待他。这种仪式能够帮助家庭度过这一阶段。如果一种文化缺乏这样的仪式——美国似乎就是如此——那么治疗师的干预就成了让孩子脱离父母的这类仪式。艾瑞克森对家庭生命这一阶段的处理并不是一个简单的模式,他认为让父母脱离孩子这件事不仅包括脱离这个过程本身,还包括以新的方式重新参与孩子的生活。父母不是放弃一个孩子，而是获得一个孙子，孩子不是失去父母，而是以不同于过去的方式继续与他们保持联系。这不是一个简单的依赖和独立的问题，而是家庭生命周期中不可或缺的一个发展阶段。通过考量孩子和父母双方的困境，艾瑞克森避开了梅斯麦、弗洛伊德和其他人的错误。后者将这个问题视为分裂的两军对垒，认为治疗师必须选择一方来帮助孩子实现"独立"。在这个阶段，站在年轻人一边反对父母，会导致一些年轻人更加特立独行，彻底失去与家人的联结；站在父母一边，也会让家长失去与孩子之间的纽带，而这正是父母生命不朽的证明。

下面通过介绍一种源自印度的仪式，来说明帮助年轻人与其父母成功分离并重新建立联结的重要性。在印度，人们对这项仪式非常认真，需要花费多年来筹备。

在印度，母亲和孩子之间强大的链接，使母亲的存在具有一种宗教般独一无二的地位。但对母亲和儿子来说，这个纽带尽管真实而自然，却也给二人带来了深刻的、几乎无法解决的危机。危机产生的威胁恶化了母子关系，破坏了儿子的整个生活。因此，让儿子从母亲那里脱离出来是顺理成章且有必要的，虽然这个过程令人痛苦。母亲要把她的果实（phala）作为礼物（dana）献给世界，这个过程是通过母亲奉献果实（phala-danavrata）的仪式（vrata）来进行的。

要做出如此大的牺牲，母亲必须从小事开始，为今后的巨大牺牲做好准备。这个仪式开始的时间没有限制，通常是在儿子五岁那年，但也可能更晚。仪式持续的年头也不固定，但每年会进行一个月。婆罗门议事会和家族精神领袖古鲁（Guru）会监督并组织这场仪式，由他们来决定最终母亲能够何时结束仪式。也就是说，由他们来决定在什么节点，历经什么样的牺牲之后，母亲才能被视为已经做好了准备奉献她的儿子。通常，仪式会从母亲献出自己非常喜欢的小水果开始……古鲁在每年的仪式中，都会给母亲讲一个关于女人奉献一切而收获无上力量的神话故事。母亲沉默而专注，双手合十，将圣草握于掌心，倾听古鲁的话，用心接受，反复思量。

这个仪式每年都会用一种新的、更珍贵的水果作为献祭的象征物，渐渐地，水果变成金属，从铁到铜、青铜，最后发展到黄金，这些都是制作女人首饰用的金属……最后，终极阶段的献祭仪式要彻底禁食，婆罗门、家人和其他亲属都会参加这个仪式，这代表着儿子必须被奉献出去的那个世界……父系家族也必须出席一位亲属，代表那个世界中参与母亲奉献儿子最为紧密的一方……在这个习俗中，神话和礼仪结合在一起，使母亲实现必要的转变：将她从心爱的儿子身上脱离出来，那是她深知与自己血脉相连的儿子，并且她渴望着这个纽带永远不会改变。[①]

尽管美国的母亲和儿子可能不像印度母子那样彼此过度卷入，但那种母子之间的联结是深厚的，所以脱离也从来都不是一个简单的过程。多年来，艾瑞克森尝试了各种方法来帮助家庭度过这个发展阶段。他在与孩子和父母打交道时，往往通过将自己作为几代人之间的桥梁，让父母接受年轻人终将长大成熟这件事，并帮助孩子融入家庭之外的同龄伙伴群体。

艾瑞克森认为，在某些案例中，只是让孩子从父母家搬出来，然后解决父母之间的问题，这是不够的。在一段时间内，孩子可能很难融入家庭以外的人际关系，尤其是如果原生家庭一直禁止孩子与家庭以外的人密切接触的话。在

---

① 海因里希·齐默，"论印度坦陀罗瑜伽的意义"，载于《精神纪律》，坎贝尔·约瑟夫主编，第四卷，布林根系列（新泽西州新不伦瑞克：普林斯顿大学出版社，1960年）。

这种情况下，年轻人可以独自生活，但他精神上仍不能成为一个独立自主的人——"我已经离开家七十二天又天二十三小时了"。这个时候，通常一次求爱经历就会让他融入同龄人群体。在有些情况下，还会出现一个求爱前阶段。孩子在这个阶段开始接触父母之外的其他人。对如何帮助孩子开始不一样的生活，艾瑞克森给出了这样一种方法：

帮助孩子离开父母，同时在开启他在新环境中认识各种人的过程。例如我的一个案例，我最后设法让那个家庭里的女儿从父母家搬到了她自己的公寓，然而，当她在这间公寓里睡觉时，她仍然认为或者感觉自己还在父母家里，爸爸和妈妈就在隔壁房间睡觉。她的这种感觉如此虚幻，又如此真实。她几乎能听到父母打鼾或在床上翻身的声音。这只能表示这她并没有真的离开父母。

我向这个女孩儿提出了一个问题，让她找出房东和房东太太与她的父母之间的差异。她观察之后告诉我说房东和房东太太都是很粗鲁的人，他们的英语很蹩脚，贪婪又小气，"他们一点儿都不体恤人"。但接着，她又补充了一句："可他们确实从不打扰我。"这就是我帮助她打开视野的一个契机。从这以后，她可以开始学习观察和认识他人。开始只是简单地识别不同类型的人，她可以看出房东太太又高又壮，房东先生留着小胡子。但随着时间的推移，女孩儿不再仅仅看到他们的外表与行为特征，而是看到活生生的与她发生关系的人。这些年轻人要首先认识到自己已经在和其他人建立关系了，他们和其他人建立的关系越丰富，他们和父母的关系就越会被稀释。如果父母也在忙于他们自己的兴趣，年轻人就不会被那么强烈地卷入其中。

第九章
晚年的痛苦

虽然很多人能优雅地面对老去，体面地对待死亡，但也并不总是如此。人在这个阶段出现的问题对治疗师来说可能是最困难的。人到暮年，未来已无望改变，万事只能随遇而安，与此同时，社会文化越来越强调年轻人的价值，轻视老年人，导致人们晚年阶段的问题愈加凸显。由阅历带来的智慧不再被当作财富，相反，老年人会觉得在这个快速变化的时代，他们已经过时了，沦为多余的人。随着年龄的增长，那些压抑的家庭问题和症状往往也会变得越发难以忍受了。

在研究艾瑞克森对痛苦和死亡这些严肃问题的处理方式之前，让我们先来看一个比较有趣的案例，它显示了艾瑞克森是如何处理一名患者随着年龄增长而越来越严重的长期症状的。患者是一位上了年纪的绅士，他希望可以解决已经伴随他大半生的电梯恐惧症。多年来，他一直在某座大厦的顶层工作，但他总是走楼梯。现在他老了，爬楼梯太难了，他希望可以治好自己对电梯的恐惧。

艾瑞克森在处理这种症状时通常会使用催眠技术，如果患者能够有一次毫无畏惧地乘坐电梯的体验，那他基本就会从症状中康复，从那以后，他就能乘坐电梯了。在使用催眠时，艾瑞克森的一个常规程序是给患者一个催眠后暗示，分散患者在电梯里的恐惧。例如，他会暗示患者，在去某个地方的路上，要特别关注自己脚底的感觉。要去的地方是某幢大厦里的一间办公室，患者必须乘坐电梯才能到达。在电梯上升时，因为他全神贯注于脚上的感觉，这转移了他的注意力，他对乘坐电梯反而不害怕了。一旦他有了这次成功的体验，他以后就可以毫无恐惧地乘坐电梯了。

但艾瑞克森对这位上了年纪的绅士并没有使用催眠技术，相反，他利用一次在电梯中的交谈来转移患者的注意力，就像他利用催眠后暗示来转移注意力一样。这位老先生是一个非常正统、拘谨的人，他娶了一个同样正统、拘谨的妻子，正是他对礼节的过度在意让艾瑞克森决定使用下面的治疗策略。

当这位老先生问我是否可以帮他克服对乘坐电梯的恐惧时，我回答他，我可以帮忙，但我可能会让他吓出别的毛病来。他告诉我，没有什么比他害怕电梯这件事更糟糕了。

艾瑞克森的专长之一就是使用催眠技术去处理疼痛。处于绝症晚期的患者经常由于疼痛难忍前来求助。在这些案例中，为了避免死于可怕的疼痛，患者必须依靠各种镇痛药物，而这些药物让他完全脱离了正常生活。下面的案例会描述艾瑞克森对这个难题的解决方法。

一名妇女因子宫癌而濒临死亡，为了缓解疼痛，她被控制在一种半麻醉的状态下，这样她才能吃饭睡觉，避免出现严重的恶心和呕吐反应。在这种状态下，她发现自己在接下来的日子里根本无法再与家人有任何交流，内心非常怨怼。家庭医生决定尝试对她进行催眠，艾瑞克森接到了电话，他事先叮嘱在去见她的那一天取消麻醉，之所以这样安排，是为了不要让药物干扰他的工作，这会让患者有较高的动力对他做出反应。

　　我与患者连续工作了四个小时，尽管她的疼痛频频发作，我仍然按部就班地引导她进入恍惚状态，让她感觉身体麻木，在极度疲劳的状态下放松自己，以便可以有良好的睡眠，也能够好好吃顿饭而胃不会太难受。身处绝望已久的她毫不怀疑地接受了我的暗示。我还训练她对丈夫、大女儿和她的家庭医生做出催眠反应，以便我不在的时候，如果有任何新的情况发生，催眠可以得到加强。只需要一次长时间的催眠，她就可以停止持续用药，只在周四晚上进行一次大剂量皮下注射，这会让她的痛苦得到更大程度的缓解，并保证她在周末能精力充沛地与家人好好团聚。她还参与了一周的家庭晚间活动。在她第一次进入恍惚状态的六周后，和女儿说话的时候，她突然陷入昏迷，昏迷持续两天后，她去世了。

艾瑞克森经常提及这种方法，有时也会有所变化。他会引导患者去感觉身体的麻木，或者在此基础上进行暗示，让患者感到自己挣脱了身体，与身体分离。在有些情况下，他会改变一个人的时间观念。例如，针对一位癌症晚期的老年男性，他是这样进行工作的：

　　患者抱怨持续的沉重、迟钝、阵发性的疼痛，以及大约十分钟一次的剧烈疼痛。我暗示他的身体会感觉非常沉重，就像一个沉闷的铅制重物，这种感觉就像极度疲倦而睡得迷迷糊糊的状态。当他用心体会着身体的这种迟钝、沉重的疲倦时，他就会在头脑清醒的状态下进入睡眠。为了应付反复发作的剧痛，我让他盯着时钟，等待下一次剧痛。对患者来说，几分钟恐惧的等待似乎长达几个小时，等到真的感受到剧痛时，他反而会从那种可怕的等待中解脱出来。于是期待和痛苦就这样被他区分为不同的体验。然后我可以教他学习催眠式的时间扭曲，他可以通过感觉时间变慢，来学习主观延长时间，从而扩大两次疼痛之间的时长；他也可以通过感觉时间变快，来学习缩短他实际感受到疼痛的时长。与此同时，我教他对疼痛学会催眠性遗忘，这样他就不会想起之前的疼痛，也就不会恐惧地等待下一次的痛苦。他每经历一次剧痛，就会立刻忘记，以至于下一次痛的时候他会很惊讶，因为这个疼痛是意料之外的、之前毫无记忆的，它变成了一种短暂而突然的感觉。患者报告说，催眠使他几乎完全摆脱了疼痛，他感到沉重、虚弱和身体迟钝，一天最多只有两次疼痛会"突然袭来"。几周后，他陷入昏迷，然后过世了。

对这类问题，艾瑞克森还有另一种特殊方法，他在一个叫乔的患者治疗案例中使用过。乔是一个园艺商，也是一个热情的商人，他受到家人和朋友的尊敬。他脸颊的一侧长了一个肿块，当外科医生切除后，发现是恶性肿瘤。当乔得知自己还有一个月的生命时，他非常苦闷并极度疼痛，麻醉药对他也没有什么帮助。一个亲戚请求艾瑞克森为他尝试催眠。艾瑞克森勉强同意见他，但也怀疑在这种情况下乔是否还能进行治疗。乔因为过量用药引起了中毒反应，而且很不喜欢听到催眠这个词。此外，他的一个孩子是精神病院的住院医生，上学时就被教导说催眠没有任何价值。

我被介绍给乔，他礼貌友好地对我表示感谢，我不确定他是否清楚我为什么会在那里。在检查时，我注意到由于手术、溃疡、浸渍和坏死，他的脸和脖子的一侧大部分都不见了。因为做了气管切开术，他不能说话，只能用铅笔和纸与我交流。他睡得很少，身边一直有专门的看护，但他时不时地从床上弹起来，记下很多关于他的生意和家庭的事情。剧烈的疼痛不断折磨着他，他不明白为什么医生们不能像他过去那样高效、称职地完

314

成自己的工作。

　　介绍之后，乔写道："你想要我做什么？"尽管不是很确定，但我依然觉得如果真的能够帮助他，对他和在隔壁听得见我们对话的家人来说都是一种安慰。我开始对他进行催眠，使用的是"穿插"技术，这是一种谈话方式，看上去是随意的聊天，但是会暗中强调某些单词和短语，于是它们就会成为有效的暗示（它们在下面的叙述中以斜体字的方式呈现）。

　　我说："乔，我想和你谈谈。我知道你是一个园艺家，很会种花。我在威斯康星州的一个农场长大，我也喜欢种花，一直都很喜欢。我想请你和我讲话的时候坐在那把扶手椅上，我想和你好好聊聊，但不是关于花的，因为你比我更了解花，那也不是你想要的。现在，我会很舒服地与你交谈，我希望你也能很舒服地听，听我说说一株番茄。这听起来有点儿古怪，会让人好奇，为什么要聊一株番茄？一个人把番茄种子埋进土里，就可以感受到希望。它会长成一株番茄苗，再长出果实，给人们带来满足感。种子吸饱水分，这并没有那么难，因为雨水带来了安宁、舒适，给花朵和番茄的成长带来了快乐。那个小种子，乔，它慢慢膨胀，长出带有纤毛的小根。哦，你可能不知道纤毛是什么，纤毛的工作是帮助番茄种子的生长，让种子发芽、破土而出。你可以听我说，乔，所以我会继续说，你可以继续听啊，想啊，看看你能真的学到什么。这是你的铅笔和本子。说到番茄植株，它生长得很慢，你甚至看不出来它在长，也听不出来它在长，但它确实在长——梗上小叶状的东西，茎上纤细的小毛。那些叶子上也有纤毛，就像根上一样，假如你能把一个植物想象成它有感觉的话，那么一定会让番茄植株感觉非常好，非常舒服。然后，你看不出来它在生长，你也感觉不到它在生长，但是一片又一片的叶子出现在那个小番茄梗上。也许——这就像一个孩子学说话——随着它的成长，番茄植株确实感

315

到很舒服、很安宁。每天它都在生长，生长，生长，太舒服了，乔，看着一株植物长大，却看不出来它是如何一点点生长的，感受不到它的生长，我们只知道，对于那株小番茄来说，一切都在变好，它又长了一片叶子，又长了一根树枝，向各个方向舒适地生长。"（到此刻，上面的许多内容已经重复了许多次。有时只是短语，有时是句子。注意这些措辞的变换以及不断重复的催眠暗示。过了好一会儿，乔的妻子蹑手蹑脚地走进房间，手里拿着一张写有问题的纸："您什么时候开始催眠？"我没有配合转头看那张纸，她不得不把纸推到我面前，因此也在乔面前。我仍然继续描述那株番茄。乔的妻子看着乔，发现他没有看到她，也没有发现她在那里，他已经处于梦游的恍惚状态，她立刻退了出去。）

"很快，这株番茄就会在某个枝杈的某个位置上长出花苞来，但这并没有什么特别的，因为所有枝杈、整株番茄很快都会长出漂亮的花苞。我想知道，这株番茄是否能感觉到，乔，真的感觉到舒适。乔，你知道，植物是一种奇妙的东西，如果能把植物当成一个人来思考，它是那么善良，那么令人愉快。当小小的番茄开始形成时，这种植物会有美好和舒适的感觉吗？那颗小小的番茄果实是那么小，却又如此充满希望，让你有欲望品尝那美味的、熟透的番茄，肚子里有食物真好，这种美妙的感觉就像一个口渴的孩子想要喝一杯。乔，当天降甘霖、滋润万物、一切都惬意怡然的时候，这株番茄会有这种感觉吗？"（停顿。）

"你看，乔，番茄每天都长势旺盛，活在当下。我想它每天都能感受到舒适与满足。乔，你看，活在当下，就像这株番茄，所有的番茄都是这样。"（乔突然从恍惚状态中醒来，似乎失去了方向，跳到床上，挥动手臂，其行为高度符合对巴比妥酸盐有不良反应的毒性发作症状。乔似乎听不到也看不到我，直到他跳下床，走向我。我紧紧地抓住乔的胳膊，然后立刻松开，叫护士进来。她擦去他额头上的汗水，给他换了衣服，并用管子给他喝了一些冰水。然后乔让我带他坐回到椅子上。我假装对乔的手臂感到好奇。乔抓起他的铅笔和纸写道："说，继续说。"）

"哦，好的，乔，我在一个农场长大，我认为番茄籽是一个神奇的东西。想想看，乔，想想看，在那颗小小的种子里，如此宁静、安逸地沉睡着一株美丽的植物，它等待着生长，然后长出那么有趣的枝叶。那些枝干、那些叶片，看上去那么美丽，颜色如此漂亮。看着一粒番茄的种子，想着它里面那株奇妙的植物，睡着了，安逸地，舒服地，你会真的感受到幸福，乔。我很快就要去吃午饭了，但我会回来的，继续和你聊。"

尽管乔的中毒状态十分明显，但他绝对是可以进行治疗的。此外，尽管我对番茄的那些表达都是一知半解的信口开河，但他对催眠接受得很快，而且对那些无意义的谈话内容并没有兴趣。乔想要摆脱痛苦，他想要舒适和睡眠，这是他头脑中最重要的东西，也是他最想要的东西。他迫切需要在我的胡言乱语里找到对他有价值的东西。那种渴望显而易见，所以乔可以不自觉地就接受了它们。这时，我说了这么一句看似不痛不痒的话："乔，想喝一杯吗？"几分钟后，乔才从恍惚中清醒过来。在一堆毫无意义的叙述中穿插这两句——"想想看，乔，想想看"和"睡得如此安宁，如此舒适"，我就很容易能够重新引导他进入恍惚状态。乔想要的感受穿插在那些毫无意义的叙述当中，他很快就能接受这种方式。

午餐时间，乔先是很平静，然后慢慢变得焦躁不安。据护士报告，他又出现一次中毒发作的症状。等我回来的时候，乔已经等得不耐烦了。他想通过笔记来和我交流，但因为极其烦躁，有些字迹难以辨认，他会粗暴地划掉重写。他的家人帮我读了这些笔记，写的是关于乔的过去，他的生意、他的家庭，还有"上周很可怕""昨天很可怕"。没有抱怨也没有要求，但想了解我的信息。接下来，我们算是有了一场令人满意的谈话，这可以从他越来越平静的状态中看出来。当我建议他不要来回走动，还坐在以前那把椅子上时，他欣然接受，期待地看着我。

"乔，你看，我可以和你多聊些关于番茄的事情，如果我说完了，你要去睡觉——真的，睡个好觉。"（这个开场白中的每句话都是随意的寻常聊天。如果患者有了催眠反应，就像乔那样迅速进入恍惚状态，那么一切都好；如果患者没有反应，你所说的这些也只是老生常谈，也就不会引起注意或者阻抗。如果乔没有立即进入恍惚状态，我们可以变一种说法，"要不，让我们来谈谈番茄花吧。你在电影中看到过花朵慢慢地、慢慢地绽放，当你看着花瓣展开的时候，会有一种宁静的感觉，一种舒适的感觉。它看起来如此美丽，如此宁静。看这样的电影，人们能感受到无限的慰藉。"）

整个下午，乔的反应都很好，尽管中间他有几次中毒发作，我也几次故意中断工作，以便更充分地判断乔的接受程度。

那天晚上我离开时，乔亲切地和我握手。他的中毒症状大大减轻了，他没有抱怨，看上去也没有痛苦，他似乎很愉悦，也很幸福。

家人们很关心催眠后暗示，但我向他们保证我已经给出了暗示。在反复详细地描述番茄的生长过程中，在我慎重地强调"你知道的，乔，你能体会到每天那种舒适感和满足感""你懂的，乔，活在当下"时，在这些话语中，我已经非常温柔地给出了催眠后暗示。

大约一个月后，在十一月中旬，我要求再去见乔。一到乔的家，我就得知了一个虽令人遗憾但也略感欣慰的事情。在我第一次离开后，乔的催眠反应依旧非常好，但是医院里关于乔被催眠的流言蜚语传得沸沸扬扬，实习生、住院医生和工作人员都来利用乔对催眠的反应能力，把他当成自己的患者。而他们只是一些对催眠一知半解的业余爱好者，整个过程里犯了所有可能会犯的错误。他们的行为激怒了乔，他深知我从未做过任何冒犯他的事情，不像眼前这些人。很幸运他有这样的认识，这让乔保留了从我这里得到的所有治疗获益，没有对催眠干预怀有敌意。经过几天的烦扰，乔离开医院回到家，只留下一名护士住家护理，但她的工作内容并不多。

在家里的那一个月，他的体重和力量实际上都增加了，也很少出现严重疼痛，偶尔发作也可以用阿司匹林或二十五毫克哌替啶控制。乔和家人在一起，感到很高兴。

乔第二次看到我时，他显然对我的问候感到很开心。但是，我也注意到他这次对我略带戒心，因此我尽量随意地和他闲聊，非常小心地避免任何可能被误解为"催眠意图"的肢体动作，就像医院里那些人对他使用的那样。

乔的一位家人在绘画方面才华横溢，他的画被乔骄傲地装框挂在墙上。我和乔已经就他状态的改善和体重的增加，随意地谈了很多，我绞尽脑汁地用一些简短的回应去掩盖催眠暗示的意图。乔是主动坐下来和我交谈的，虽然我看起来是一副完全不露声色地随便聊聊的模样，但在这种情况下，我真的很难不引起乔的怀疑。也许这个担心毫无必要，但我还是希望自己小心谨慎。终于，我回忆起"我们的十月访谈"，我说："当时我谈到了一株番茄，现在似乎我也可以和你继续谈谈番茄，能聊聊一粒种子、一株植物，这真让人高兴啊！"乔没有意识到这样一句简单的话，就让我们这次的交谈一下子生动起来。因此，从临床上来说，这是对之前初始访谈中的一切有利因素的再创造。

乔那天非常坚持要请我在他的寓所吃午饭。在后院游泳池的旁边，乔留心查看着烤架上的牛排。那是一次愉快的四人聚餐，乔显然是其中最开心的。

午餐后，乔骄傲地向我展示了后院里数不胜数的植物，其中许多是他亲自栽培的稀有品种。乔的妻子给我讲了这些植物的拉丁名称和英文名称，当我认出其中一些并略加评论时，乔特别高兴。这也不是我假装的，我一直对植物栽培有兴趣，乔把我们这个共同爱好当作我们之间友谊的纽带。

整个下午，乔一直安坐在那里，他表现出来的态度让我感觉自己可以畅所欲言。我从一段很长的独白开始，其中包含着一些心理治疗性质的暗示，包括如何持续放松、保持舒适、缓解疼痛、享受家庭、享受好胃口以及对周围环境保持兴趣。所有这些暗示都不露痕迹地被穿插在许多不相关的谈话当中。这些暗示遍布于各种主题，以防止乔去分析或识别这种"穿插式"的催眠手法。当然，为了达到足够的伪装，我的谈话也需要涉猎各种各样的主题。我和乔已经建立了良好的关系，那么是否还需要如此谨慎，这是个可讨论的议题，但我宁愿不冒任何风险。

乔的恶性肿瘤仍在继续发展，尽管如此，乔的身体状况比一个月前好得多了。当我离开时，乔邀请我一定再回来看他。

乔知道我将在十一月底、十二月初外出进行演讲。出发前，我意外地接到了一个长途电话，是乔的妻子打来的。她说："乔在分机上，想和你打招呼，你来听吧。"我听到了两声短促的喘息声。乔把电话话筒放在气管切开后插入的管子上，用力呼出两口气来模拟说"你好"。他的妻子说，她和乔希望我旅途愉快，我们友好地随便聊了会儿，乔的妻子给我读了他写的笔记。

圣诞节，我收到了乔和他家人寄来的圣诞贺卡。而在另一封信中，他的妻子说："催眠很有效，但乔的情况正在恶化。"一月初，乔很虚弱，但精神状态还好。最后，他妻子告诉我，"乔在1月21日平静地去世了"。这时，距离他病发过去了四个月。

这个"番茄诱导"法是艾瑞克森的典型方法，这是他面向那些对直接暗示可能产生抗拒的患者所采用的间接工作方式。下面的案例所呈现的也是一种间接的方法，但是更加活跃。大多数情况下的催眠都是以二人互动的方式进行的，但下面要介绍的是一种有三方参与的诱导方式。

梅萨镇的一位医生向我转介了一位女性患者。这是一位知识女性，有英语硕士学位，出版了几本诗集。她患有子宫癌，骨转移非常严重，无法手术，钴疗法对她没有帮助。她非常痛苦，注射麻醉药也无济于事。她也不相信催眠能帮助减轻疼痛，但她的医生让她来找我，看看能做些什么。

我来到她家，做了自我介绍。那个女人躺在床上，她的女儿也在。那是一个非常可爱、漂亮的十八岁女孩儿，对母亲的状况忧心忡忡。当时是十月，那个女人被告知自己只有几个月的时光了。她告诉我，在接下来的日子里，她只有两个愿望：她想看到女儿来年六月的婚礼，还想看到儿子六月大学毕业。她说："我不知道要怎么配合你才能被催眠，但老实说，我不相信有催眠这种东西可以让我解除痛苦。"

我对她说："你不相信你可以被催眠，癌症带来的疼痛也让你没什么理由相信自己能够摆脱它。但是你看，有很多事情要'眼见为实'。现在让你看着女儿坐在这张椅子上，你要仔仔细细不错眼地看着她，因为我想让你注意到接下来发生的一切。你看到的东西会是自己很厌恶的东西，但正因为你厌恶，你才会相信。你会明白即使你那么讨厌它，它也依然真实存在着。眼见为实，你看到的这种境况就是绝对值得相信的。"

我转向女儿说："你想帮助妈妈。嗯，我猜你之前从未进入过催眠状态，我完全支持你可以按照自己的意愿来决定何时进入催眠状态，但我认为你会想让妈妈能看到你尽快被催眠。一定要认真的、毫无保留地对我的暗示给予反应，如果你发现没有成功，不要紧，慢慢来。现在，你只要直视这间屋子对面那张照片中的某个点，只是看着它。当你定睛看着它的时候，你会注意到自己改变了呼吸节奏，你眼脸的眨动也和以往不同。我可以从你脚踝的脉搏看出你的心率下降了。你的眼皮慢慢闭上，很快就会完全闭上并保持这种状态。如你所感觉到的，你的眼睛已经闭上，一直闭着，你很想来一个深呼吸，然后进入深度睡眠；接着你会再次深呼吸，去享受更深的睡眠；再做一次深呼吸，你很高兴和我单独在一起，即使你好像动不了，只能小心地、缓慢地呼吸，即使你只能意识到还有心跳，意识到不再吞咽口水，你还是感到舒适和放松。现在你开始失去全身所有的感觉，你的整个身体正在失去所有的感觉，你将完全意识不到对你身体的任何刺激——物理刺激——就像在夜里睡觉时床上柔软的被褥，或者白天的衣服带给你的感觉一样。然后所有的感觉会完全消失，你就像一个大理石雕像般没有感觉。即使我告诉你房间里只有我们两个人，如果我把头转向其他地方开始讲话，你也不会听到。"

"现在，妈妈——我要你非常认真的看着这个。"我把女孩儿的裙子移到大腿上三分之一处，母亲蓦然觉得我在非礼她的女儿，非常不悦。我告诉过这位母亲，她会看到自己不喜欢的场景，并且也会相信。然后我举起我的手，在女孩儿的大腿上重重地拍了一下。母亲看着女孩儿的脸，女孩儿毫无反应。我对母亲说："这太不可思议了，对吗？让我们试试手臂。"我拍了一下女儿的手臂。母亲问女儿说："你感觉到了吗？"

女孩儿没有回答。我说：“妈妈，当我和你说话的时候，她甚至听不见我说话。”

我转向女孩儿说：“只有我们两个人在这间卧室里，如果同意，你可以点头表示。”她点点头。我转身对母亲说：“我们可以反复试验，直到你真的确信你所看到的。你知道这就是事实，眼见为实。”我再次用力拍了一下女孩儿的大腿。母亲看着女孩儿的脸。那是结结实实的一巴掌，声音很响。我对女孩儿说：“当你睁开眼睛的时候，你看到了什么？”她睁开眼睛说：“看到了你。”“我们两个人在这里吗？”“是的。”“现在，你可以看到你的手了吗？”“是的。”“好吧，现在看看你的手，再往下看，当你的眼睛往下看时，告诉我你看到了什么。”“我的衬衫，我的裙子，我的大腿，我的膝盖，我的脚。”

我说：“接下来你想看些你会喜欢的东西吗？”我又狠狠地在她大腿上打了一巴掌。她说：“我什么也没感觉到。有什么不对吗？”我说：“没有，但是你看到我做了什么，你相信吗？你知道你没有感觉到，所以在你醒来后，我想让你告诉你妈妈，你很舒服，你正在准备进入恍惚状态。然后我要你注意你的膝盖，你会看到一些东西让你有点烦心，但你对此无能为力。你会发现你必须让我为你做这件事。”

我唤醒了女孩儿，她告诉妈妈她准备进入恍惚状态，然后说：“我的裙子被拉上来了，我拉不下去，我不知道怎么办。你能帮我拉下来吗？我不想露出我的腿。”

我说：“你妈妈看到了一件让她惊骇的事情，因为眼见为实。要知道，我觉得你的大腿一点儿感觉也没有。”她说：“我的裙子怎么起来的？你一定是催眠了我，然后麻醉了我的腿。我不明白，我的手动不了。”我说：“告诉你妈妈，你感觉不到我拍你的大腿。”她说：“我不知道你是怎么做到的，但你确实用力拍了一下我的大腿，可我什么都没有感觉到。妈妈，我真希望你能相信这一切，因为我真的想把我的裙子拉下来。"母亲说："是的，我确实相信！"于是我把她的裙子拉了下来，对女儿说："闭上眼睛一会儿就好了。当你再睁开眼睛时，你不会记得发生了什么。你妈妈会试着告诉你一些事情，但是你不会相信她的。深呼吸几下，醒过来。"她妈妈说："他那样在你光着的大腿上打了几巴掌，你怎么一点儿都没感觉到？"女儿说："他没有拍过我的大腿！"母亲看到女儿羞红的脸，听到她说话的语气，相信女儿没有说谎，就像她亲眼看到的那些事实一样。

我第一次去她家的治疗用了不到四个小时。接下来是让女孩儿看到自己坐在房间另一边的椅子上，然后感觉自己坐在那里，我会背对着她真实所处的位置，朝着那个空椅子的方向和她说话。这样子她可以听到我，但是当我面向她实际坐着的地方时，她就听不见我说话。这一切母亲都能看到。然后，我让她产生了拍她裸露双腿的幻觉，接着告诉她，她可以问我发生在她身上的任何事情。她说："我听见你和我说话了，我听到你拍打我大腿的声音，但是我感觉不到任何疼痛。"我说："没错，任何时候，如果我想把这种感觉从你身体里拿出来，交给房间另一边的那个你，你允许吗？之后你能教给你妈妈吗？好了，我现在要把你后背上的感觉去掉，放在房间的另一边。"她试图把背靠在椅子上，但她无法感觉到自己的后背。"那么我应该到你身后去测试你，还是应该告诉你放松关节，这样你就可以靠在椅背上了？"她真是一个纯洁、聪明、单纯的女孩儿。接着我把她背上的感觉抽走了。我说："假设我把这种感觉带回你的身体，并且你认为自己完全清醒了，那么你就可以理解当你半梦半醒时的感受了。你在恍惚状态下最能体会这种感受。然后当你醒来时，你就能记起来这一切，能和我说话，能问我问题。现在，假设我把除了你的头、脖子、肩膀和手臂以外的所有身体，都放在了房间另一边的床上，把你的头和肩膀放在了轮椅上，这样你就可以把轮椅推到客厅里。你妈妈正在看着这一切，她理解的。妈妈，你能理解吗？"母亲说："我理解。"

母亲从我对女儿的催眠中明白了，当她把身体放在床上时，所有痛苦的感觉都可以留在身体里。而她可以用头、肩膀和脖子坐着轮椅，去客厅看电视。

之后，某天清晨我来到她家，一个新的夜班护士告诉我，母亲晚上睡得很好。"但是，"她说，"她要去看一个电视节目，每次我想和她说话，她都说，'嘘'。"我对那位母亲说："你能不能告诉你的护士，你正在遵照医嘱把身体留在床上，把头和肩膀放在轮椅上，然后去客厅看电视？告诉她这符合我的医嘱。"她照做了，护士看着我说："这是什么意思？"我说："这个意思就是，她正处于深度催眠状态，摆脱了疼痛，去享受电视节目——当然不包括广告。"

七月份，她和来探望的朋友们在客厅（只是就她而言）里聊天，谈笑风生。朋友们实际上就在她的床边。谈话中，她突然昏迷，两个小时后，她就去世了。在六月，她实现了自己的两个愿望：通过对毕业场景的幻觉性催眠，她"看到"自己的儿子毕业了；而她的女儿在她的卧室里举行了婚礼。

除了能够帮助一些人体面地逝去，艾瑞克森认为他也能够帮助他们尽可能充实地度过晚年。有时，他通过温和的催眠手法达到这个目标，有时，他会用一些强力的方式来解决问题。艾瑞克森认为他对以下案例的处理方法是有些离经叛道的，而用这个"不寻常"的治疗方法来结束这本书也是应景的：

不寻常的治疗

　　加利福尼亚的一位女士写信给我，说她的丈夫因中风而完全瘫痪，不能说话。她问能不能带他来见我。这是一封如此可怜的信。我同意了，觉得自己也许能够安慰一下这个女人，让她接受自己的困境。她把丈夫带到凤凰城，在一家汽车旅馆住下，并和他一起来看我。我让我的两个儿子把这个男人抬进屋，我把这个女人带到办公室，单独和她面谈。她说她的丈夫，一个五十多岁的男人，一年前得了中风，到现在一直无助地躺在一所大学医院的病床上。工作人员会当着他的面对学生们说，这是一个绝症患者，彻底瘫痪了，讲不了话，现在就是苟延残喘，直到最终死去。

　　女人对我说："嗯，我的丈夫是一个'普鲁士人'，一个非常骄傲的男人。他自己创业，非常能干，博览群书。他这辈子都是个特别专断的人。现在我不得不看着他无助地躺在那里一年了，被喂饭，被洗澡，像个孩子一样被议论。每次我去医院看他，都会看到他眼中极度受伤和愤怒的神情。他们告诉我他是绝症患者。我问丈夫他们有没有这样对他说，他肯定地眨了眨眼睛。这是他唯一的交流方式。"

　　听她说完这些，我意识到我不仅需要安慰这个女人，可能还要对这个男人做些什么。我仔细想想，这是一个"普鲁士人"，脾气暴躁，盛气凌人，非常聪明，也非常能干。他这样愤怒地活着已经一年了。他的妻子费了九牛二虎之力，设法把他装上一辆汽车，从加州一路开到这里的汽车旅馆，然后又把他拖出来放进汽车里开到我家。我的两个儿子很艰难地才把他抱进屋里，但这个女人独自带着他完成了一趟"州际"穿行。

　　于是我对那女人说："你把你的丈夫带到我这里来是为了得到帮助，我会全力以赴。我想和你丈夫谈谈，我希望你在场，但你不能干涉什么。你不会明白我在做什么或为什么这么做，但你能听懂我对你的要求，就是你要面无表情地、静静地坐在那里，无论如何都不要说什么，什么都不要做。"她努力接受了这一点。后来，每当她想要插手时，我都会用威慑性目光使她克制住。

我在那个无助的男人面前坐下。他坐在椅子上，除了眼皮什么也动不了。我开始和他讲话，大意是："你是普鲁士德国人，愚蠢的、该死的纳粹！普鲁士德国人是多么愚昧、自负、无知啊，简直就像畜生一样！他们以为自己拥有世界，结果毁灭了自己的国家！你能给那些可怕的畜生起什么样的绰号？它们真的不配活着。如果被用作肥料，世界大概会更好！"

他眼中的愤怒令人印象深刻。我继续说："你一直躺在医院里，被别人喂饭、穿衣、照顾、洗澡、剪脚指甲。你有什么资格获得这些东西？你甚至不如一个智障的犹太罪犯！"

我继续用那种方式，说了所有我能说的难听话，还加上了这样一句："你真懒，竟然就这么赖在医院的床上。"过了一会儿，我说："好吧，我一下子也没有那么多精力和时间去找词儿骂你。你明天还会来，我还有足够的时间想想明天要怎么骂你。反正你明天还要回来，不是吗！"他立刻回击了我，怒吼一声："不！"

我说："看，你一年都没说话了。现在我只要叫你肮脏的纳粹猪，你就开始发声了。你明天一定要回到这里，听听我对你的真实描述！"

他说："不！不！不！"

我不知道他是怎么做到的，但他努力地站了起来。他把妻子撞倒在一边，摇摇晃晃地走出了办公室。妻子打算追他，我拦住了她，说："你坐下，最糟糕的也就是他摔倒在地板上。如果他能摇摇晃晃地走到车边，那不正是你想要的。"

他跟跟跄跄地走出房子，摔下了台阶，努力爬进了汽车。我的儿子们看着他，准备跑去帮他。

没有什么人像普鲁士人那样独断专行、盛气凌人，他们对侮辱非常敏感。我和普鲁士人一起工作过，深知他们对尊重的需求如此之大，他们的自我形象会因自尊满足而膨胀。而这是一个在医院里被侮辱了一整年的人——然后我向他展示了什么是真正的侮辱，他做出了反应。

我对他妻子说："明天上午十一点把他带回来。现在开车送他回旅馆，把他拖进房间休息，继续像以前一样照顾他。当他该睡觉的时候，告诉他明天十一点要来见我，然后径直走出房间不要再理会。明天早上喂他吃早餐，给他穿衣服，然后在十点三十分对他说，'我们现在要去艾瑞克森医生的办公室'。然后你走出来拿车，开到门前，发动引擎，等你看到门把手转动，你就可以去扶你丈夫出来上车了。"

第二天上午他们到了。他在妻子一个人的帮助下走进了办公室，我们让他坐在椅子上。我只是简单地说："你昨天经历了巨大的痛苦，但能够走出这间办公室、能够喊出一个字，这也是值得的。现在的问题是，我如何能够让你正常地说话、走路、享受生活和阅读。我不想再像昨天那么惨烈了，我真的不愿意只用刺激你的方式来解决问题，但是你根本不相信自己。我希望我们能成为朋友，来恢复你的正常活动。"

他脸上满是疑虑。我说："你清楚我可以通过侮辱你来让你开口讲话，但我认为你也可以对一个愉快的问题表达'同意'。鉴于昨天我们已经取得的成果，在你经历了一年可怕的无助的病床生活之后，我想你会希望我继续帮助你。你可以回答'是'，也可以回答'不是'。"

他挣扎着说出了"是"。

大约两个月后，他准备返回加利福尼亚。他会走路了，虽然还是一瘸一拐得厉害。他胳膊的活动有些受限，他能含混不清地说一些话，可以阅读，但前提是要把书放在他旁边固定好。我问他是什么帮助了他。他说：
"我老婆带我来找你催眠，在你惹毛我的第一天之后，我就总是有这样的
感觉——是你在催眠我，让我试着去做那些我可以成功的事情。但是直到
有一天，我在图森动物园走了二十五公里后，我相信自己完全能做到那些
事情。那天走完之后我很累，但是我做到了。"

他想知道他是否能重返工作岗位，至少是做兼职。我告诉他，他需要
列出他在公司里能做的最简单的事情，满足于做这些事情就够了，他同
意了。

我定期收到这对夫妇的来信，持续了近七年。他们一直过得很幸福。
之后，通信间隔越来越长，最后停止了。大约十年后，他的妻子在信中
写到，他再次中风，身体严重残疾并问我是否愿意再见见他，让他恢复
健康。

考虑到他的年龄，我认为他不能继续接受治疗了。我给她写信，指出
他已经过了六十岁，第一次中风就严重受损，而第二次中风已经让他昏迷
了好几天。他和以前一样无助，但我也无能为力了。